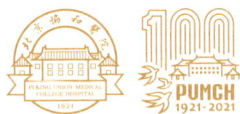

协和记忆

老专家口述历史

（第一辑）

北京协和医院　编著

人民出版社

《协和记忆——老专家口述历史(第一辑)》
编 委 会

名誉主编

赵玉沛

主　编

张抒扬　吴沛新

副主编

柴建军　向炎珍　韩　丁　吴文铭　杨敦干　彭　斌　杜　斌

编　委（按姓氏笔画排序）

于　康　王良录　王孟昭　尹　佳　李建初　李单青　李雪梅
杨爱明　吴欣娟　宋红梅　陈明雁　郎景和　段文利　晋红中
夏维波　高志强　郭　娜　崔丽英　梁智勇　曾小峰

编写组（按姓氏笔画排序）

王　晶　王　璐　李苑菁　董　琳

图片组

王鹏飞

序

2021 年，是中国共产党成立 100 周年。百年大党，风华正茂。习近平总书记在十九大报告中指出，中国共产党人的初心和使命，就是为中国人民谋幸福，为中华民族谋复兴。回望百年，中国共产党坚持"人民至上、生命至上"，我国卫生健康事业从艰难起步到蒸蒸日上，取得了举世瞩目的成就。

2021 年，也是北京协和医院建院 100 周年。百年协和，一切为民。历经世纪风雨，在党的领导下，一代又一代协和人为护佑人民健康奋斗不息，为攀登医学高峰奋勇向前。百年协和的历史与文化在中国现代医学史上犹如一颗璀璨的明珠，令人景仰、向往和称颂。

为献礼建党百年，庆祝建院百年，医院将"老专家口述历史文化传承教育项目"首批采访的 20 位协和老前辈的访谈录汇编出版。翻看这本书，老前辈珍贵的个人记忆汇聚成宝贵的协和记忆、国家记忆。无论是防治血吸虫病、参加农村巡回医疗、首创国内多个专科，还是跟随解放军进藏、救治抗美援朝伤员、浇灌中越友谊之花，透过一段段难忘的回忆、一幅幅珍贵的影像，可以清晰地看到党领导下中国卫生健康事业的发展脉络，也可以看到协和人在重大历史关头的使命担当。

传承是对历史最好的致敬。一个世纪以来，北京协和医院培养造就了许多影响中国现代医学发展进程的医学大家，他们攻克了无数疑难重症，完成了大量原创性、高水平研究，引领了众多医学学科和医疗实践

1

的发展。在这本书中，通过两代人的一问一答，可见旧时稚嫩的年轻人筚路蓝缕，一步一步成长为新时代的医界栋梁；可见"严谨、求精、勤奋、奉献"的协和精神融入一言一行，成为不变的信仰与追求；可见协和前辈对待每一个病患时的全力以赴，以及精神血脉的赓续传承……

我们衷心希望，也相信大家一定可以从这本书中汲取继往开来的豪情、攻坚克难的勇气、开拓创新的干劲，收获为事业奋斗终生的理想抱负和直面人生劈波斩浪的精神力量。

不忘来时路，方知向何行。铭记历史，才能更好地开创未来。协和将始终不忘前辈的嘱托，不负人民的期待，在中国共产党的坚强领导下，奋进新征程，续写新的时代华章！

2021 年 5 月

目　录
Contents

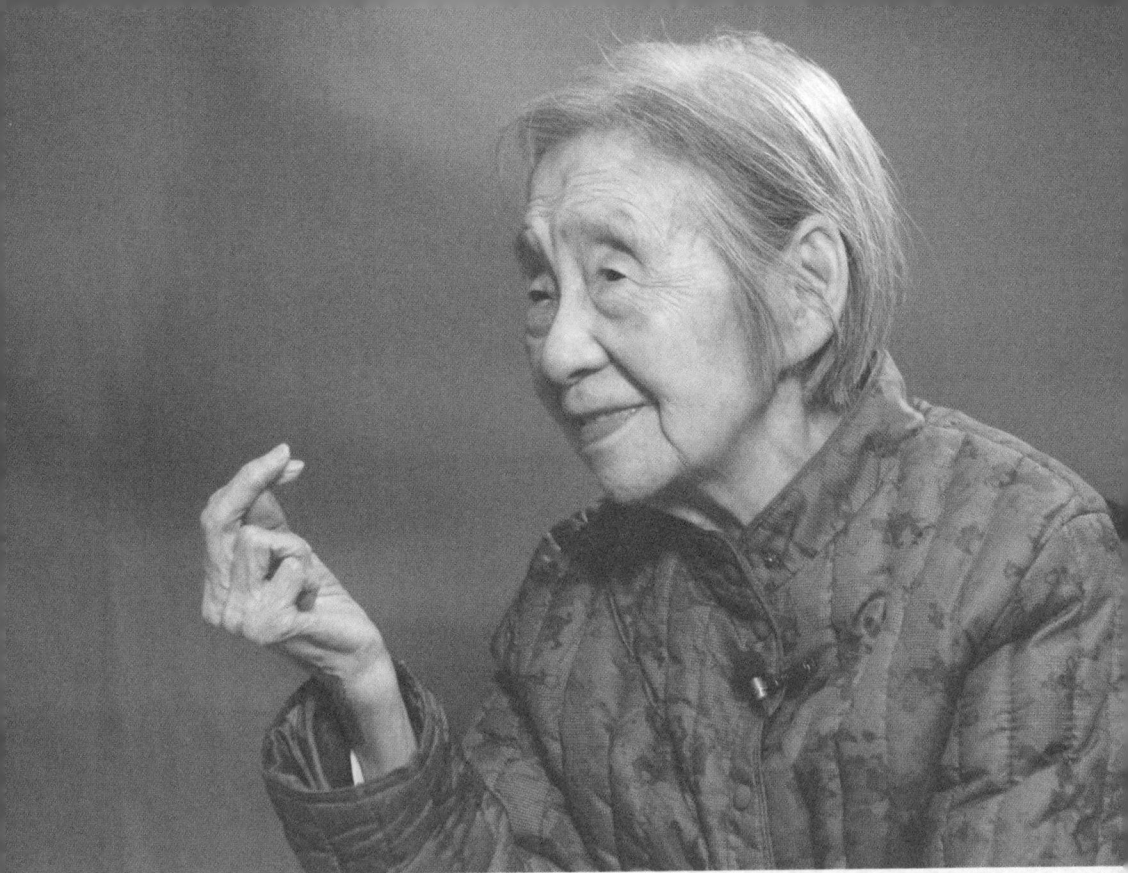

回望中国营养学的世纪变迁

　　查良锭，1916 年 5 月出生于天津，祖籍浙江海宁，著名临床营养学家，北京协和医院临床营养科教授。1935 年由天津南开女中保送至南开大学化学系，1938 年转入燕京大学化学系学习，后转读家政系营养专业。1941 年春从燕京大学毕业后，曾在北京协和医院营养部接受培训，后因战争培训被迫中断。1950 年，重回协和营养部工作，1978—1985年任营养部主任。

查良锭擅长医院膳食管理和营养治疗，通过不断完善符合我国国情的医院基本膳食、特别膳食、诊断膳食与代谢膳食，保证供应的膳食符合治疗的需求。

曾任中华医学会北京分会临床营养学分会第二届主任委员，中国生理科学会营养学会临床营养专业组组长，中国营养学会临床营养分会顾问，《营养学报》编委。组织编写《营养学基础及临床实践》、《实用营养治疗手册》、《现代临床营养学》等专著。2015年获北京协和医院杰出贡献奖，2017年获中国营养学会"百岁营养奖"。

查良锭教授访谈视频

口述：查良锭

采访：董　琳

时间：2018 年 4 月 8 日

地点：北京·查良锭教授家中

整理：董　琳　刘燕萍

家庭、家国与人生选择

董琳（以下简称"董"）：请讲讲您的求学经历。

查良锭（以下简称"查"）：我出生在封建家庭，我是家里第一个争取上学的女孩。跟我同龄的、比我稍微大一点的，她们全没有上学，我觉得不应该。所以我就努力奋斗，考出好成绩，这样才能继续上学，这是十几岁时候的一个奋斗目标。

中学我上的是天津南开女中①，那时候我对理科科目特别感兴趣，特别是化学、数学。大学我本来想考清华，后来因为查体不合格，没有

_____

① 20 世纪初，严范孙、张伯苓在天津先后创办南开中学、南开大学、南开女中、南开小学，形成系列学校。

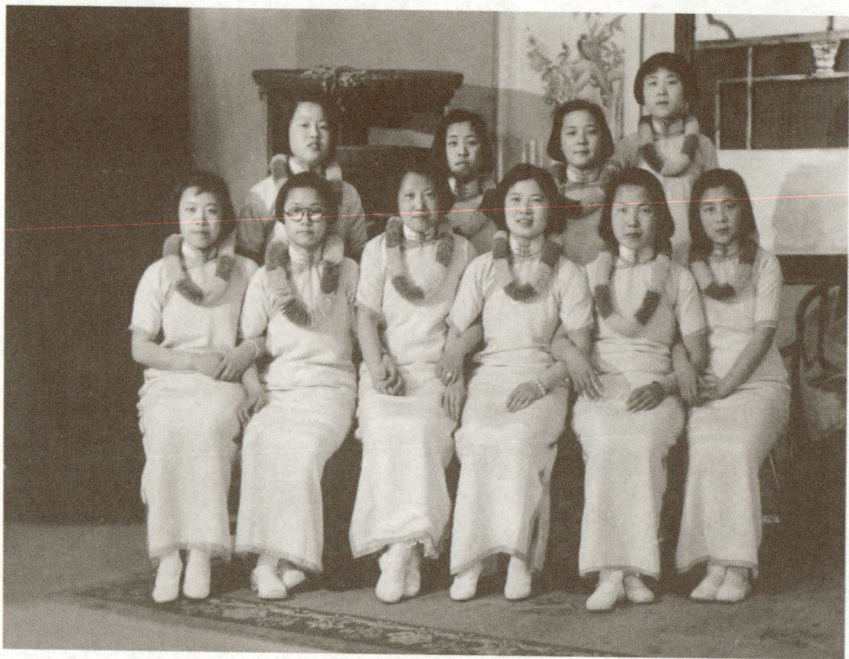

▲查良锭（前排右一）在天津南开女中读书时与同学合影

上成。1935 年，我就由南开女中直接保送到了南开大学化学系，当时我学习成绩还相当不错。

但是，1937 年"七七事变"爆发，日本军国主义的第一颗炸弹就把我们的南开大学给炸了。当时我在家里站在台阶上能看到那个爆炸的情况，我又恨又惊，立刻得了一场病，甲状腺机能低下，所以我就休学了。

1938 年，我转入燕京大学，读的也是化学系。但因为我生过一场病，身体不太好，思维不够敏捷了，在一次实验过程中晕倒了。燕京大学有一点很好，它会根据学生的情况给安排专业，于是我就从化学系转到了家政系营养专业。毕业以后，必须到协和营养部培训一年，才能成

为正规的营养师①，我就来到了
协和。

董：当时燕京大学家政系营
养专业的学生都要到协和接受培
训吗？培训的主要内容是什么？

查：对。培训有两方面的内
容：一是管理的内容，二是理论
提高的内容。主要是到厨房，先
了解从食物采购到食物分发的全
过程，这是打基础的一个方面。
因为要做一个营养师或营养部的
领导，对厨房不了解，就没有发
言权，没有指挥权，所以我觉得
这步挺要紧。但因为太平洋战

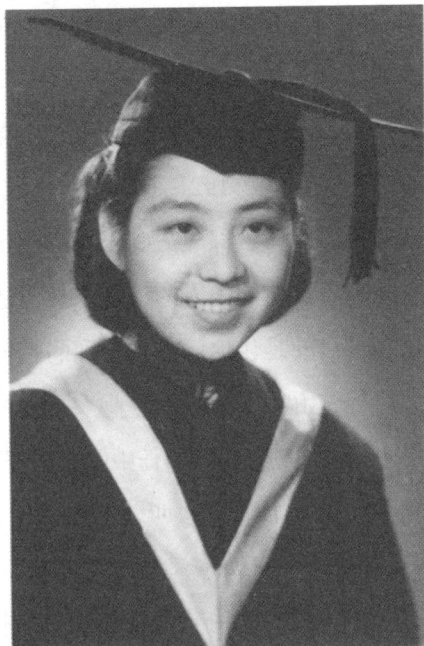

▲查良锭燕京大学毕业照

争爆发，我没能完成全部的培训课程，只在管理方面接受了两个月的
培训。

老协和的营养科

董：您第一次到协和是哪一年，对协和有什么样的印象？

查：第一次到协和是 1941 年，对协和的印象就是严谨、要求高。
我记得那时候营养部大概有 4 个营养师，他们有各自的分工：有主要负

---

①　燕京大学自 1932 年起与协和建立了共同培养营养师的机制，家政系每年选送
1～3 名优秀毕业生到协和营养部培训一年，获营养师职称。

5

责教学的，有主要负责培训的，有主要负责管理的，有主要负责病人饮食的，分工很细。

董：您对老协和的营养科了解吗？

查：协和是 1921 年成立的，成立之初就设立了营养部门，但不叫营养科，叫饮食部——Dietary Department。叫饮食部有一个原因，就是它除了负责住院病人的饮食以外，还要管住院医师、主治医师和护士的饮食，目的是让他们吃到合理的膳食，保证他们的身体健康。饮食部成立后最先由美国的营养专业人员来领导，后来他们撤走了。撤走以后就由中国人来领导，第一任中国籍主任叫俞锡璇①，第二任是周璿②。协和复院③后，饮食部改叫营养部，现在又改叫营养科④。

董：太平洋战争爆发后，协和关停，您去了哪里？

查：战争爆发后，协和的营养部也停了，我就到其他医院做营养师的工作。我到过道济医院⑤、中央医院⑥，还有北医附属医院⑦。道济医院

---

① 俞锡璇（1912—1988 年），浙江德清人，中国营养学奠基人之一。1940 年任协和营养部主任，是北京协和医院第一位中国籍营养部主任。后在辅仁大学、华西大学、北京医科大学等地任教。

② 周璿（1914—2004 年），湖南长沙人，著名营养学家。1936 年从燕京大学毕业后在协和营养部接受培训，1937 年留在协和任营养师。1948 年协和复院后任营养部主任。

③ 1941 年 12 月 8 日，太平洋战争爆发，日军进驻北京协和医学院和医院，学生停课，门诊停诊，病房不再收新病人住院。1942 年 1 月 31 日，学校、医院及宿舍完全被日寇占领，病人全部出院。1948 年 5 月，协和医院正式复院，5 月 1 日起正式接收病人。

④ 2018 年 7 月，协和营养科与肠外肠内营养科合并为临床营养科。

⑤ 现北京市第六医院。

⑥ 现北京大学人民医院。

⑦ 现北京大学第一医院。

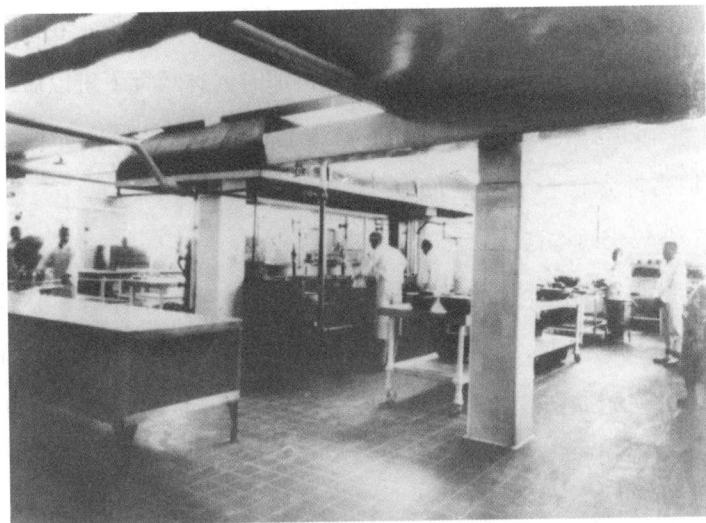

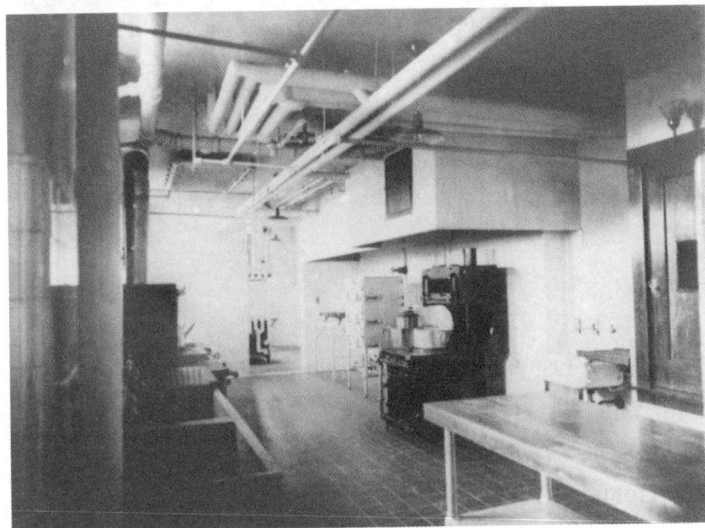

▲老协和时期的饮食部

和北医附属医院当时没有营养科，是我去了之后创建的。中央医院当时有营养科，也是协和培训出来的营养师创建的。

　　董：当时中央医院还有其他协和人也在那儿工作吗？

　　查：有。当时中央医院的特点是，协和人完全撤到了那里，包括林巧稚①主任、周华康②主任。当时钟惠澜③好像是院长，我记不清楚了，反正钟惠澜在那儿很有名。我还记得那时候林巧稚下班以后，是坐电车回外交部街，学生全跟着，把她送上车，那个情景，那种师生情谊，很值得怀念。

董：当时您的心态如何？

查：我能从事这个工作我就高兴啊，我喜欢我的工作呀，心态就是这样。这是我的专业，那我就发挥我的特长。还有一点给我印象很深，我要离开北医附属医院的时候，有一个炊事员送我一套小茶具，我跟他共事一年，他送我一套小茶具，我很感动！

平凡却又不平凡的工作

董：协和复院后，您是怎么回到协和的？

查：是周璿主任让我回来的。当时我还跟院长见了面，是李克鸿④院长。

---

① 林巧稚（1901—1983年），福建厦门人，中国现代妇产科学的主要开拓者和奠基人，北京协和医院第一位中国籍妇产科主任，一级教授。1955年被推选为中国科学院学部委员。

② 周华康（1914—2011年），安徽休宁人，中国现代儿科学的先驱和开拓者，北京协和医院儿科教授，曾任北京协和医院儿科主任、中国医学科学院儿科研究所副所长。

③ 钟惠澜（1901—1987年），广东嘉应人，著名内科学家、热带病学家和医学寄生虫学家。1942年5月，钟惠澜到北平中央医院任内科主任，后又升任医监。1945年8月，抗日战争胜利后，钟惠澜接任院长，并将医院名称改为中和医院，意为这个医院是由中国协和的同仁所办。

④ 李克鸿（1903—1963年），1947—1957年任北京协和医院院长。

董：复院后重建营养科，工作方法、工作流程跟老协和时期一样吗？有哪些好的传统保留了下来？

查：一样。我们那时候有一个习惯叫"下病房"，"下病房"是什么意思呢？就是病人开饭的时候，要到所分管的病房去看病人的饮食情况，他吃不吃、为什么不吃，是医嘱的问题还是别的什么问题，全要了解得一清二楚。所以我觉得作为一个在医院从事营养专业的人员，如果不去病房接触病人，那等于白搭。因为你的服务对象是病人，你对对象不了解，怎么为他服务啊？所以我一直认为，要成为一个好的营养专业人员，必须接触病人。

我举一个例子。有一次我看一个病人在那儿吃饭有点发愁，我问他怎么回事。他说这饭菜有点硬。我说那好办，改膳食医嘱，就由普通饭变成软饭，这不问题就解决了嘛。因为我们的膳食分类很清晰，有基本膳食，有普通饭、软饭、流食、半流食，让病房改了他的膳食医嘱，他就能吃了。

我再举一个例子。比如说胃切除的病人，一般外科病人平常的膳食规律是做完手术以后先吃流食，然后半流食，可是对胃切除的病人，这个做法不太适合。为什么？因为他的胃已经切除了大部分，食物进去以后，很快就进入肠子，你想想，他会不会有反应？我们叫它 Dumping Symptom，就是倾泄综合征。遇到这种情况的病人，我会马上跟大夫说，改半流食，让他吃得稍微稠一点，让食物到肠子的时间慢一点。

这就是我们深入病房的结果呀，你不到病人面前，你怎么能了解？所以作为一个营养人员，你不去接触你的服务对象，那算什么营养人员？同时，你对厨房的情况也要了解，即使有管理人员来管理，你也得了解情况，知道问题出在哪儿，是厨房在某一方面做得不好还是怎么着。所以我们除了要深入病房以外，还要进入厨房、了解厨房。这是我

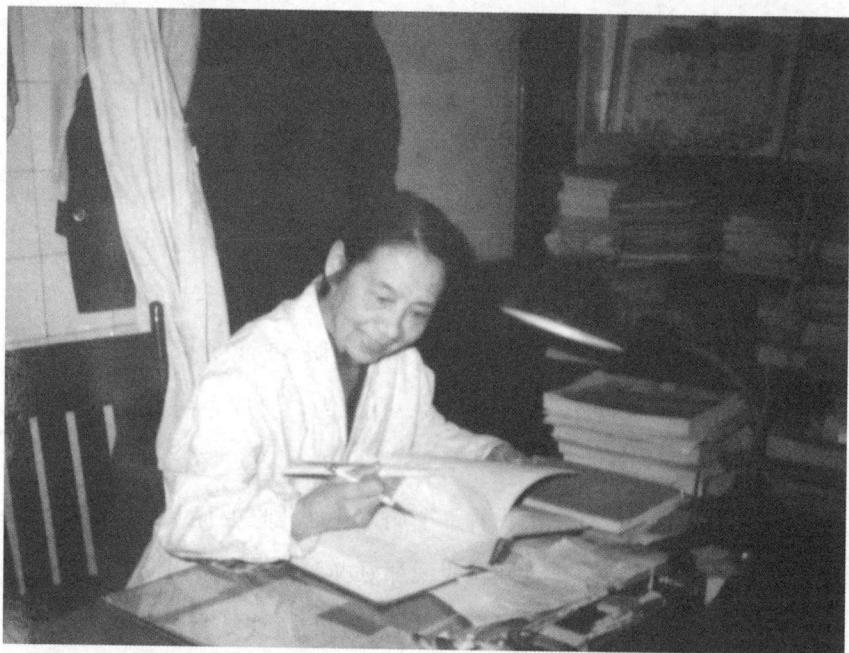

▲查良锭在协和营养部办公室

们的工作方法，我觉得对现在来说也有参考意义。

董：还有没有其他让您印象深刻的例子？

查：那时候我们服务的对象还有外宾，有专门为外宾做饭的西餐灶。有一次我到病房去，有个外国病人坐在床上有点发怵，我就去问他怎么回事，他也不回答。我说你是不是想喝点什么啊？他就有点反应。我说那我给你做一杯鲜榨西红柿汁吧，他听了以后点了点头。一会儿我们就把西红柿汁给他端去了，端去的时候，我们还有讲究，在托盘上面搁一块白布，放上一块餐巾，再摆上一个玻璃杯，玻璃杯里是红色的西红柿汁，多吸引人眼球啊！那时候我们对西餐托盘怎么摆、摆什么东西，全有要求的，工作非常细致。还有一位巴基斯坦的外宾因为糖尿病住院，我们就按照回民的风俗给他做西餐，而且按照糖尿病的饮食要求做，他吃了以后特别满意。出院以后，他专门派厨师来我们这儿学习。

所以你看看这工作非常平凡，可是在平凡当中也有一些小小的影响。所以从事临床营养专业，我觉得很骄傲。

董：您和周璿主任还做了哪些工作？

查：周主任也是燕京大学毕业的，她是学习尖子，得过 Golden Key①，那是最高的荣誉。她这个人非常细心，在恢复营养部建制方面考虑得非常周到。

那时候我们对厨房的工作也非常重视，厨房招厨师全要经过考试，先看他烹调技术。因为他们也是主力啊，做的东西人家不爱吃，行吗？那时候我们每次都要尝膳的。而且还有计划地进行成本核算，今天多少份菜，蔬菜多少、肉菜多少，全是要管理员来分、来称重的，我们不能赚病人钱的。所以说我们管理得非常细致，我觉得这就是协和的标准。

董：您在营养食谱上做过哪些创新吗？

查：我还得坚持原则，我得按照医院膳食的原则来办事。但我们在处理病人膳食的时候是个体化处理的，按照每个人的特点、饮食习惯、饮食背景来安排，得个体化处理，全体一律那不行。你得做到让病人能吃进去，这时你的任务才算完成，不然就是纸上谈兵。

董：20 世纪 80 年代，您创建了中国生理科学会营养学会，请谈谈这项工作。

查：对，这个我要说一下，这是我和杜寿玢②共同完成的。营养专业在解放初期被看成是为资产阶级服务的一个学科，因为讲吃啊，所以

---

① Golden Key 即"斐—陶—斐荣誉金钥匙奖"（Philosophy-Technology-Phisiology Golden Key Student），也称为"金钥匙奖"，用于奖励高校品学兼优的毕业生。

② 杜寿玢，1925 年 4 月出生，广东南海人，著名临床营养学家，北京协和医院临床营养科教授，曾任北京协和医院营养部主任。

像燕京大学、辅仁大学、华西大学的家政系都取消了,不培养这方面的人才了。那时候全国专业的营养师也就不到 10 个人,我们叫"熊猫队伍"。到了 70 年代改革开放后就发现,营养专业后继无人,这是个大问题。所以,我就跟杜寿玢利用中国营养学会①这个平台开办营养培训班,为全国培训营养专业人才,培训班的参加人数有时候能达到 100 人,办了大概有两三次。

我们还利用学会这个平台到卫生部、教育部去活动,建议在国内几大院校开设营养系,比如说中山医科大学、浙江医科大学、青岛医科大

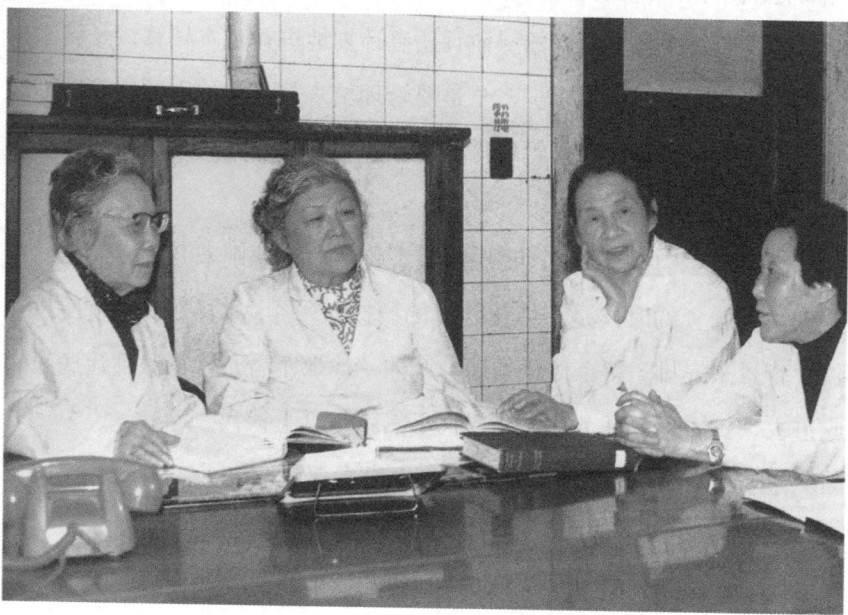

▲ 1991 年,协和营养部四位教授一起研究病人营养膳食。左起:周璿、崔月荣、查良锭、杜寿玢

---

① 中国营养学会创建于 1945 年,1950 年并入中国生理学会,1981 年复会成立中国生理科学会营养学会。1985 年经中国科学技术协会批准成立中国营养学会(一级学会)。

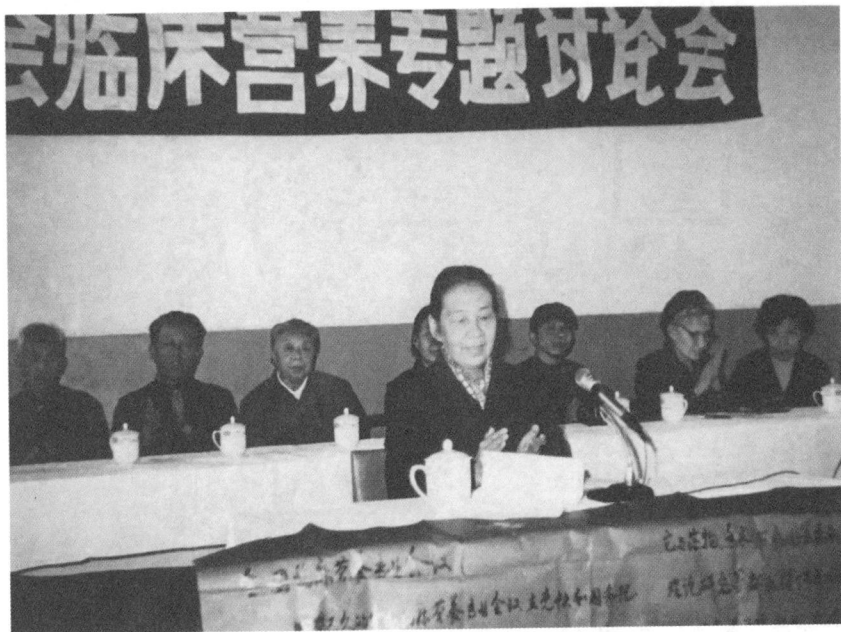

▲ 20 世纪 80 年代，查良锭在临床营养专题研讨会上发言

学，我觉得这个工作很有意义。

协和就是我的家

董：我读过您家人写的一篇文章，里面写到您只有周末的时候才回家。

查：对，这是我的特点。这是怎么回事呢？我家先在清华，后来搬到北大，医院离家远，这是第一个特点。第二个特点，那时候沈先生[①]

---

① 沈先生即沈同，查良锭的爱人。沈同（1911—1992 年），江苏吴江人，著名生物化学与分子生物学家、教育家。

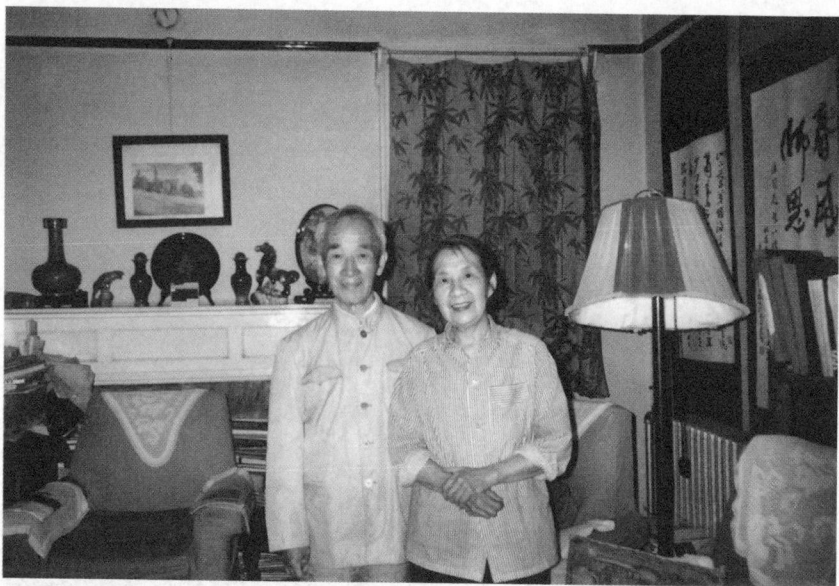

▲ 1992 年，沈同、查良锭夫妇在家中留影

跟我商定，这家完全由我的婆婆来管。她是一个非常勤劳、勇敢、智慧的老太太，所以我就整天以协和为家，每周是披星戴月走出家门，黑灯瞎火回到家门。我一个礼拜只有一个休息日，就是星期天。这样坚持了快 40 年，就是因为我们家里头有一个好婆婆，她完全把家务事承担起来了。

因为这 40 年我的户口一直在协和，所以等我退休了，我应该离开协和了，我到派出所转户口，结果派出所的人问我，您这是搞结婚登记啊？（大笑）你说这多么可笑啊，因为我的户口一直在协和，协和就是我的家，我的家反倒变成了一个客栈。

董：您出生在一个大家族，家庭对您的人生有什么样的影响？

查：我是封建家庭出身的，大家庭里要学会忍让，所以我的性格比较温和。这是封建家庭的一个特点，40 多口人住在一块儿，你哪能整天争争吵吵啊？另外，我的父亲忠厚、公正，对我来说也很要紧。所以我现在常常说，因为我工作勤勤恳恳、做人实实在在，所以晚年我心里踏踏实实，这也是家庭教育的结果。

然后是学校教育，我上的是南开，南开就讲团队精神。我们的校长张伯苓①说，一根筷子一撅就断了，你把筷子捆在一起就撅不断了。所以我在后来开展社会工作方面，绝不是单凭一个人做，我要团结一些人一块儿做。

董：您有什么爱好吗？

查：这个就是我的缺点。我不会唱、不会跳、不会玩，所以到了晚年，只好自找出路，就玩数独、背诗词。

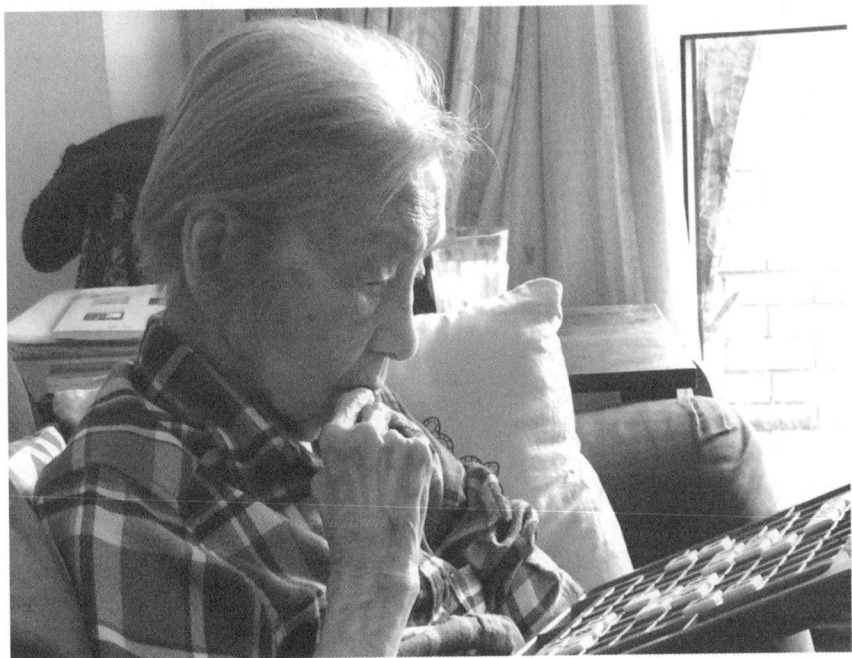

▲ 2018 年 5 月 26 日，查良锭在家中做数独

---

① 张伯苓（1876—1951 年），天津人，中国著名教育家，南开系列学校创办者。

董：您长寿的秘诀是什么？

查：长寿秘诀啊，一个是有好基因，我的母亲活到 93 岁，没有什么"三高"的问题。第二要有个好家庭，我的家庭是一个尊老爱幼的家庭，所以有好心态，知足常乐啊。然后因为我脑袋还清楚，我就自己加强头脑锻炼，不坐着发愣，就是这个经验。

董：对年轻的协和人您有哪些寄语？面向百年协和，您对医院的发展有哪些期待？

查：对年轻人我不能指手画脚，没有资格了。我现在常说自己是个外星人，跟不上时代了，可是我觉得有两点：一是为病人服务的思想不能变，二是营养科是一个医技科室的性质不能变。我希望协和营养科能够跟上时代潮流，但无论怎么变，这两方面不能变。营养科绝不能变成一个大食堂，必须由专业的人来管理，营养科的人员为病人服务的思想不能变，这是我的期待。

（本文内容节选自查良锭教授 1 次访谈记录）

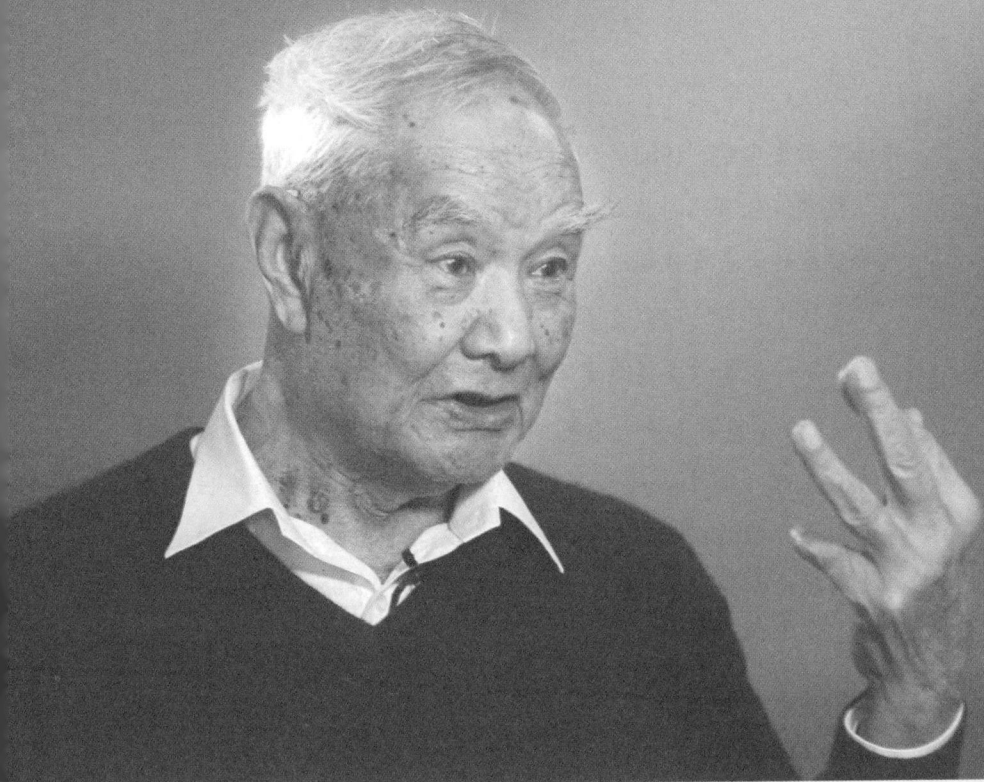

中国儿科先进理念的开创者

籍孝诚（1923.11—2019.10），河北任丘人，著名儿科学家，北京协和医院儿科教授。1948 年毕业于北京大学医学院，后留院工作。1955 年赴苏联列宁格勒儿科医学院留学，获副博士学位。1959 年任中国医学科学院儿科研究所主治医师兼助教，1961 年调至北京协和医院儿科工作。1980 年赴美国加州大学圣地亚哥分校进修新生儿学。1983—1985年任北京协和医院儿科主任。

籍孝诚从事儿科临床工作数十年，在儿科领域造诣颇深，对疑难重症的诊治有独到之处，是中国儿科学事业先驱之一。

曾任中日育儿研究会副会长、中国家庭教育学会副会长、中国关心下一代工作委员会专家委员会常委；《儿童发展学杂志》编委会主任，《中华儿科杂志》、《中华围产医学杂志》等专业期刊编委。主编《医生必读丛书——儿科临床指导》、《家庭医生指导》、《社区医生必读》、《抚触成长——籍教授婴儿按摩操》，参与编写《现代育儿新书》、《实用新生儿学》、《中国妇产科学》等书籍。

2006年获第五届中国内藤国际育儿奖，2011年获北京协和医院杰出贡献奖，2014年获首届中国新生儿科医师奖特别奖，2016年获中国孕婴童终身成就奖，2017年获宋庆龄儿科医学终身成就奖，2018年获科学早教终身成就奖。

籍孝诚教授访谈视频

口述：籍孝诚

采访：王　璐

时间：2019 年 4 月 4 日

地点：北京·籍孝诚教授家中

整理：王　璐　王　晶

踏上儿科医生之路

王璐（以下简称"王"）：请介绍一下您的家庭情况。

籍孝诚（以下简称"籍"）：我是 1923 年 11 月出生的，老家在河北任丘。我的爸爸① 是议员，众议员、参议员都做过，他很忠于立宪。我的名字是爸爸给起的，又孝又诚。在家里，我排行第六，大家都叫我六少爷，别人让我干什么，我就干什么，这种特质从小学、中学、大学，一直到留学，贯穿了我的一生。

———————————

① 籍忠寅（1877—1930 年），字亮侪，河北任丘人。清光绪二十九年（1903 年）中举人，后公费留学日本。中华民国成立后，曾任北京临时参议院议员、天津中国银行副行长、云南省财政厅长等职务。曾和周印昆、陈叔通等人发起成立共和党，后共和党和民主党、统一党合并为进步党。

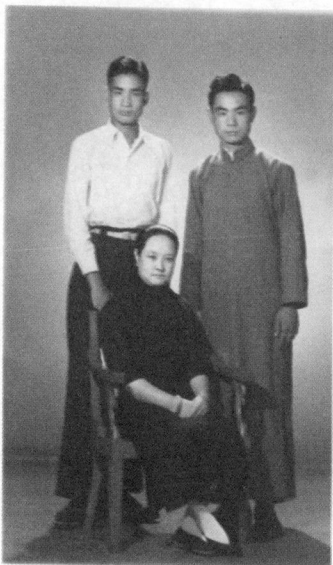

▲中学时期的籍孝诚（左）与母亲（中）和五哥（右）合影

我和我老伴①是1944年在一起的，她是我的同班同学，后来她分配到卫生部工作。她写一笔好字，每次卫生部开大会，总要把她找去做笔记。原来我工作的时候，家里的事不大管，就是我老伴一手操持。她已经去世了，我很怀念她。我有两个女儿，对我也挺好。

王：您是如何成长为一名儿科医生的？

籍：1948年，我从北京大学医学院毕业。在医学院读书时，我的老师是诸

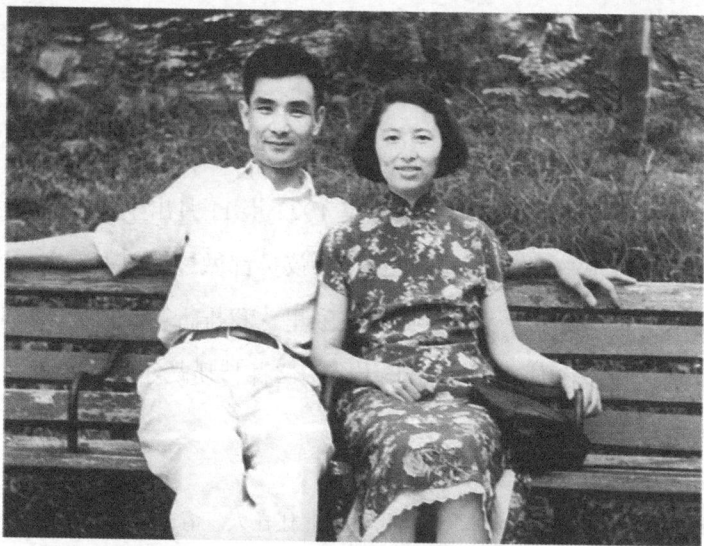

▲籍孝诚与夫人李株

---

① 籍孝诚老伴即李株。李株（1923—2006年），北京人，曾在原卫生部医政司工作。

福棠[1]，他人挺好，特别容易接近。在临床实习时，我和他也有接触。他很喜欢孩子，他的上下班时间都是以孩子为准。有一次查房，一个患儿腹痛，我们怀疑是麻疹，就请他来看。他先去用温水洗手，然后轻轻为小患儿检查，转身跟我们说，这不是麻疹，是肠套叠。因为他的手法很轻，查体又仔细，所以很容易就发现是肠套叠。当时我就觉得这位老师真是不错，我要跟他学，后来就做了一名儿科医生。

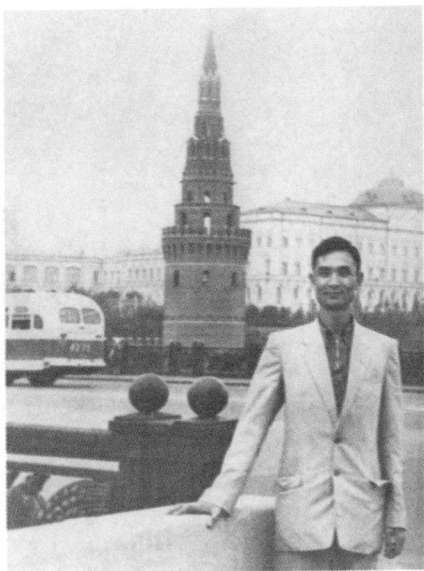

▲籍孝诚在苏联留学期间

　　1955 年，我到苏联留学，我俄文学得挺好。在苏联学习时，我在基础儿科教研组，我的老师叫沃罗维克，他指导我做风湿病血管通透性的研究，我就去测血里的蛋白。我一共在那儿待了三年半，测了很多血蛋白，最后论文顺利通过。

　　回国后，我被分配到儿研所[2]工作，让我管病房。那时我才意识到，在苏联学习期间，做了大量基础研究，也应该好好学习临床的。幸

---

①　诸福棠（1899—1994 年），江苏无锡人，中国儿科学奠基人，中国科学院首批学部委员，曾任北京协和医院儿科主任，是北京儿童医院的创办者之一，并任首任院长。

②　即中国医学科学院儿科研究所。该研究所成立于 1958 年，由诸福棠教授、周华康教授率领北京协和医院儿科团队创建，是中国第一家儿科医学研究所。1983 年划归北京市卫生局，更名为首都儿科研究所。

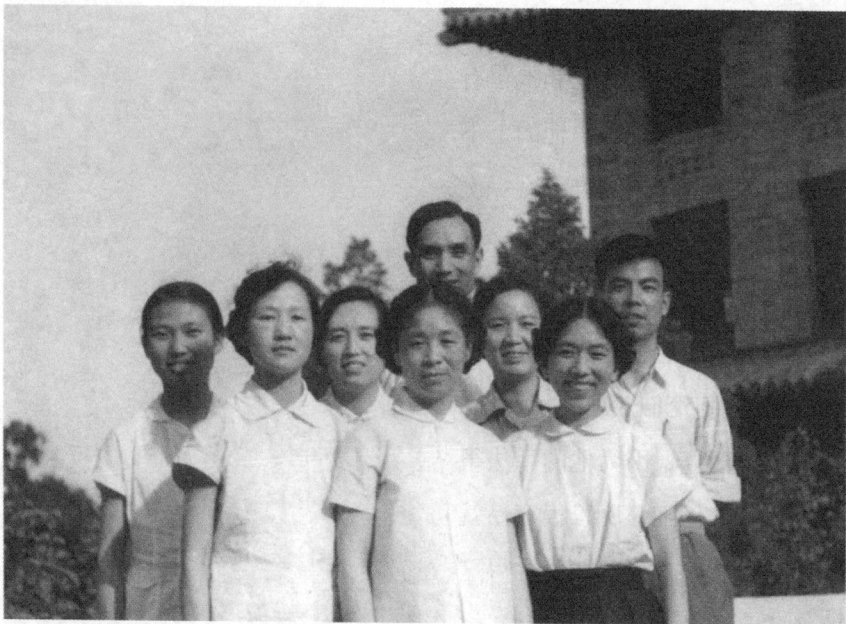

▲20 世纪 60 年代，北京协和医院儿科工作人员合影。后排中间为籍孝诚

好我在去苏联之前有管病房的经验，工作也就做下来了。

王：您是哪一年来到协和工作的？

籍：1961 年，我转到了协和医院儿科工作，那时候协和各个科室都在发展壮大，就把我调来了，从此就算是协和人了。

刚到协和时，我跟吴葆桢①在一块儿，我们关系很好。他很好学，他读论文时会写卡片，把要点都记下来，查房时，也在卡片上不断记录。我一看，这协和人不得了，所以我就跟他学，也开始写卡片。就这样一点一滴，我在协和不断学习和进步。吴葆桢外语特别好，改革开放后我们曾一起到美国去留学。

---

① 吴葆桢（1930—1992 年），安徽歙县人，著名妇产科学家，北京协和医院妇产科教授。

妙手仁心救治患儿

王：20世纪60年代，您曾参加过农村医疗队，请谈谈那段经历。

籍：我前后参加了6次农村医疗队，去过甘肃、山东、河北，还有北京周边的郊区，给农村儿童送医送药，还培训赤脚医生。那时候国家号召"向贫下中农学习"，我是真向他们学习，他们干什么，我就干什么。别人都笑，说我拿根棍儿真像那么回事儿。为了看病，我每天要走二三十里路，有一次在路边看到地上有一大摊牛粪，我觉得这牛粪搁这儿太可惜了，我就弄个粪筐，啪，就把这牛粪装里头带走了。

有一次我们都要离开了，我看见从远处来了一辆小车，车上有一个白胡子老头抱着一个孩子，那孩子也就5个月大，但嘴是紫色的，鼻子一直扇呼，喘气也吃力。我说，这孩子是肺炎。我就问他，你家那边有没有赤脚医生呀？老头说，没有医生也没有护士。我心想这可怎么办，于是我就把身上带的抗生素之类的药都给了他，然后教他怎么用，能不能治好，就看运气了。

5年后，我又去了这个地方，看到一个5岁的孩子，长得挺壮实。

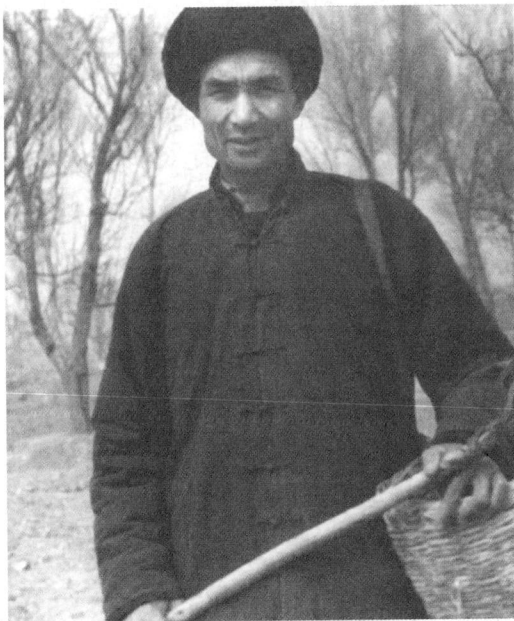

▲籍孝诚参加农村医疗队期间

一问，这就是当年的那个小孩，我高兴极了。

王：从医数十年，有没有让您印象特别深刻的病例？

籍：1961年的时候，有一个产妇找到林巧稚大夫，她说，林大夫，我三个孩子全都没了，生下来就黄啊，黄得不得了。现在这是我第四个孩子，您一定要帮我保住啊！林巧稚大夫的心肠像菩萨一样。怎么办呢？她从产妇描述的症状了解，那应该是Rh溶血症。她就跟周华康说，周大夫，这个新生儿得换血，你得帮忙。周大夫也没换过，就把我找去了。那我也没换过啊，我就去图书馆查书。

图书馆里的书浩如烟海，从何查起呢？协和人都乐于帮助人，当时那个图书馆管理员就帮我找书，用了3天的时间，终于找到了。正好那个产妇第4天就生了，我们就根据文献报道的方法，去给新生儿换血。换血很难，贫血、心力衰竭，好多问题都要解决，我们就一起解决这些问题。经过几次换血，就把这孩子救过来了，后来那孩子就取名叫"协和"，这就是新中国第一例新生儿溶血症换血成功的案例。

后来，在周华康大夫的指导下，我还写了一篇论文，发表在了1963年的《中华妇产科杂志》[①] 上。

留美归来创建 NICU

王：在您心目中，周华康教授是怎样一个人，他对您有什么样的影响？

籍：周华康表面是一脸的严肃，但他是很好的人，不能看他的表

---

① 该论文题目为《新生儿交换输血的技术和经验》，作者为籍孝诚、周华康、姜梅，发表于1963年《中华妇产科杂志》。

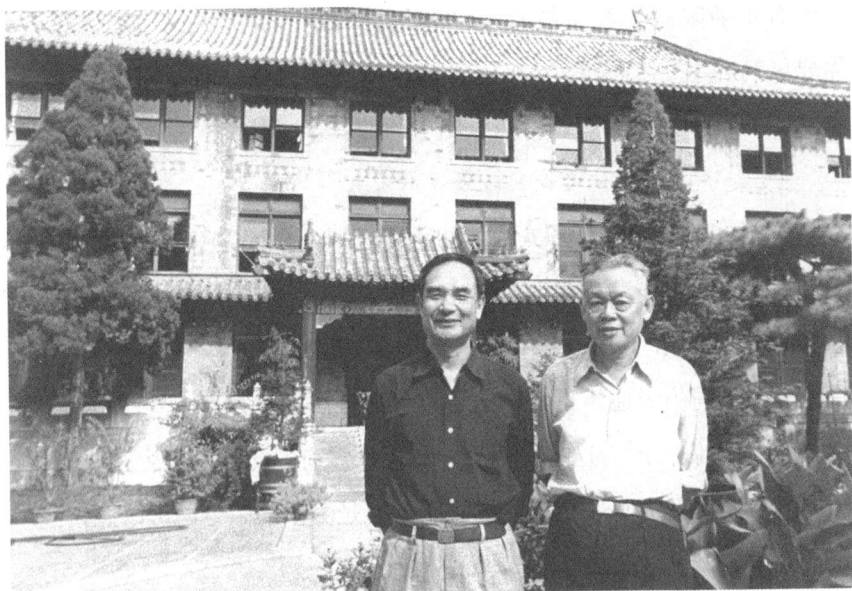

▲籍孝诚（左）与周华康（右）

面，他真正的好在心里头，我觉得他像暖壶。有一个护士得了结核病，就去通州的结核病研究所做手术。周大夫知道后，就拿了两瓶咳嗽药，拿点抗生素，送到护士楼给她。那个护士拿到药之后，特别感动。

有一次，一个小患儿不能呼吸了。但20世纪70年代那会儿，新生儿病房没有呼吸机设备，周大夫就说咱们人工来吧，我们排好队，轮流捏气囊，用正压通气的方法，把这个患儿救活了。

1979年，中国和美国建立了正式的外交关系。那之后，美国中华医学基金会①回到中国，要资助协和的大夫到美国去学习。我就跟周华康大夫商量让谁去，挨着把科里的人都想了一遍，最后周大夫问，

① 美国中华医学基金会（China Medical Board，CMB）成立于1914年，由洛克菲勒基金会创建。从利用洛克菲勒基金会的资金在中国创建北京协和医学院及协和医院至今，CMB参与并见证了中国医疗卫生事业的发展。

有没有年龄限制？我了解到，没有年龄限制。周大夫说，那你得去，你要做科主任。后来我听了他的话，就去了美国，那会儿我已经58岁了。

王：赴美学习，您最大的收获是什么？

籍：1980年，我来到美国加州大学圣地亚哥分校。那时候国内还没有围产医学，也没有新生儿重症监护室①。他们那儿有一个50张病床的NICU，最小的孩子才500克。我看到NICU里的各种管道，觉着那真是一个不同的天地。我就开始学习怎么验血，怎么查血气，胎盘怎么用，X线怎么做，因为这些东西当时国内都没有。比如给新生儿照X线，国内的专家说新生儿这么小，没法照。但是美国的医生说可以照，我就跟他们学怎么用X线，怎么看片子。

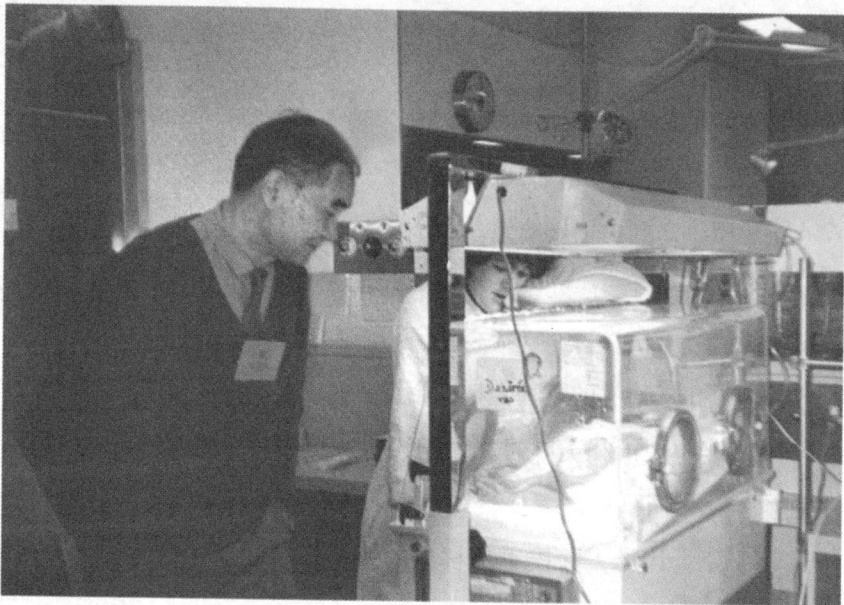

▲籍孝诚在加州大学圣地亚哥分校 NICU

---

① 新生儿重症监护室，英文全称为 Neonatal Intensive Care Unit，简称 NICU。

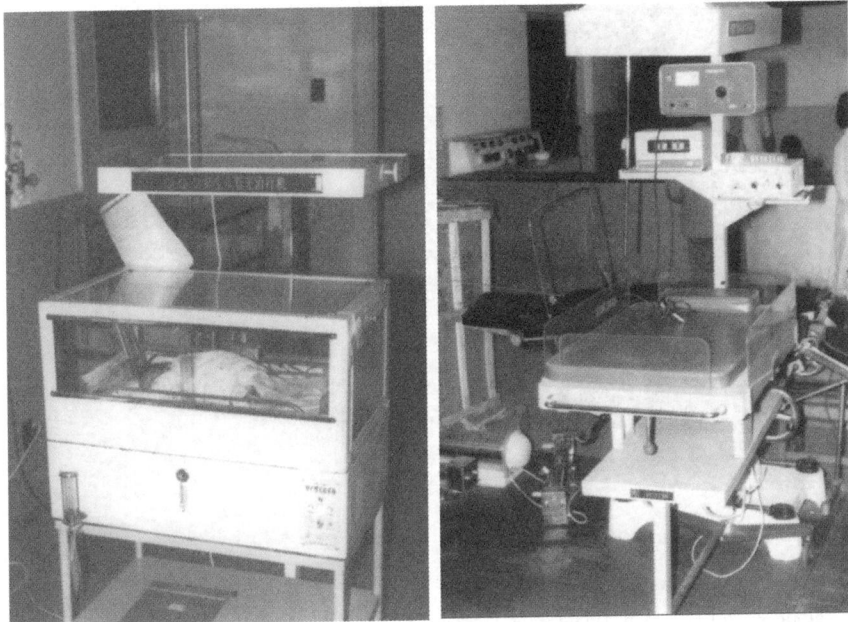

▲北京协和医院儿科早期 NICU 的暖箱

回来后我就跟大家宣传，因为都是耳目一新的东西。我跟周华康大夫、赵时敏① 大夫一起建立了协和的 NICU，最开始只有 1 台呼吸机和 3 个婴儿暖箱，后来慢慢发展起来了。

心系儿童健康事业

王：您在围产医学方面做了哪些工作？

籍：1985 年到 1989 年，我在国内组织了 10 家妇产医院，像北京妇产医院、上海妇产医院、武汉妇产医院等，参加联合国人口基金会的围

---

① 赵时敏（1933—2017 年），北京人，著名儿科学专家，北京协和医院儿科教授，曾任北京协和医院儿科主任。

27

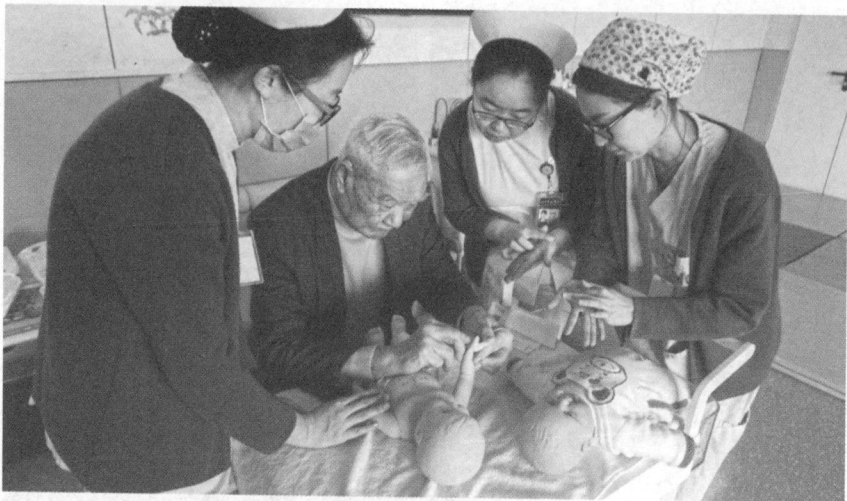

▲ 2018 年，籍孝诚为协和年轻护士讲授新生儿抚触

产期推广项目，从美国请来了十多位专家讲课，普及围产医学知识，让中国的新生儿围产医学越来越专业。

有一次，我参加一个活动，他们请了 3 个人，是搞抚触的。我看他们一套抚触结束后，孩子很舒服，乐得不行。我就想，我们是不是也能做。我就参考他们的抚触方法，加上我在苏联和美国学的知识，再加上一些中医的理念，做了一套婴儿按摩操，后来还出版了一本书，叫《抚触成长——籍教授婴儿按摩操》。

王：从医几十年来，还有哪项工作给您留下了特别深刻的印象？

籍：因为我在苏联学习的时候，对当地家庭医生这种全科医生的方式很有感触，觉得发展全科医生对普通老百姓尤其是儿童很有帮助。这个想法和儿研所的陈博文①不谋而合。我们就把协和的人都请过来讲课，用了一个月的时间对全科医生集中培训，进行实习、考试，再从事

———————————

① 陈博文，1962 年 9 月出生，山东新汶人，首都儿科研究所研究员。

临床工作。现在陈博文把这项工作发扬光大了。

　　王：请谈谈您接触比较多的协和老教授。

　　籍：林巧稚是一个很忠于病人的人，她即使回家休息，也要打电话到医院来问，哪个哪个产妇开了多少了①。她关心政治比较多，周总理接见她好多次，对她很重视。罗宗贤②是眼科大夫，他的手术做得挺好；还有李洪迥③，我们聊得很多；胡正详④有一本书在我这儿，里面是

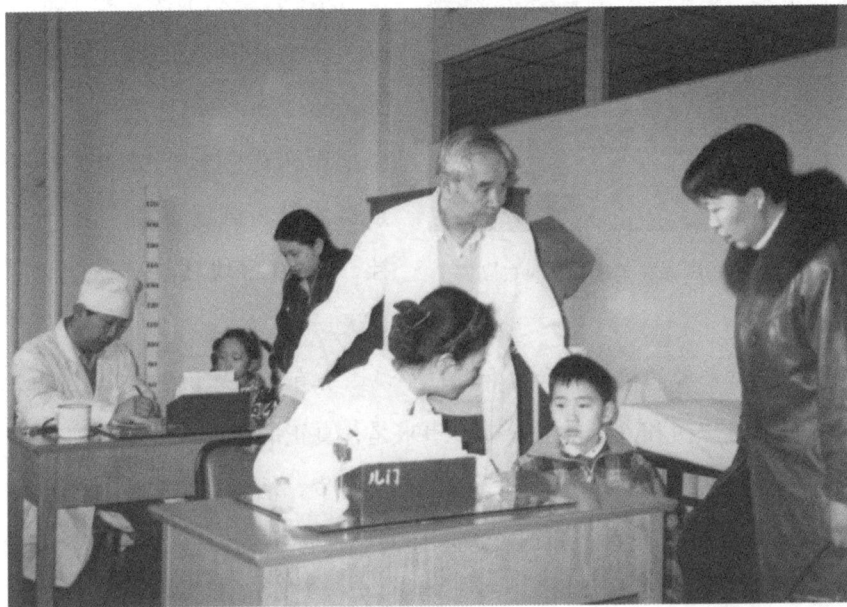

▲籍孝诚开展全科医生培训

①　指孕妇分娩时宫口开了多少。

②　罗宗贤（1905—1974年），湖南浏阳人，著名眼科学家，中国眼底病学奠基人，曾任北京协和医院眼科主任。

③　李洪迥（1908—1993年），上海人，著名皮肤病学家，我国皮肤性病学科奠基人，曾任北京协和医院皮肤科主任。

④　胡正详（1896—1968年），江苏无锡人，著名病理学家，中国病理学奠基人之一，曾任北京协和医学院病理系主任。

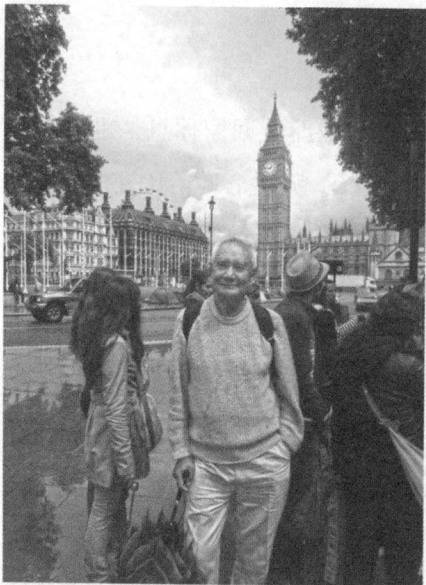

▲ 2011年，籍孝诚在英国大本钟前留影

他画的图、写的字，那可真是挺细；曾宪九①是我们一块儿学中医，学了8个月。这些协和人都特别棒。

王：生活中您有什么爱好吗？

籍：我喜欢书法，写字还可以，以前还喜欢拍照，喜欢旅游。88岁那年我到英国去，拿一把雨伞做拐杖到处走。没有预订旅社，到哪儿就住青年旅社，花20多块钱（英镑）就过一天。

王：对年轻的协和人和协和百岁华诞，您有什么寄语？

籍：希望协和人不能骄，要实事求是，真正的协和人要实打实，看病看得准、看得稳。希望协和人都能活到百岁，活到九十多岁时能比我更强。协和百年我希望科研、教学还有临床都是第一，这就已经不得了了。

（本文内容节选自籍孝诚教授1次访谈记录）

---

① 曾宪九（1914—1985年），湖北武昌人，著名外科学家，中国现代基本外科奠基人，曾任北京协和医院外科学系主任。

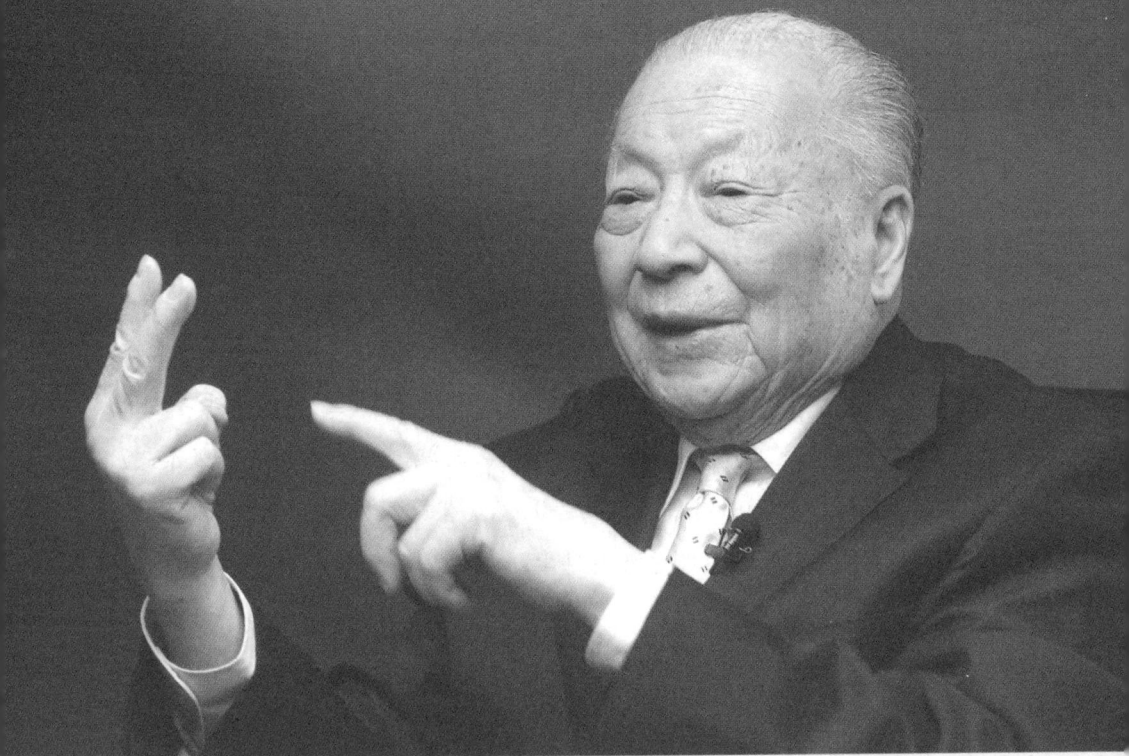

罗慰慈

正确诊断对病人是一辈子的事

　　罗慰慈，1924 年 7 月出生于福建福州，著名呼吸病学家，北京协和医院呼吸内科教授。1948 年毕业于福建协和大学生物系，后考入北京协和医学院，1953 年毕业后进入北京协和医院工作。1982—1990 年任北京协和医院呼吸内科主任，1985—1986 年任内科学系主任。1983 年赴美国约翰·霍普金斯大学医学院、俄勒冈医学科学中心访学交流。

罗慰慈对内科呼吸病如结节病、军团菌肺炎等呼吸道感染、支气管哮喘、慢性阻塞性肺疾病、肺部肿瘤、急性和慢性呼吸衰竭等有深入研究。曾承担"七五"国家科技攻关计划、国家自然科学基金、国家教委博士点基金等多个研究项目。

曾任中华医学会内科学分会第七届主任委员，中华医学会呼吸病学分会第二、三届主任委员。1996年当选为亚洲太平洋地区呼吸学会主席。曾任《中华内科杂志》、《中华结核和呼吸杂志》主编。著有《内科临床指导》、《现代呼吸病学》、《协和医学词典》，参与编写《呼吸内科学》、《中华内科学》、《现代内科学》等专业书籍。

1985年被评为北京市劳动模范，2006年被评为全国先进老干部工作者，2006年获中国呼吸医师终身成就奖，2007年获北京协和医院杰出贡献奖。

罗慰慈教授访谈视频

口述：罗慰慈

采访：王　璐

时间：2018 年 11 月 8 日、9 日、15 日

地点：北京协和医院院史馆

整理：王　璐

年少立志学医　波折结缘协和

王璐（以下简称"王"）：请谈谈您的求学经历。

罗慰慈（以下简称"罗"）：我正式开始念书，是在福州的一个小学。我父亲病故以后，母亲一个人带着五个小孩，为了方便，她就请了一个家庭教师来教我们，所以四年级以前我好像也没怎么去学校。四年级的时候，我跟着母亲到了汉口，在那里的一个学校念了一年，后来又回到福州。

五年级开始，我在福州鹤龄英华中学①的小学部念预科。六年级毕

---

① 鹤龄英华中学（Anglo-Chinese College），创建于清光绪七年（1881 年），原名鹤龄英华书院，今福建师大附中的前身之一。

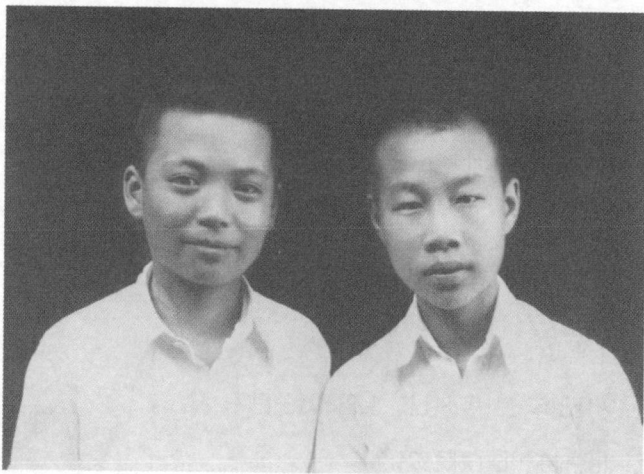

▲1936 年，上小学时的罗慰慈（左）与同学潘周台（右）合影

业后，我升入鹤龄英华中学初中部。初中念了一年，抗日战争爆发，学校就搬到武夷山那边去了。高一的时候，学校搬到武夷山一个小镇上，我记得学校建了一些有木头的房子做教室，宿舍是一个大庙，我们都睡在里面。后来我因为身体原因，休学了一年，所以高中念了四年。我是从小多病，所以那会儿就想将来念医比较合适。大学我考了福建协和大学的生物系，毕业论文做的是寄生虫原虫方面的题目。

王：从福建协和大学毕业后，您是怎么来到北京学医的？

罗：我大学念生物系，想去学医，但是觉得北平协和医学院大概没机会念了，因为 1941 年珍珠港事变后，协和就关门了。1948 年，我大学念完了以后，正好那会儿协和复校，北京协和医学院第二年招生。考试很严格，全国也得有好几百人考吧，我们福州的那个考区，一下子坐了好大一个教室，都是来考协和的，结果就录取了两个人，一个是我，一个是张卿西①。

———————————

① 张卿西（1926—1998 年），福建闽清人，放射医学与病理生理学家。

34

　　我想，母亲都培养我大学毕业了，我要再去北平念医学校，得问我的长兄，他那会儿从西南联大毕业了，在一个银行里当职员。我就告诉他，说我被协和录取了，能不能帮助我继续上学，因为需要学费。他说没问题，你就去学吧。所以我就从福州来了北平。那会儿来北平不容易，因为国内在进行解放战争，河北、江苏这一带铁路都不通，没有火车，我就坐了4天的轮船到天津，然后由天津又坐火车到北平。

　　王：当时对协和的印象是什么样的？

　　罗：因为之前对这个学校我也有所听闻，我知道协和的水平，那会儿在世界上还是挺突出的，发表了很多论文。我也知道协和是美国人建的一个学校，要求挺高的，挺不容易念下来，因为淘汰制很厉害，所以

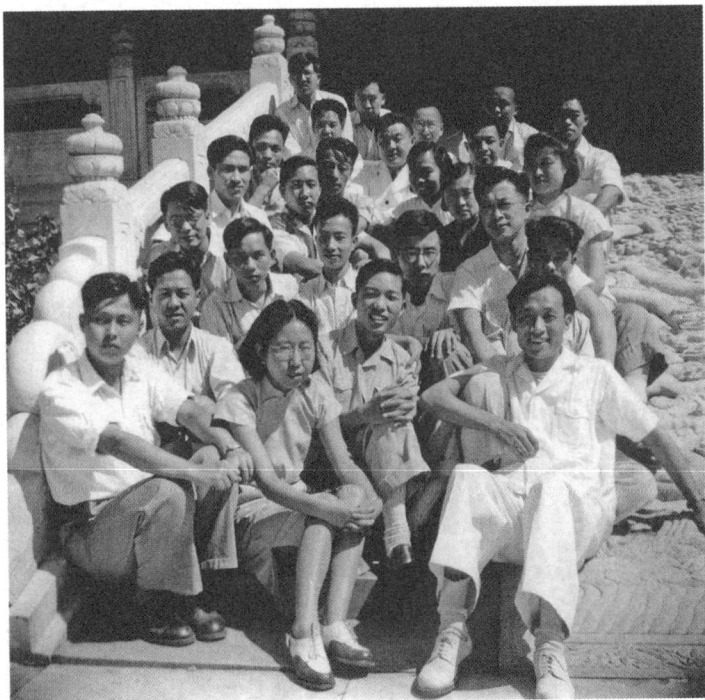

▲协和医学院1953届同学合影，三排左一为罗慰慈

我有心理准备。那会儿学校就是这些绿瓦为主的几个楼，没有像现在扩建这么大。我跟张卿西住在一个宿舍，宿舍挺大的。念三年级的时候，我得进病房了，就离开宿舍到医院来住了。

协和优良传统　熏陶青年医生

王：您那一届有多少个学生？

罗：我们是 24 个人一班，但第一年就刷了两个人，就剩 22 个人了。协和很严格，你只要是分数没到一定要求，那就往下刷。考试也挺严的，不断地测试。我们是生物化学每天都考，一来上课教授马上就发一个条子，第一课到最末一课都这样，没有落的。大家都非常用功，我们没有在 12 点以前睡觉的。最后这 22 个人都一起毕业了。

王：医学生时期，让您印象最深刻的事是什么？

罗：我们开头是跟着老师在门诊，第三年开始学怎样接近临床，比如说怎么查体、怎么做化验。那会儿的化验，医生得参加的，而不是交给化验室。我在门诊实习的时候，有一次查新病人没有每一个都检查肛门，因为查肛门得去护士那儿戴手套，查完还得脱手套，还得洗手。我刚开始有一个病人没检查肛门，后来有一个住院大夫说，你今天那个肛门没查，我可是摸着里头有一个小疙瘩，然后那个人是一个胃肠病。从那以后，我几乎每个病人都要检查肛门，这变成一个常规了。所以我查体很仔细，因为每一级的医生都这样训练我们。

王：请您谈谈协和的住院医师培训制度。

罗：住院医这个制度，1941 年以前老协和怎么做，到了 1954 年还是怎么做。可是后来呢，有一点不一样，就是慢慢病人也多了。特别是朝鲜战争结束后，很多志愿军住进医院，几乎病房都开着。全国各地也都知道协和复院了，能看病了，都来北京了，所以病人数目就增加了。

这样一来我们就想，那住院医的制度要不要变化？主持这个事的是搞心血管的黄宛① 大夫，他跟我说，你来帮帮我，一起来考虑这个问题。那会儿我正好开始做总住院医了，我就参加讨论住院医师制度的会议，考虑要不要顺应当时病人数目增加而要有所变动，后来我们还是基本没变，还是坚持老协和严格的培训制度。

我做总住院医师的时候是 1955 年，那时已经解放后复校 6 年多了，还是非常忙。我值班的那一天要跟着主任开会、查房，主任那会儿是张孝骞② 大夫，我得跟着他。早上不到 8 点钟，我在医院西门口等他，见到我他首先就问，昨天晚上出什么事没有，然后我得把一夜的情况都向他报告，收了多少病人，住院的病人里头有什么问题，我是怎么处理的。然后科里要是开会，总住院医师得参加，这样才能知道全科的情况。要是有其他有关行政、主任没时间管的事，总住院医师得跑腿。

另外就是外科、妇产科夜里有什么病人需要内科来会诊，总住院医师得去，这是总住院医师的职责，而不是叫主治医师来医院会诊，总住院医师是代表科主任去会诊。要是院外的大会诊，就得赶快坐汽车出去。院外、院内晚上的重要会诊都得参加。

还有教学，礼拜天早晨给住院医讲课，是由总住院医师管。不能讲老知识，你得参考新知识，所以得准备。

我们都住在医院，有单人房间，夜里随时叫你。那会儿没有手机，

---

①　黄宛（1918—2010 年），浙江嘉兴人，著名心脏病学专家，中国现代心电学奠基人，曾任北京协和医院心脏专业组负责人。

②　张孝骞（1897—1987 年），湖南长沙人，中国胃肠病学创始人，著名内科学家，北京协和医院内科教授，曾任北京协和医院内科学系主任，1955 年被推选为中国科学院学部委员。

是用信号灯，睡觉的时候看不着灯亮，所以专门预备了一位晚上叫总住院医师和其他住院医师的人。那个人拿着手电筒去找总住院医师，你就得马上起来。所以我们都习惯了，躺下马上就得睡，一叫就得醒，而且马上就得跑，跑去抢救。

总住院医师得了解各个病房的病人情况，一年下来，病也看得挺多。做完总住院医师以后，我感觉心里挺踏实，别的医院任何的会诊，我都敢去。所以毕业后的再教育里头要有这么个经历，那是很好的。

王：内科大查房是协和延续多年的传统，有没有让您印象深刻的病例？

罗：内科大查房对所有的内科医生还是非常有影响的，因为能解决

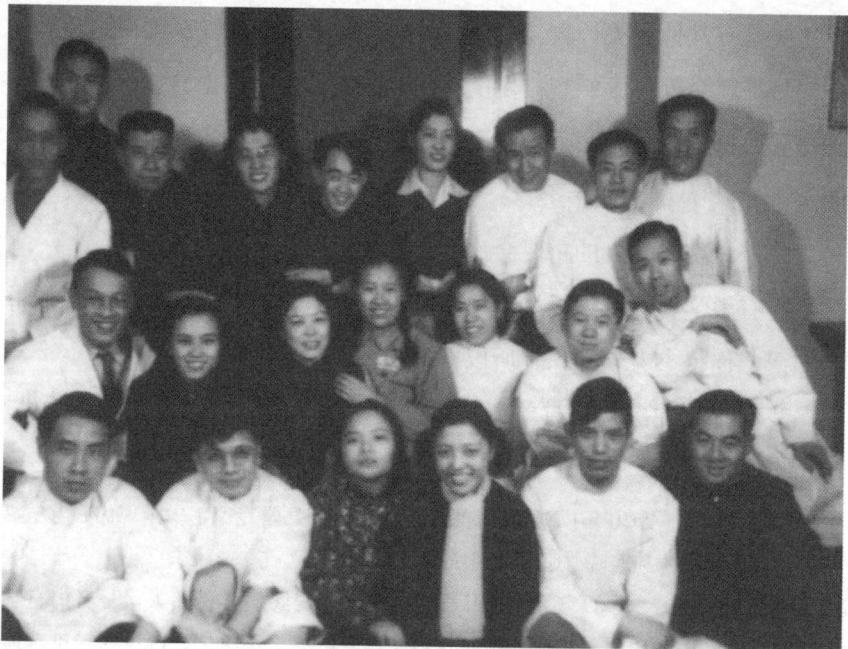

▲1953 年，北京协和医院内科部分医护人员合影，前排左二为罗慰慈

他们在实践中的困难，有很多病不是一个人能看出来的，所以要一起讨论。

大查房时要把病人推来，因为有的特殊体征得看，或者这个体征查得对不对，得验证。当然也得跟病人接洽好，这是总住院医师的任务，由他来请病人，大家一起讨论。

讨论有时候争辩得非常厉害，主要都是那几位大教授，比如说张孝骞大夫、邓家栋①大夫、张安②大夫、朱贵卿③大夫、张学德④大夫，这都是各个分科负责的教授，他们发言，然后大家就听这位大夫怎么看、那位大夫怎么看，不同学科的人都可以介入来讨论。当然由于人员慢慢多了，它的范围、人数也就增加了，开头主要就是那些大教授讲。

那影响大在哪儿？经过大查房讨论的病例，最后总住院医师都要把它整理出来，发表在中华医学会的杂志上，那都是一些不太寻常的病例。另外，大查房不是只讲课，还有大家的发言、不同的观点、最后病理的证实，大家都很愿意参加。

我印象最深的是一个关于嗜铬细胞瘤的病例，这个瘤常常是在肾脏周围，最容易发现的一个症状就是血压高，以为是高血压病，实际上它的原发灶是在肾脏旁边。而这个病例它不在肾脏周围，是在大血管周

---

① 邓家栋（1906—2004 年），广东蕉岭人，著名内科学家、血液病学专家，曾任北京协和医院内科血液学组组长。

② 张安（1916—2009 年），广东新会人，著名内科学家、血液病学专家，1954—1983 年任北京协和医院血液学组组长。

③ 朱贵卿（1909—1983 年），浙江吴兴人，著名呼吸内科学及结核病学家，北京协和医院呼吸内科教授，曾任北京协和医院呼吸内科主任。

④ 张学德（1916—1981 年），山东新泰人，著名内科学及传染病学家。

围，所以难了。因为那会儿 CT 还不发达，核磁也没有，不能很详细地把胸部的情况拍下来，所以很难，全科讨论不只一次，为什么？查不着原因啊。然后大家就讨论半天，那个时候像这样的病例不只一次查房，各科的人就发表不同的意见，我们去听，就希望能够出个结果。后来这个病人确诊了，是一个大血管旁边的嗜铬细胞瘤，而且也经过病理

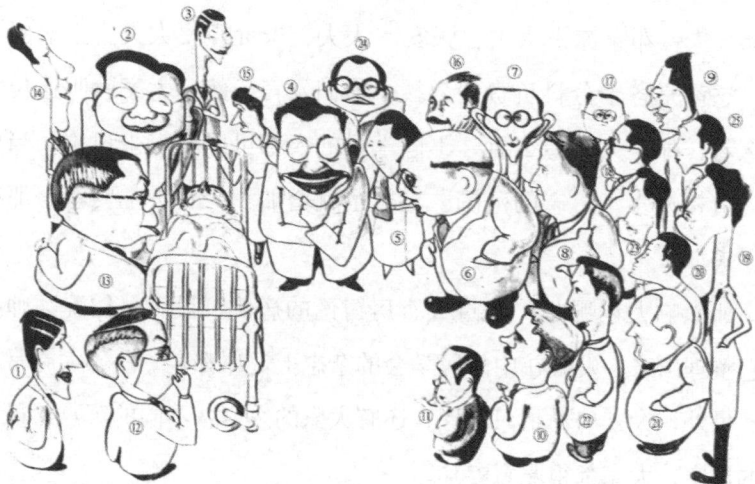

① 朱宪彝（内科）
② 刘士豪（内科）
③ 李洪迥（皮肤科）
④ Chester North Frazier
　（切斯特·傅瑞思）（皮肤科）
⑤ 郁采蘩（内科）
⑥ Isidore Snapper
　（斯乃博）（内科）
⑦ 诸福棠（儿科）
⑧ Irvine McQuarrie
　（麦考里）（儿科）

⑨ 谢志光（放射科）
⑩ Theron S.Hill
　（希尔）（神经精神科）
⑪ 许雨阶（寄生虫科）
⑫ 董承琅（内科）
⑬ 钟惠澜（内科）
⑭ 张光璧（内科）
⑮ 美籍护士长
⑯ 魏毓麟（神经精神科）
⑰ 许建良（放射科）

⑱ 王叔咸（内科）
⑲ 范权（儿科）
⑳ 王季午（内科）
㉑ W. H. Graham Aspland
　（格雷厄姆·阿斯布兰德）
　（英国医师）
㉒ 卞万年（内科）
㉓ 邓家栋（内科）
㉔ 秦光煜（病理科）
㉕ 黄祯祥（病毒科）

▲漫画《内科大查房》，作者为北京协和医学院 1940 届学生林俊卿①

---

① 林俊卿（1904—2000 年），福建厦门人，著名声乐教育家、理论家，1940 年获北京协和医学院医学博士学位，后跟随意大利音乐家学习声乐，曾担任上海声乐研究所所长、北京声乐研究所所长，通过系统研究摸索出"咽音"练声体系。

证实。这个病人给我的影响就是，以后不管我到哪儿，一听血压有波动，那我就得想想，会不会是类似的情况。所以像这样的讨论，对我来说终身就记住了。

传承协和精神　推动专业发展

王：您为什么选择了呼吸病学这个专业？

罗："呼吸科"这三个字是朱贵卿教授先在协和医院提出来的。那会儿在南方叫肺科，朱大夫就说，因为这个专业包括肺以外的食管啊、胸膜腔什么的，"呼吸科"这个词包括得全面，应该叫"呼吸科"。

朱贵卿大夫是呼吸科的头儿，教我们呼吸系统疾病。他课前的准备很充分，讲的时候声调都很合适，然后他还挺风趣，因为他面对的是阶梯教室的学生，他说这样能吸引学生，别瞌睡。他主张一节课完了以后要留下一个比较深刻的印象，让学生一辈子能记住，这点他做得挺好。

有一次考试，题目是总住院医师收集的比较难的病例，我们班有 22 个学生，就准备了 22 个病例。考试的时候，自己去抽签，然后就考你。全部的教授都坐在那儿，听你报告，那会儿都是用英文。报告完了，他们发问，你得能答好。我那次考试可能答得还不错，所以他们对我还有一点印象，朱贵卿大夫有几次特别让我接触呼吸病。我想，呼吸病也很重要，中国的呼吸道病人也挺多。后来他们教授会议决定了以后，就通知我说，你就做呼吸行不行？我说行啊，就这么定的。

协和做呼吸系统疾病是从结核病开始的，呼吸道的病在咱们这儿是很重要的病，后来当然还有病毒感染。协和在 1941 年关门以前，有一个结核菌的实验室，有专门的技术人员在那儿，由王叔咸①大夫领头进行结核菌的实验。王叔咸是内科四个大教授②中间的一个，那会儿朱贵卿大夫比他低得多，但是也比其他的大夫年资高，王叔咸大夫就领着他搞呼吸。1948年复校以后，王叔咸大夫去了北医，就由朱贵卿大夫管结核病的实验室。当时第一卫生事务所③公卫工作的重点也在协和，我们七年级到呼吸科实习的时候都到那儿去。为什么？因为那里结核病病人挺多。

王：老教授是"协和三宝"④之一，请您谈谈印象中的协和老教授。

罗：我1955年到1956年做总住院医师，跟张孝骞主任每天都直接接触。他不专门搞呼吸道，但是对呼吸系统的病也比较注意。有一次正在上楼，我说昨天发生咳血的那个病人现在晚上还有咳血，他说咱们现在先去看看那个病人，然后再回办公室，就中断上楼梯了，我俩就先去看这个危重病人。

1962年，我刚从阜外医院调回来⑤，张主任说罗慰慈刚回来，让他作一个报告吧。在老楼10号楼223阶梯教室，我就向全科汇报我离开

---

① 王叔咸（1904—1985年），上海人，著名内科学家，中国肾脏病学创始人，曾任北京协和医院结核科主任。

② 另外三位分别是：张孝骞、刘士豪、朱宪彝。

③ 1925年，协和公共卫生系主任 J. B. Grant（兰安生）与北京市京师警察厅共同创办了京师警察厅公共卫生事务所。1928年，更名为北平市卫生局第一卫生事务所。这是世界上第一个以城市居民、学校、工厂为对象，包括医疗、预防、卫生宣教、社会服务、卫生统计等工作的城市卫生示范区。

④ "协和三宝"，即教授、病案、图书馆。

⑤ 1956年，北京协和医院派出内科呼吸组与外科胸外组共同支援组建中国人民解放军胸科医院，罗慰慈是援建人员之一。1958年，中国人民解放军胸科医院移交地方，更名为阜外医院。

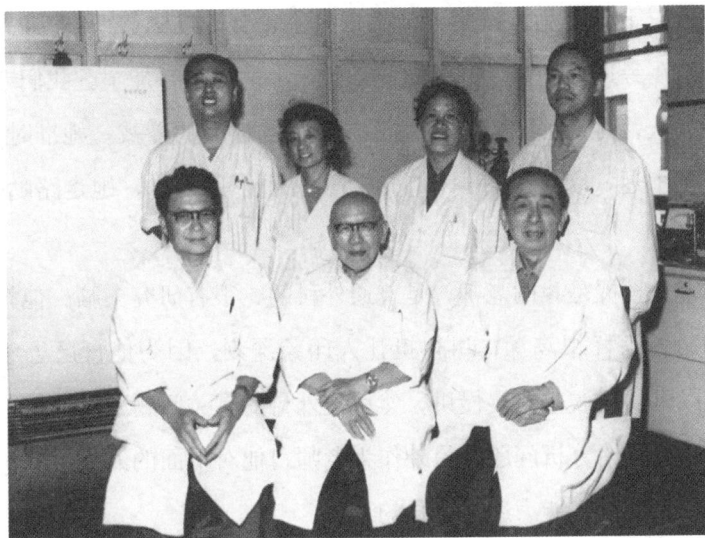

▲北京协和医院内科呼吸组合影。前排左起：罗慰慈、张孝骞、朱贵卿；后排左起：吴全有、姜秀芳、黄席珍、林耀广

协和差不多 6 年间看的肺癌，把困难的病例、怎么诊断，都说了一下。那会儿都是幻灯片一个一个打出来，张主任看了，就跟朱贵卿教授说，罗慰慈今天这个报告非常深刻地把肺癌问题讲了。

后来张主任病了，是肺癌，后来又转移，我正好搞肺癌，他也在我们病房，我就比较细心地照顾。我觉得"中国作为祖国"这个概念在张主任心里萌生出来，而且坚持下去，是很重要的，对张主任这个人的评价，这一点是很突出的。他有一句话说"生命的泉，即使拌和着血和泪，也要在自己的国土上流淌"。

我们做见习大夫的时候在各科轮转，有一段是在妇产科。那会儿我跟林巧稚教授挺熟，她跟她的侄儿周华康大夫住在外交部街。我们也到他们家里去坐坐、聊聊，跟朋友似的。林大夫是一个非常正直、非常坦率的人。她家里一点都不铺张，吃的我看也很简单，她的体重就是正常体重范围以下，因为工作挺累，她得接生，有时候围产期妇女的工作，她都得站在旁边，一需要她的时候，她马上就动手参加了。我们老跟着她去看病人，她对病人特别有耐心，非常受病人的爱戴。她准时上班，一点儿都不迟，晚上一直到很晚才回去，也不用人送，她走路哒哒哒，快极了。

曾宪九教授是我的老师，是普通外科的，很有研究头脑。他教课不像别的教授那样很高深，讲得挺让人印象深刻。因为他自己思考问题多，所以讲的时候都是慢慢讲，然后把外科的有关问题给讲清楚，让人家听了觉得是在分析问题。另外作为老师，他对下面的人或者外科的人都很平和，他组织能力还是挺强的。

王：请您分享几个印象深刻的病例。

罗：有一个就是军团菌。军团菌是在美国首先报告的一个病原，它会造成军团病，这是一个感染病。开头是退伍军人开会，有很多人发烧起来，后来发现是用的水里有军团菌。这个证实也是一个重要的事，因为发现一个病的病原，你就知道怎么防治。我们国家是比较早知道这个事，后来我们也开始找军团菌，我们挺努力，也得出了好的结果。

我在新开路 80 号① 那儿住的时候，有一天晚上来了一位大夫，是同仁医院的内科主任。我说有什么事？她说你跟我一起去看一个病人，就是她们的副主任，副主任发烧，老退不下来。我说好，我们就去了。那会儿也没有车，就跟她一起走到同仁医院。到那儿我就查了这个病人，当时能买到的治发烧抗菌的药他几乎都用了，一个级一个级地加，治不好。我检查完后说，这个病人是感染了军团菌。因为军团菌发现了

---

① 即北京市东城区东单新开路胡同 80 号，协和职工宿舍所在地。

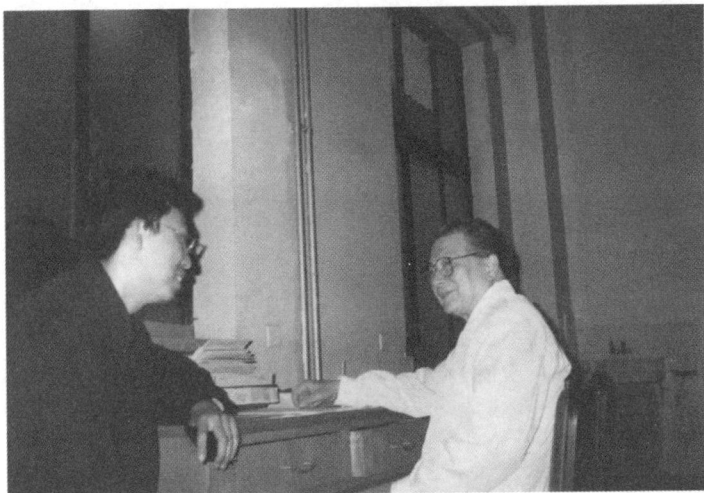

▲罗慰慈在门诊

就知道该用什么类的药来控制它更好，我就建议她换一个级别比较低一点、便宜一点的药，结果用上就好了。所以我就觉得治病得了解全面，然后治起来就比较方便一些，也比较准确一些。

有一个病人在其他医院诊断是淋巴系统肿瘤，她是清华大学的一个老师，那会儿才二三十岁，她非常担心，觉得这一辈子就完了，所以就来我们门诊再核实一下。我全面地检查结节分布的情况，我说这是一个结节病，后来证实就是结节病。她每年都给我写信，说"谢谢你，我就是那个结节病病人，感谢你，我现在教书挺好的，没事了"。后来她说，要么我就给你来电话，你也省得回信，我说好，你就来电话。一直到去年，我没收到她电话了，可能她年纪也大了。所以我觉得像这样，就是你认真了一下，给病人一个正确的诊断，那对她来说是一辈子的事，对我来说也是印象深刻的事。

王：您在教学上传承了老协和哪些好的传统？

罗：我们讲课都是主张提纲挈领、印象深刻，能够让学生听完一

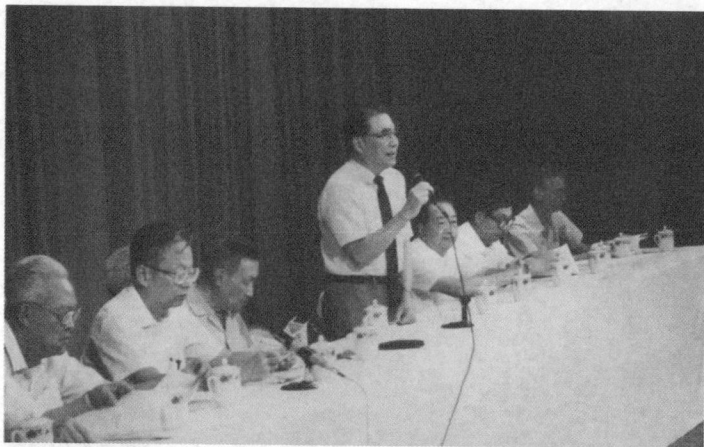

▲罗慰慈在《中华内科杂志》编委会全国会议上发言。左一为方圻，左三为邓家栋，右一为张之南

节课就记住这节课的主要内容，张孝骞大夫是这样做的，朱贵卿大夫也是这样做的。朱大夫非常准时，他都是还没上课就已经在讲台上等着了，这给我们也是一个训练，去开会或者会诊的时候，我们都是准时到。

我讲肺脓肿的时候，常常让学生用嗅觉来观察，因为肺脓肿往往是不同的细菌在发作，所以它都有腐败的味道。有的时候你只要在门口，就知道里头有肺脓肿了，一闻就闻出来了。所以我说，这个就是形象教学。

拓宽国际视野　紧跟时代前沿

王：1983 年您曾到美国参观访学，当时是怎样的契机，对您有什么样的影响？

罗：那一次是卫生部要组织一个代表团，领团的本来是卫生部部长陈敏章①同志，快走以前他说不能去了，再由协和选一个人，然后就把我选上了。我们一共去了5个人，曾宪九教授是队长，去了3个学校：纽约的康奈尔大学、波士顿的哈佛大学，还有巴尔的摩的约翰·霍普金斯大学。这三个都算是美国一流的医学校，特别是约翰·霍普金斯，后来变成世界上医学教育的领头羊，特别是临床这部分。

我们从纽约开始，一个礼拜去一个学校，学校的校长、各科主任来接待，我是内科呼吸方面的，对方就由内科主任来接待。他们的内科主任把整个内科的组织结构、人员进行系统地介绍，还领我们到每一个实

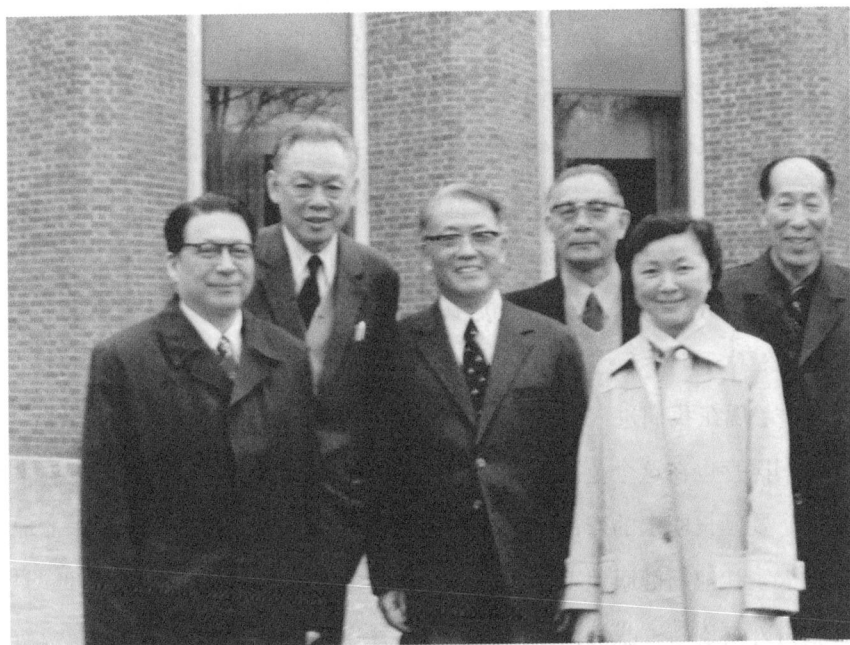

▲ 1983年，曾宪九教授率团访美。左起：罗慰慈、周华康、曾宪九、何观清、汤兰芳、王德修

① 陈敏章（1931—1999年），浙江杭州人，著名消化内科学家，北京协和医院消化内科教授。1983—1984年任北京协和医院院长，1987—1998年任原卫生部部长。

验室参观。

通过交流我也看出来，美国医生的临床经验跟我们比不相上下，不一定比我们了解得更广泛，因为我们人口多、病人多，我们接触的好些病，他们看不到。当然，他们那会儿的实验室比我们的要好。

王：退休之后的生活您是怎么安排的？

罗：现在大概有6个我做过总编辑的杂志有时候跟我联系一下，也偶尔让我审一些比较难的稿子。那些杂志也每个月都给我送，我都得看，这也是工作。别的会一般我就不去参加了。

我要在市里住，早晨都坐公交车去天坛走步。我不去热闹地方，就在没人的围墙旁边。要是累了，我就坐在旁边凳子上，坐一会儿再走。

王：在您看来怎样才算是一个合格的协和人？

罗：我觉得协和人应该是很敬业的，另外在业务方面不断进取，能够影响到全国。所以要说合格，就应达到最高的、合理的国际标准。我们每一分子在这儿就得增添这种标准，而不能减低这样一个标准。各方面都非常努力，将来肯定会更进步。

王：对百年协和您最想表达什么？

罗：现在我们进入一个伟大的时代，党中央提出来要服务好人民，那我们医疗也在这个范围里，所以一定要不断改进服务，认真、真诚很重要。要延长职工的寿命，延长寿命的有效性，不能到老都病了，那损失太大，让他们健康地工作。

另外要创新，我们评比的时候，往往还是比较靠前的，但是一定要继续努力才能保住这个称谓，别有所降低，至少跟我们现在新时代能配得上，我想这个很重要。

（本文内容节选自罗慰慈教授3次访谈记录）

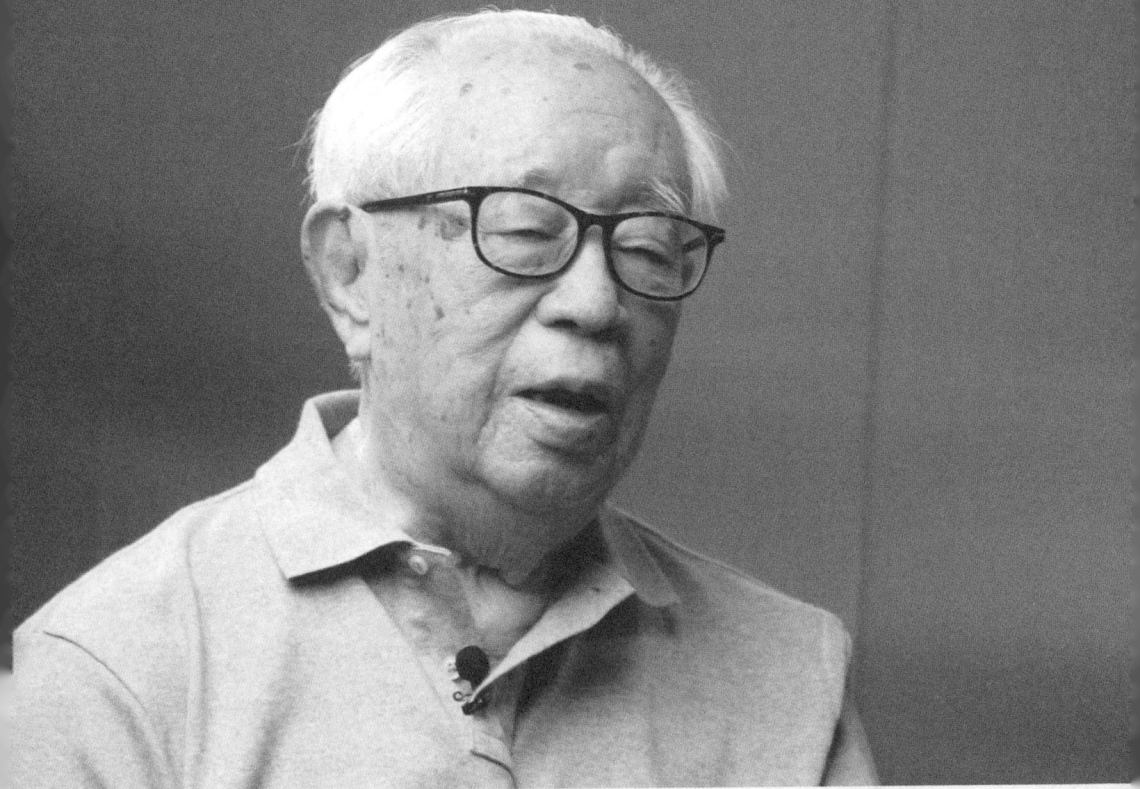

协和人要站在医学前沿

毕增祺，1925年1月出生于北京，祖籍安徽歙县，著名肾内科专家，北京协和医院肾内科教授。1949年4月加入中国共产党。1952年毕业于上海同济大学医学院，后留校任教。1953年因参加解放军防治血吸虫病工作，荣立二等功。1955—1959年，赴苏联列宁格勒第一医学院攻读内科研究生，获副博士学位。1959年回国后分配到北京协和医院工作。1971—1976年受国务院指派，作为首届中国常驻联合国代表团成员之一（三秘），赴美国纽约承担代表团医疗保健和联系美国友好医生工作。1980年创建北京协和医院肾脏病学组并任组长。

1982年在国内最早报道IgA肾病。20世纪80年代，在国内率先探索慢性肾功能衰竭早、中期的非透析综合治疗。应用必需氨基酸，自配中药方剂大黄牡蛎公英汤治疗肾功能衰竭，曾获中国医学科学院科研成果奖。

1994年起先后担任中华医学会理事、名誉理事。参与创建中华医学会肾脏病学分会，并任第二、三、四届副主任委员。曾任《临床肾脏病杂志》名誉主编，主编《慢性肾功能衰竭——临床防治和理论基础》，参与编写《现代内科学》、《中国大百科全书》（医学部分）。

1996年获中国科学技术协会先进工作者称号，2000年被中央保健委员会聘为会诊专家，并多次获中央保健委员会奖励，2007年获中华医学会肾脏病学分会卓越贡献奖，2009年获北京协和医院杰出贡献奖。

毕增祺教授访谈视频

口述：毕增祺
采访：董　琳
时间：2019年6月4日、5日，7月2日
地点：北京·毕增祺教授家中
整理：董　琳　王　谢

抗日战争中艰难求学

董琳（以下简称"董"）：请谈谈您小时候读书的经历。

毕增祺（以下简称"毕"）：我1925年出生在北京，当时我父亲在北京一个银行里工作。7岁时，我回到了徽州老家祖父那里。我的祖父叫毕雪胸，是当地很有名的中学教师，曾经得过大总统的勋章。他崇尚儒家思想，教我从小就背诵《论语》、《孟子》，因此我的文学底子还不错。

后来，我父母从北京调到上海工作，小学三年级时我也到了上海，在自强小学念书。小学上到六年级，抗日战争爆发了，为了避难，父母又带我回到了徽州。我的家是在县城，就是现在的歙县。抗日战争那段时间，我们避难到深山里去了，一待就是8年，我父亲在抗战第一年就

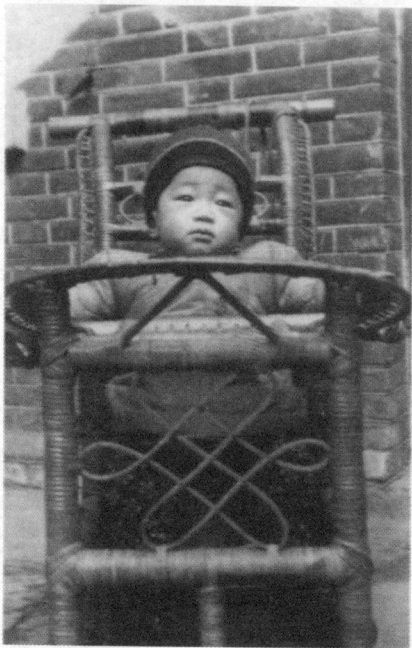
▲毕增祺童年留影

因为生病去世了。

我初中是在屯溪中学读的，高中在安徽省立休宁中学。中学时，上学要走70多里路，我就住校了。白天上课都是在田间，每人拿个小板凳。有的时候日本飞机来转，我们都能看到飞机上的飞行员。

抗日战争的苦，不是现在一般人可以想象的。缺医少药，吃饭都非常困难。有一年我反复犯疟疾，一身的疥疮，祖母为了给我补营养，就煮了一小砂锅的猪皮，专门给我吃。在校期间，一个木盆里头，辣椒粉加点油就算一个菜。

董：祖父对您有哪些影响？

毕：我受祖父儒家的思想影响比较多。我为人比较"慎独"，哪怕是独自一个人的时候，都很谨慎。我这一辈子没跟人吵过架，没跟人家红过脸。另外，做学问一定要想"学而不思则罔，思而不学则殆"。后来祖父开始接受梁启超的思想，所以我们那时候就开始念梁启超的《饮冰集》①。

董：您是什么时候开始想做医生的？

_____

① 即《饮冰室合集》，1936年由中华书局出版，全书共40册，是研究近代中国政治、思想、文化的重要文献。

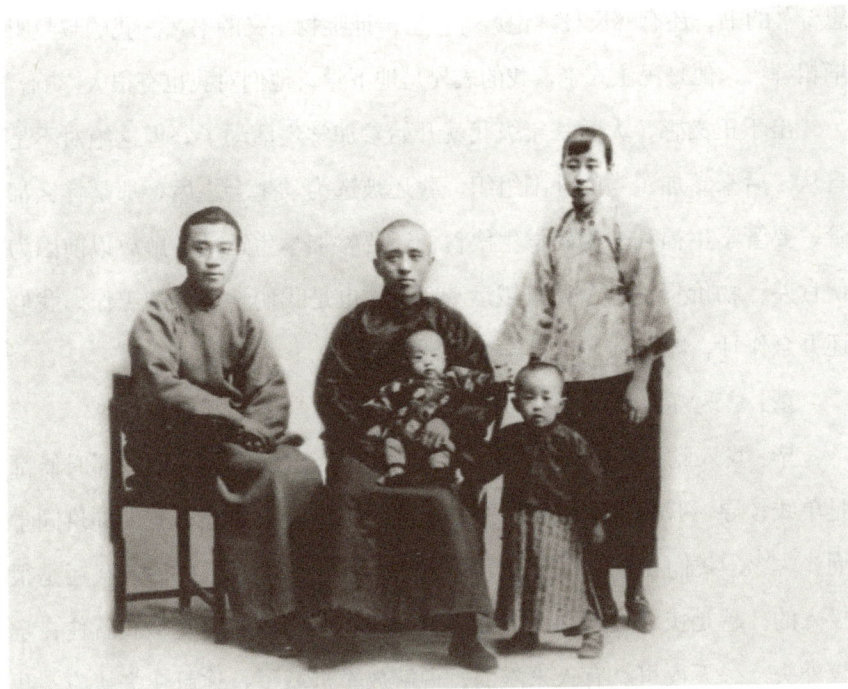

▲毕增祺儿时全家福。右二为毕增祺，左一为毕增祺的叔叔毕相辉

毕：我患疟疾那年，县城里有一位西医给我看过病，他把我留在他的诊所里住了一个礼拜，给我打了奎宁针，算是把疟疾治好了。那时候我因为疟疾已经休学一年了。看见他对待病人那么好，老百姓那么需要他，我想以后我也当个医生吧，也像他那样，就这样产生了学医的念头。

永远不会忘记入党的日子

董：您是从什么时候开始接触进步思想的？

毕：我愿意看书，大学期间我看了好多当时比较进步的书，比如说艾思奇[1]的书，还有《反杜林论》等一些辩证唯物主义的书籍。我的叔叔叫毕相辉[2]，他是民主人士，我的表兄是地下党，他们对我也有很大影响。

出于正义感，大学二年级我就开始参加学生活动了，但这绝对不是盲从。后来参加了党的外围组织，我还被选为学生会主席，那是什么都管，要管学生福利，搞好学生伙食，还要参加学生运动。解放以前因为伙食差、物价贵，有个反饥饿运动[3]，这也是我们学生会的工作。我们还办合作社，赚了钱来补贴学生生活。

董：您是哪天加入中国共产党的？入党初期做了哪些工作？

毕：我入党是在 1949 年 4 月 21 日，这个永远不会忘记。那时候都是单线领导，我只认识跟我联系的上级，他带着我，还有我的同班同学周光霁[4]，我们在一个树林里宣誓入党。参加地下组织以后，我还是很投入的。越是快解放，国民党抓人就抓得越厉害，所以晚上我就住在学校外头。一天夜里，有人来敲门，说解放军进城了，你赶快去接应。我就带着旗子，领了一个分队去了，主要就是把解放军引进上海城，安排在市区的某个地方。

开国大典那天，我们在学校食堂用收音机听毛主席讲话。对于我们这些做地下工作的人来说，是冒着生命危险在工作，新中国成立了，都特别高兴、特别拥护。解放以后，我还当了医学院和医院的支部书记，

---

① 艾思奇（1910—1966 年），原名李生萱，云南腾冲人，著名哲学家。

② 毕相辉（1905—1947 年），安徽歙县人，农业经济学家，曾在复旦大学茶学系任教。

③ 1947 年 5 月 4 日，在中共地下党领导下，上海学生举行示威游行，提出"要饭吃、要和平、要自由；反饥饿、反内战、反迫害"。

④ 周光霁，1928 年出生于四川，著名皮肤病学专家，北京协和医院皮肤科教授，曾任北京协和医院皮肤科主任。

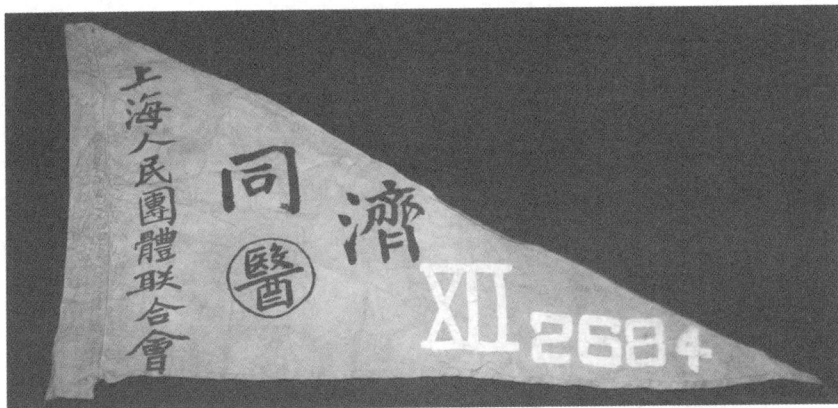

▲毕增祺引领解放军进入上海时手持的旗帜

因为当时还没有党委组织，工作都是通过学生支部，包括老师和同学的工作，要带大家跟着共产主义道路走。

董：读大学时有哪些难忘的经历？

毕：那时候大学不是统一考，是一个学校、一个学校地考。我从深山里出来，水平还是比较有限，英文底子差，不过还可以，考上了同济大学医学院。上学以后我是半公费，学费免了，伙食费还能补贴一些。我父亲去世得早，就靠亲友接济一点。后来我半工半读，当家庭教师，生活勉强还能维持。

我记得很清楚，上海刚解放，解放军进城了，我到军区去办事，解放军女同志看见我大冬天穿个单裤，便吩咐其他人说："这咋行啊，你们给他拿条裤子来！"我这才算穿上棉裤。

从列宁格勒到北京协和医院

董：从医学院毕业后您去了哪儿？

毕：1952 年毕业以后，我就留在了同济大学医学院，我们当时算是

55

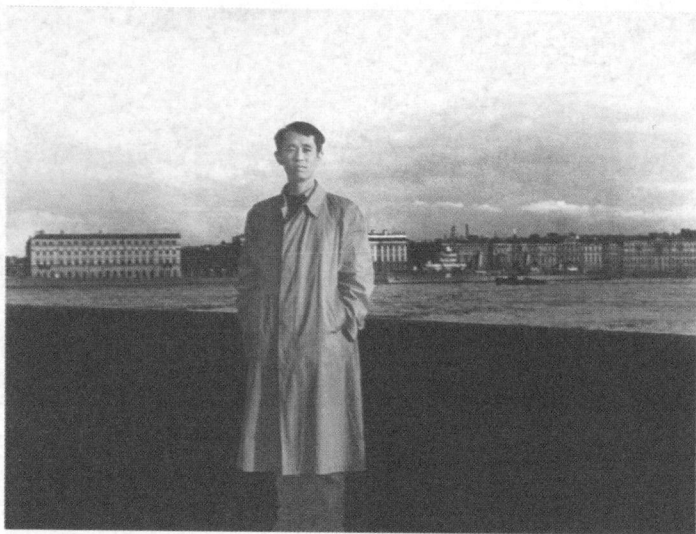

▲毕增祺在列宁格勒尼瓦河前留影

师资培养，将来是要做老师的，就先在附属医院的各科轮转。后来上面通知我说有一个去苏联学习的名额，我通过考试就被选上了，我去的学校叫列宁格勒第一医学院。去之前，1954 年我先在北京外语学院学了一年的俄文。

1955 年到 1959 年我在苏联学习，当研究生同临床基础教育是两回事，我当时在心脏科，主要就是搞科研、做课题，然后跟着教授看看心脏病人。我的研究课题是"风湿病的肝功能损害"，这个病在当时非常普遍，苏联专家认为风湿病是系统性疾病，即使表面看不见，有些功能还是有损害，这也是我研究课题的出发点。这段学习给了我一个指导思想，就是对疾病要系统地去认识，这对我后来从事临床工作有很大影响。

我对苏联的印象还是很深的。那时刚战胜法西斯，苏联老百姓看见我们中国的男孩，特别高兴，因为他们死的人太多。当时实验室里一个高年资的女技术员就跟我讲，她们班 40 个人，战后剩下了不到 10 个。

董：您是什么时候来到协和的？刚到协和时有哪些深刻印象？

毕：1959 年我从苏联回国。一到北京，卫生部就通知我到协和上班，我当时一愣，根本没想到，因为一般哪个学校派出，还回哪个学校。我就按照分配到协和报到了。

到协和上班，是从实习医师开始做起，当头一下就是 24 小时负责制。要讲协和的作风，这是头一个让我受了很大教育的制度。第二个，协和的严谨、追新、精益求精，这是根深蒂固的。再有，协和的各级查房，参加的人在那个环境里如果言之无物，自己都心虚，你总要结合病人讲一点名堂出来。因此，要先认真看书，查资料。

那时候院领导经常在各个科室里转，那是所谓的"林董时期"①，林钧才②、董炳琨③当院长，党政领导深入群众、深入基层，医院医、教、研井井有条。

在美国当"全科医生"的日子

董：1971 年到 1976 年，您曾被选派担任首任中国常驻联合国代表团代表，请谈谈这段经历。

毕：这段经历特别复杂。当时中美还没建交，国家要派代表团驻到

---

① 1960 年前后，林钧才、董炳琨来到北京协和医院担任院领导，出台系列制度规定，使医院各项工作趋于规范，基础医疗质量有效提高，迅速改变了医院面貌，这段时期在协和历史上被称为"林董时期"。
② 林钧才（1921—2015 年），山东文登人，著名医院管理专家，曾任北京协和医院院长兼党委书记。
③ 董炳琨，1923 年出生，河北人，著名医院管理专家，曾任北京协和医院副院长兼党委副书记。

纽约去，随团要派一个大夫，突然一天通知我，说一个礼拜后出发。我挺意外，也不知道什么情况，就去了。那时候去美国差不多要绕地球一个圈，先从上海到巴基斯坦，然后到法国，在法国住一两天再飞美国。代表团有二三十人，团长是黄华①。

到美国后，开始租住在饭店，给了我一个单间。等进去以后再出来，美国的便衣就站在门口了。你上厕所也好，或者下楼办点事，他都

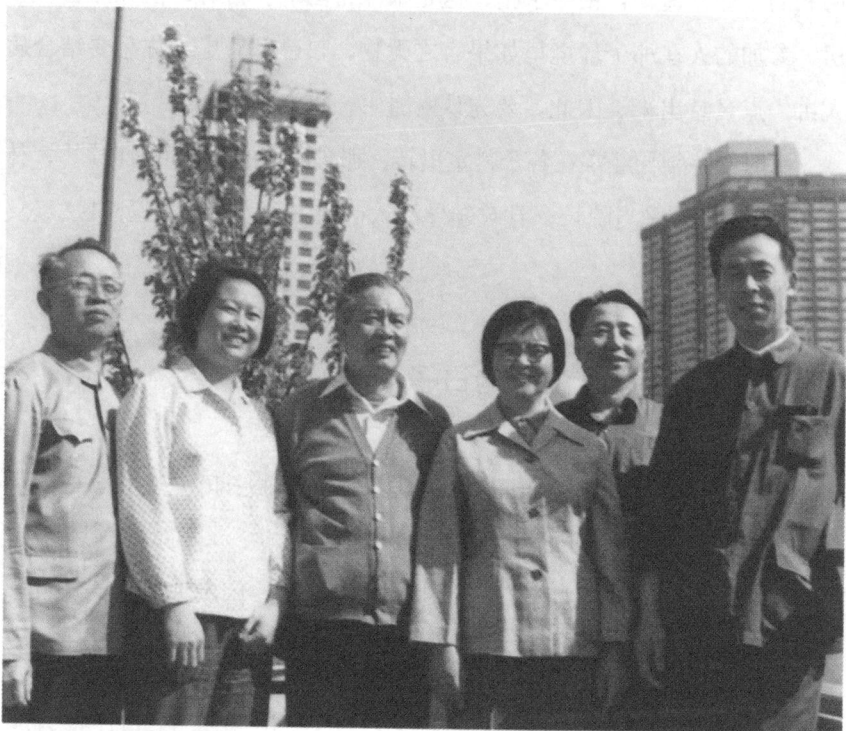

▲毕增祺（左一）在美国工作期间与中国驻联合国代表团工作人员合影，左三为团长黄华，左二为毕增祺的爱人王来荆

———————————

① 黄华（1913—2010 年），曾用名王梅汝，河北磁县人，外交家，曾任国务院副总理、国务委员、外交部部长、宋庆龄基金会主席。1971 年 11 月至 1976 年 10 月任中国常驻联合国代表。

跟着你，说保护你，那当然也是监视。后来代表团就买了一座房子，给我一间作为医务室。

我在那里的几年，还真是当了全科医生，医疗上压力很大。轻的病我就自己处理，重的病需要住院，美国指定了一家医院，还有一位医生跟我联系。大概是环境一紧张，人的病也多了。有一个参赞，连续发烧几天，开始诊断不太清楚，我就带他到美国医生那儿去，美国医生一看，同意我的看法，说他是感冒。可是回来后，第二天早上去一看，脖子硬了，神志不清楚了。赶快送医院，结果诊断是结核性脑膜炎。还有一位工人，发烧了，到医院去一看是肺结核。这也怪了，当时咱们国内已经没有新发的结核病了，怎么到了美国却得了结核。

另外，在宴请前我们要检食。菜都是外购来的，万一哪个地方出点问题，别的不说，大家吃了腹泻都不好。所以我就主张厨师、勤杂人员，包括我在内，第二天宴请要吃的东西，前一天晚上我们先试吃。为了保证安全，没有别的办法。

学科发展要符合人民需求

董：请谈谈您创建协和肾内科的过程。

毕：原来协和医院内科下面是分组，我在心肾组。当时流行一句话叫"有心无肾"，就是说心肾组以心脏为主，肾脏没有人具体落实，方圻① 主任就让我多注意肾脏病。当时我有一点闯劲儿吧，想正式成立

---

① 　方圻（1920—2018 年），安徽定远人。著名心血管病专家，北京协和医院心内科教授，1988—2018 年任北京协和医院名誉院长。

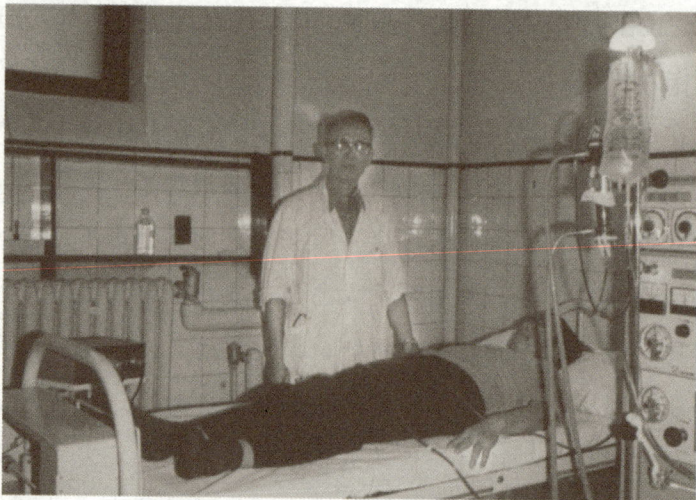

▲ 20 世纪 80 年代，毕增祺为患者做透析治疗

一个肾脏病组，我直接打了一个报告给医院党委，党委居然同意了。那正是改革开放开始的时候，肾脏病学也发展起来了，我们刚好赶上了这个潮流。

肾脏病组的成立花了好大力气，最开始要什么没什么。金兰[①]主任很支持我，分给我 5 张病床，我又从医院找了一些年轻的护士和技术员。沈亚瑾[②]大夫建血透室，白天、晚上都要亲自动手，很费力。当时协和没有血透治疗用的"人工肾"，第一台血透机是李大钊的女儿捐赠的。她从日本回国到协和治疗，自己带了一个血透机，就把这台机器捐给了协和。当时国外的"人工肾"已经很成熟了，而我们国家才刚刚起步。

最开始开展肾穿刺，压力也比较大，那时候做得有点粗糙，在 X

---

① 金兰（1923—2016 年），江苏靖江人，著名心血管病专家，北京协和医院心内科教授。

② 沈亚瑾，1934 年 12 月出生于上海，北京协和医院肾内科教授，1980 年负责建立北京协和医院血液透析室。

线下比较盲目地穿刺。我在科里带头做，成功了，再教给年轻人。我的研究生李学旺①大夫，他立了个科研课题是与做肾穿刺有关的，我们建立了肾脏病理的相关标准。后来，香港一位医生来协和演示用超声做肾穿刺、定位，那之后我们才开始用超声。

经过医院同意，我在石景山医院开了一个病房，把病情轻的、恢复期的病人转到那儿去，同时帮他们建立了肾脏科、培养大夫，他们医院请我当顾问，每个礼拜我去查房，这样肾脏病人住院的问题就解决了。这条路我当时走得还是对的，一个学科假如没有病人来源，那就很难发展。

董：在专业上对您影响最大的人是谁？

毕：改革开放后，中华医学会肾脏病学分会成立，北大医学院的肾脏病学专家王叔咸教授是主任委员，我那时在学会担任常委和秘书。我

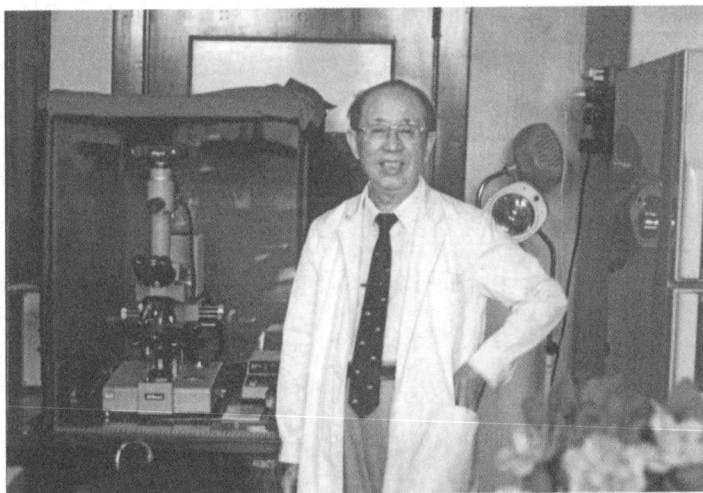

▲毕增祺在肾内科实验室

———————————

① 李学旺，1946 年出生于河北安新，北京协和医院肾内科教授，曾任北京协和医院常务副院长。

跟王叔咸教授说，我基本上没有学过肾脏病。他很严肃地说，那不懂就学啊。他跟我约好，每个礼拜天与我会面，交流工作，我有什么问题就请教他，他挺严格，也给我很大的影响。王叔咸教授是老协和的毕业生，他身上有协和人的钻研和追新精神，他每个礼拜都要去图书馆，一直到81岁去世。

董：您在推动肾脏病学科发展方面做了哪些工作？

毕：肾脏病在全世界的发展从20世纪60年代开始起步，在中国，协和成立肾脏病组之前，有好几个地方已经成立了肾脏病专科。虽然协和起步晚，但是发展得比较快，因为我们抓住了一个关键问题。当时我有一个想法，要做好这个科，必须要找一个国内外大家都关心的、比较热的、没解决的问题，那就是慢性肾功能衰竭的治疗问题。当时美国也在研究这个问题，我们提出的研究方向就是慢性肾功能衰竭的非透析治疗。我们搞中西医结合，还有综合治疗、营养治疗，把人看成是一个整体，不能说得了肾功能衰竭就一定不行了，就没法治了。

中华医学会肾脏病学分会一成立，我们就牵头开展这个课题，可以说一呼百应，也引起了大家的重视，协和对慢性肾功能衰竭的中西医结合疗法有了一定的影响。所以一个学科的发展，起点很重要，要符合广大人民需求。另外，既然是一个肾脏病学科，不能只抓一个病，要全面开展。

董：您说要"把人看成是一个整体"，这句话怎么理解？

毕：医生要保护患者的劳动力，还是很重要的。譬如说老年肾脏病，老年人肾功能都减退，这个减退是老龄化的表现，可以稳妥一点保护肾脏，不要发展就行了。我有个病人，一听到肾脏不好就要自杀。后来他到协和来看，我们就给他治疗，并不能断根儿，但是可以扶持着、保护着劳动力，他照样工作了好多年，那就达到我们治疗的目的了。他继续劳动，没有躺在床上，他心态不一样了，人生观也改了。

最开始，我们有些观点是落后的，譬如说以往我们认为得了早期肾功能衰竭，病人就应该休息了。但有一次，一个日本人到协和看病，他说要到我们这儿透析，还说他白天要上班，我们说你的肾功能都那么差了还怎么上班。他说，我在美国都行，为什么在你们这儿就不行？这个事当时对我们有很大启发，给他做透析后，他回去照样工作，全部工作完成后就回国了。当时我们中国的情况是透析技术水平比较差，老百姓的认识也比较差，提到透析，那认为这个人就完了。从那之后，我们在这个问题上的认识有了改进，对不是肾功能晚期的病人，能够正确安排疾病、劳动、生活、心理之间的关系。

协和人要站在医学前沿

董：您怎么看待临床和科研之间的关系？

毕：一个临床医生，假如没有科研的训练，只是看病，可以平稳治

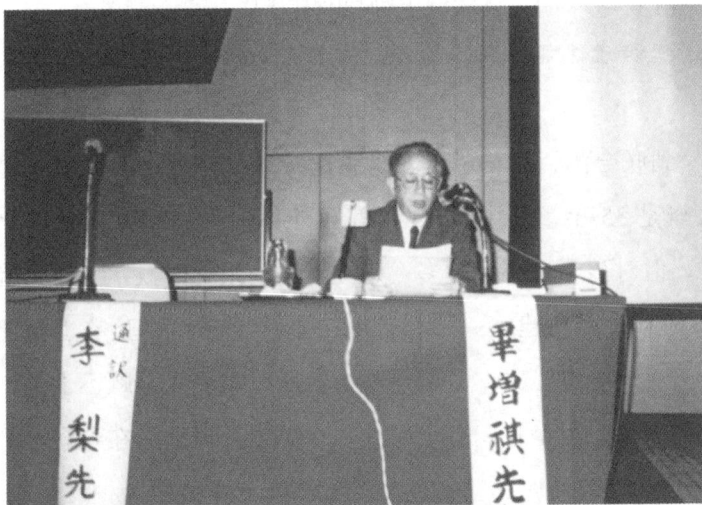

▲ 1986 年，毕增祺在日本作学术交流

63

疗病人，但要前进不容易，往往就是原地踏步，因为他没有思路，也提不出问题。临床医生必须要搞一些科研，在研究工作的基础上，思维也会有改变。当然，我觉得不能要求全国所有的医生都要临床也好、科研也好，但从临床发现问题然后探讨解决问题的思路，是必需的，因为临床本身要不断进步。

董：您觉得协和独特之处在哪儿？协和对您一生最大的影响是什么？

毕：我始终觉得，协和医院的作风、对病人负责的精神、严格的制度，是很多医院不能比的。现在我们协和是全国第一名，也是亚洲华人地区医院的第一名，我感到特别高兴，协和确实还是干出来了，为什么能干出来？是因为我们后面的年轻一代都起来了。

对病人，我是深深感受到张孝骞主任的那句话，"如临深渊，如履薄冰"。在工作上，对病人，甚至于对病人家属，要换位思考，处在他们的位置上去想，可以站在一个位置上共同沟通，一对立就不好办了。做人、做学问要严谨，这些都是协和的好作风。

董：您和老伴都在医院工作，你们是如何平衡生活和工作之间关系的？

毕：到联合国、会诊、下乡、带医疗队到东北等，我算了算，我工作大概是35年，其中有13年都在外头。我们都很自觉，只要一个孩子，但对孩子也照顾不多。建立肾脏病组的时候，我每天晚上都11点钟回家，因为建立一个科，除去临床工作，实验室也要建立起来，白天看病没有工夫，只能靠晚上。所以家里我是顾不上的，全部交给老伴来管。但是我们有个好处，在思想认识上、在观念上都是一致的。

董：您有哪些爱好？

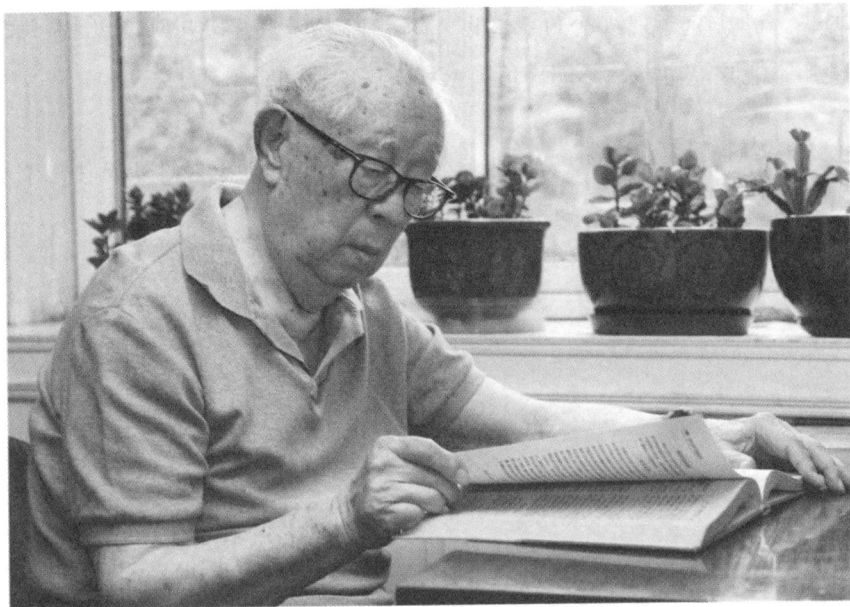

▲ 2019 年 7 月 2 日，毕增祺在北京家中

毕：特殊爱好说不上，我电脑用得比较多。电脑最早开始是 486①，我就跑到中关村买了个手提的，因为不早一点学习电脑，我没法带研究生，没法开展工作。另外，要去追踪世界的动态、新的观点，没有一个电脑，那我自个儿没法成长。至于说我的电脑用得怎么好，那也不是，我就是查资料、写东西。另外我还是比较愿意学，孔子说"学而时习之"嘛，不学不行。

董：在百年协和即将到来之际，您有哪些期待和寄语？

毕：我想年轻的同志在医疗工作上都应该有所前进，先不说要有大的创造，但至少应该站在前沿。另外在思想上也要提高认识，一个人的思想境界如果不高，那他的人生道路也不可能走得好。无所作为、无所

① 即 Intel i486 处理器。

追求、满于现状，那不行，这世界发展得太快了。协和应该更上一层楼，不能吃老本儿，不能辜负国家和人民的期望。

（本文内容节选自毕增祺教授 3 次访谈记录）

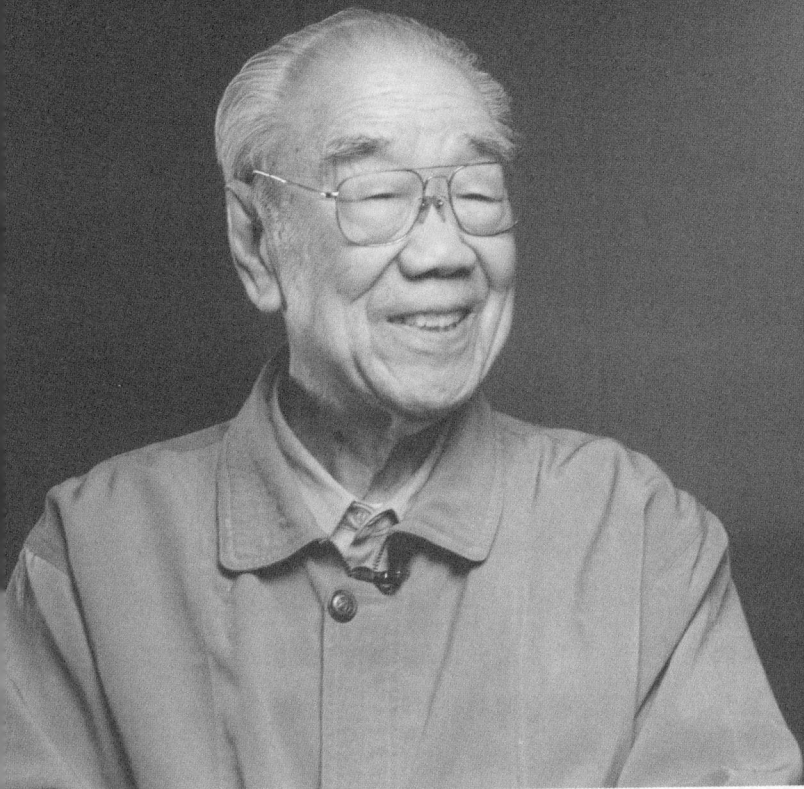

新中国第一位进藏医师

　　徐乐天（1925—2020 年），天津人，著名胸外科专家，北京协和医院胸外科教授。1944 年就读于北京大学医学院，1946 年 7 月参加地下革命工作，1949 年 2 月加入中国共产党，1950 年毕业。1951 年跟随解放军入藏，是新中国第一位入藏的医师，参与创建拉萨市人民医院并担任首任外科主任。1961 年获原苏联医学候补博士学位，1981年赴美国密歇根大学攻读胸外科博士后。1972—1992年任北京协和医院胸外科主任，1985—1987年任外科学系主任。

徐乐天长期从事胸心外科临床工作，对肺、食管、纵隔、胸膜等疾病的诊断及治疗有丰富经验。曾任中华医学会北京分会常务理事、中华胸心血管外科学会北京分会主任委员、《中华胸心血管外科杂志》副总编辑。

2006年获北京协和医院卓越贡献奖，2009年获中华医学会胸心血管外科分会中国胸心外科学杰出贡献奖、北京医学会胸外科专业委员会突出贡献奖、北京协和医院杰出贡献奖，2012年获中国医师协会胸外科医师分会中国胸外科杰出贡献奖。

徐乐天教授访谈视频

口述：徐乐天

采访：董　琳

时间：2019 年 3 月 13 日、15 日、22 日

地点：北京·徐乐天教授家中

整理：董　琳

求学："对协和医生很崇拜"

董琳（以下简称"董"）：请您作一个简单的自我介绍。

徐乐天（以下简称"徐"）：我 1925 年 3 月出生在天津市西南五十多里的王庆坨镇。我们徐家在王庆坨镇是一个大姓，我的祖父有四个儿子，我父亲排行老三。我们这辈堂兄弟一共六个，我最小。我家里有一个姐姐、一个妹妹。姐姐是北平大学工学院毕业的，是一个建筑工程师。妹妹是燕京大学经济系毕业的，后来是北京大学保险系的教授。

我父亲 1920 年从北洋大学毕业以后，就在华北地区的水利系统工作，所以他对孩子的培养也比较注意，我们都是大学毕业。我考大学的时候，北平大学医学院在华北地区招生，在 600 个考生之中，我考了个

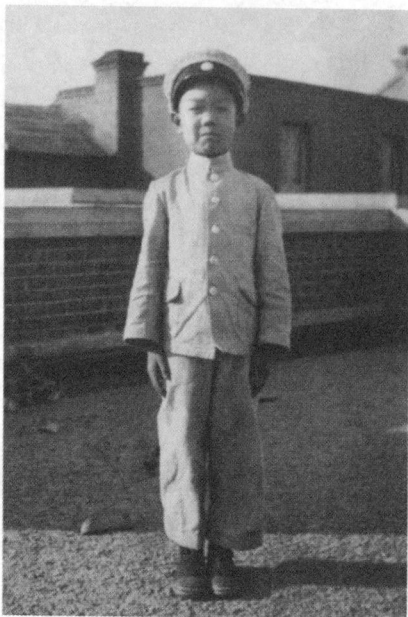
▲ 1932 年，徐乐天在天津 72 小学留影

第二名。

董：您在医学院读书时，有哪些印象深刻的事？

徐：我是 1944 年开始学医的，那时候北平大学医学院用现在的话说是德日系，老师用的教科书都是德国派或者日本派的，比方说我们的解剖课用的是冈岛敬治① 的四本《解剖学》。

协和是 1921 年开业，1941 年太平洋战争爆发，协和就关门了。关门后，协和一大批教师、医生就转到当时的北平大学医学院。那时候院长是鲍鉴清②，他是德国派，学的德文，他学问很好，讲胎生、解剖。幸运的是我们正好赶上协和这些很有经验的临床大夫给讲课。一直到 1949 年做实习医师，我们跟协和的医生接触比较多了，对他们的经验、才学很佩服，受到了不少启发。

还有一批医生转到了当时西四牌楼西边的白塔寺，那儿有一个小医院，是一个天主教搞的，水平一般。这批人给这个医院带来很大的新生力量，他们重新给这个医院起了个名字，叫中和医院③，什么意思呢？中国的协和。这批人很有骨气，要把协和的教学方法传下去。林巧稚当

① 冈岛敬治，日本庆应义塾大学教授，医学博士。
② 鲍鉴清（1893—1982 年），浙江金华人，著名组织学和胚胎学家。
③ 北京大学人民医院的前身。

时在妇产科，钟惠澜当副院长，关颂韬①是正院长。关颂韬很有威望，他在美国学医，技术很好，可以开颅做脑的手术，能开胸做食管癌手术、肺的手术，还能做普通外科手术，在当时水平很高。李洪迥在皮肤科，那时候曾宪九和葛秦生②才刚刚做总住院医师。

　　在做实习医师的时候，吴阶平③、王大同④、钟惠澜跟我们接触比较

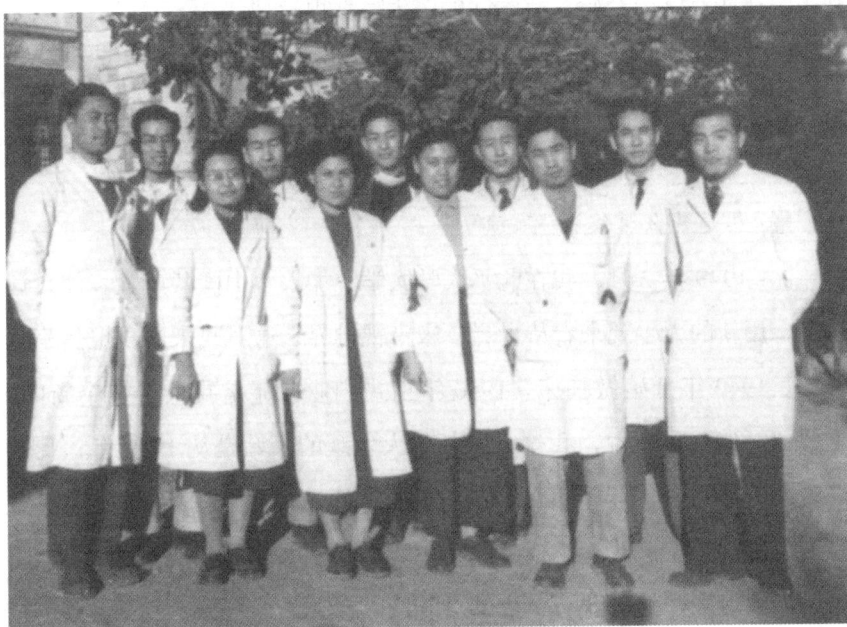

▲ 1949 年，徐乐天做实习医生时与同学和医生合影。左起：许祖钵、徐乐天、张琦、田庚善、李秀琴、李振平、徐临乐、谢光潞、陈家彝、郑芝田、司稚东

①　关颂韬（1896—1980 年），广东番禺人，著名神经外科学家。

②　葛秦生，1917 年出生于江苏嘉定，著名妇产科学家，中国生殖内分泌学的开拓者和奠基人。

③　吴阶平（1917—2011 年），江苏常州人，著名泌尿外科学家、医学科学家、医学教育家、社会活动家，中国科学院、中国工程院资深院士。

④　王大同，山西临汾人，著名胸外科学家，1937 年在北京协和医院完成中国胸外科史上第一例肺切除术。

多，大家对他们比较崇拜，尤其是钟惠澜。那时候在西单背阴胡同万福麟①家的大宅院里，有个阶梯教室，那教室可以装一二百人，钟惠澜在那儿讲课，医学生跟医生都坐满了，听他作临床病例分析。由医学生报告病例，钟惠澜提问，医学生再回答，最后提出治疗方案。那很精彩，提的问题有的是很难的，回答得也要精彩。那个时候，学生对于协和医院那些有临床经验、有学问的医生，都很崇拜。

入党："共产党给了我新的人生观"

董：您是什么时候入党的？

徐：1949 年 2 月，我在北平大学医学院加入了中国共产党。加入党组织，用新的人生观来看待世界，来审视世界，这对我来讲，也是跨时代的。1949 年开始做临床，1950 年正式毕业，那是我人生一个新的、重要的开始。可以说，我这一生新的人生观的开始是从 1949 年，我做医生的开始也是 1949 年，到现在都是 70 年了，共和国 70 年了，我做临床，跟随这个脚步也 70 年了，作为共产党员，从开始接触社会，用新的人生观来开创自己的事业也 70 年了。

董：毕业以后您去了哪里工作，工作后的第一个任务是什么？

徐：解放后，山河破碎，百废待兴，正需要一批学医的人。等到毕业分配，我们那个班 120 多人，这是很大一笔财富，卫生部像得到了宝贝一样，把我们分配到各个单位。我被分配到了卫生部。

当时卫生部有一个访问团去西北，到陕、甘、青、宁、新这五省区去访问，这是周总理组织的。这个时候刚刚解放没多久，老百姓对共

---

① 万福麟（1880—1951 年），吉林农安人，国民党陆军上将。

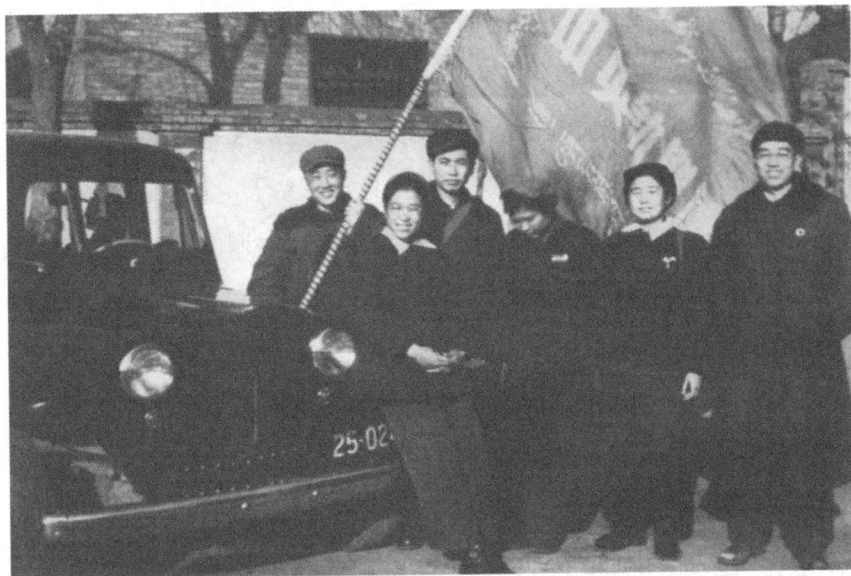

▲ 1950 年，中央西北各民族访问团的六位团员合影。左起：任华林、李春兰、郑芝田、龚怡淑、初穆娴、徐乐天

产党还不了解，所以周总理让访问团去给百姓讲讲共产党的政策，对一些受灾、受苦的老百姓发放一些物资。访问团有上百人，团长是沈钧儒①，副团长是萨空了②，他是蒙古族，还有马玉槐③，他是回族。我们那组是 7 个医务人员，我、李春兰、任华林，北医妇产科的严仁英④教

① 沈钧儒（1875—1963 年），浙江嘉兴人，清光绪甲辰（1904 年）进士。新中国成立后，历任最高人民法院院长、全国政协副主席、全国人大常委会副委员长和民盟中央主席等职。
② 萨空了（1907—1988 年），内蒙古赤峰翁牛特旗人，曾任国务院民族事务委员会副主任、中国民主同盟副主席等职。
③ 马玉槐（1917—2010 年），河北任丘人，曾任宁夏回族自治区人民委员会副主席、林业部副部长等职。
④ 严仁英（1913—2017 年），浙江宁波人，著名妇产科学家。

授，内科主治医师郑芝田①，还有两个助产士。这是我一生工作的开始，也是在共产党领导下工作的开始。

董：去这些地方除了宣讲政策之外，是不是也开展一些医疗活动？

徐：也看病，在露天的地方，摆上桌子、凳子，老百姓排队看病。当时西安和兰州卫生条件很差，小孩得了沙眼，沙眼的一个并发症是倒睫，睫毛扎着角膜，时间长了，角膜发炎，接着就穿孔，看不见东西了。小孩生头癣，那时候叫癞疮，发生率很高，还有烂口角的。那个时候的性病就是梅毒跟淋病，感染率达 30%～40%，卫生条件很差。他们生活太困难，也顾不得这些卫生条件了。

进藏："我一拍胸脯，去！"

董：是因为您在西北的这段经历，所以后来才被选派去拉萨吗？

徐：不是，去拉萨是一个偶然的机会。1951 年 5 月 23 日，中央人民政府和西藏地方政府签订了《关于和平解放西藏办法的协议》，也叫"十七条协议"。中央派张经武②将军带领 14 人队伍，争取最快时间到拉萨，执行"十七条协议"。这 14 个人中要一个大夫、一个护士、一个司药。那时候从部队里调一两个党员的司药、护士容易，找一个大夫马上来跟着一块儿出去，不太容易。找了几个最后找到我了，我一拍胸脯，去！就这么去的。当时说是三个月的出差任务，跟着张经武将军，经过海路去拉萨，那时陆路还不通。

1951 年 6 月 13 日，我们从北京出发，乘火车专列，先到广州，再

① 郑芝田（1914—2006 年），河北丰南人，著名消化病专家。
② 张经武（1906—1971 年），湖南酃县人，开国中将，曾任中央人民政府驻西藏代表、中共西藏工作委员会书记、中央统战部副部长等职。

到香港，在香港办出国手续和进藏手续。为了争取时间，我们分成两批，张经武将军带着4个人坐商用飞机先走，我们剩下的9个人坐船，一个很小的商船，带着六七十个箱子，箱子里是礼品和必要的物资。7月16日，我们经印度进入西藏，到了亚东。8月9日，张经武将军到达拉萨。9月8日，我们9个人到达拉萨。根据"十七条协议"，那时候一切安全和生活保障都是由地方政府来负责。

董：从北京到拉萨经过了很漫长的路程，有哪些让您印象特别深刻

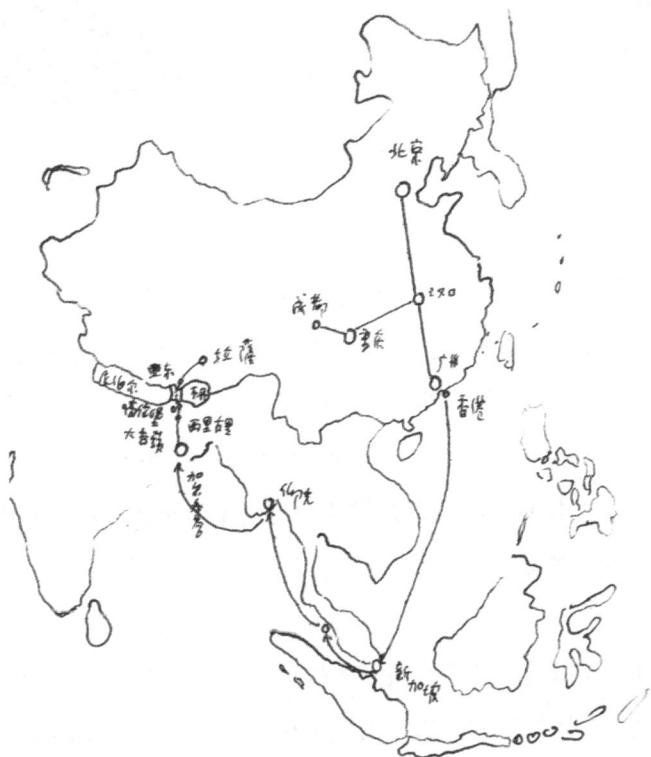

▲徐乐天手绘的进藏路线图，从北京到香港绕道海路，经新加坡—仰光—加尔各答到噶伦堡，乘汽车到当时锡金（今为印度的一个邦）的首都甘托克，再换乘骡马经亚东—帕里—江孜到达拉萨

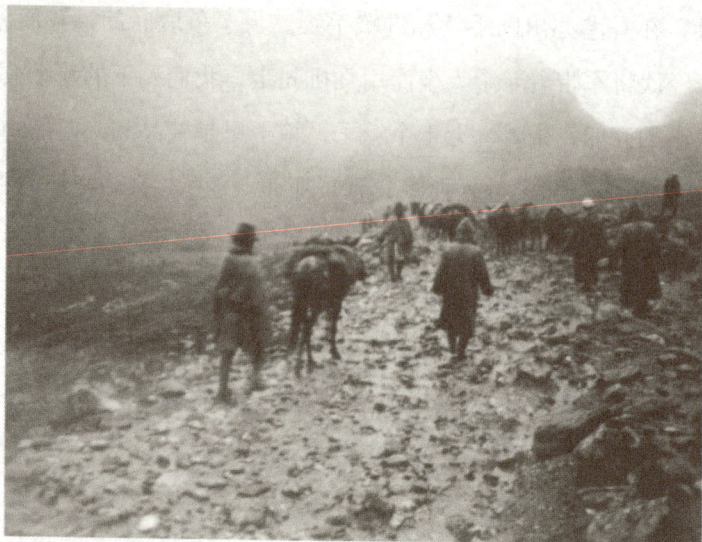

▲ 1951 年，进藏队伍雨中爬喜马拉雅山南坡

的事？

徐：从北京到香港，从香港坐船，这就是一般的旅行了。亚东是一个小镇，海拔 2300 多米，它处于喜马拉雅山的山口，气候比较好，山清水秀、鸟语花香。从那儿以后就进藏了，进藏实际上是爬高坡。随着海拔的升高，气候也变化无常，白天一会儿下雪，一会儿下雨，有的时候是穷山恶水，有的时候是奇花异草，可以说是雄伟壮丽、气象万千，没走过那个路自然想象不到的。

董：刚到拉萨时，当地的医疗状况是什么样的？

徐：1951 年以前，拉萨有医疗机构，一个是医药寺院，在拉萨有个甲骨山，就在布达拉宫的旁边，山顶上有个寺院，有医药喇嘛。还有一个叫门孜康，门孜康我去过，主要负责人是个四品官，叫钦绕诺布，他也种痘，但有的人种完痘以后，都腐烂、化脓了。这就是当时拉萨的医疗状况。

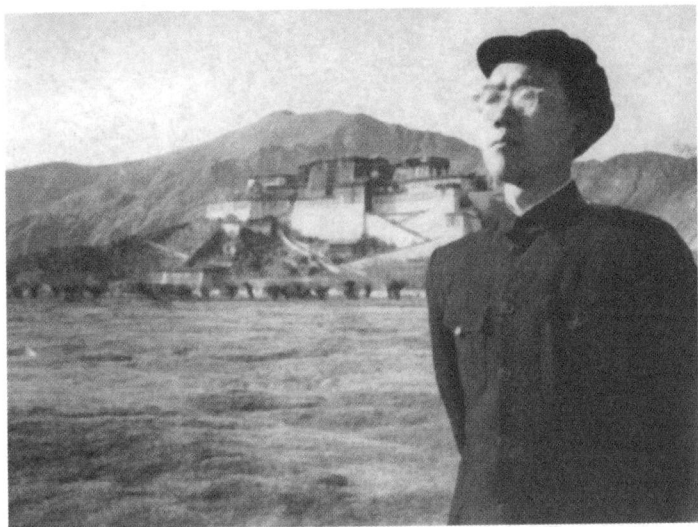

▲1952 年，徐乐天在布达拉宫前留影

董：您在拉萨主要开展了哪些医疗活动？

徐：当时中央给所有进藏人员总的任务是 3 条：第一是做买卖，第二是看病，第三是搞好统一战线。我们这 3 个人在十八军大部队的卫生人员到达以前，开展了一些基层的医疗工作。

有个贵族叫索康，他比较开明，对解放军态度也比较平和。他来请我们看病，往往就派他的家奴牵着马到我们住的地方，通过翻译说他要请人看病。一位西藏当地的四品官了解情况同意后，我和一个护士或司药，带着医疗包到他家去看病。这种看病也可以说是礼节性的，因为那都不是大病、重病。看完以后，他们再用马把我们送回去。

有一次，一个贵族的女家奴生小孩，小孩生下来了，脐带也处理好了，但就是胎盘没下来。他们惊慌失措，那个贵族就找我们去看。问清楚情况以后，我们戴上手套，给她冲洗、检查，发现并没有什么严重问题，就是胎盘卡在了子宫口那儿，所以很顺利就给她解决了

77

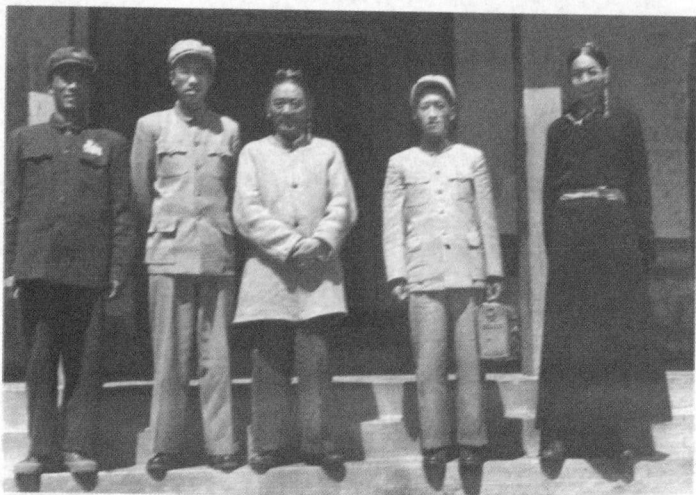

▲为老索康看病后留影。中间为老索康，左二为徐乐天

问题。

还有就是有地位的活佛，色拉寺有一位地珠活佛，我们到他那儿去过两次。他没种过牛痘，有一次在天花流行之前，我们去给他种痘，还有一次就是给他看普通的病。

那时候我们医疗人员是公开活动的，而且不穿军装，走在街上老百姓拦住了想要看病，我们就可以到他家去看。尤其是在1952年的春天，拉萨流行天花，有些没有种过牛痘的老百姓感染天花以后，往往是那种暴发性的，严重的时候就出血、高烧，这种情况当时不容易治愈，也遇到过死亡的情况。这些就是比较散在的、自由的街头巷尾的医疗工作。

董：建立一所现代化医院这种想法是怎么产生的？

徐：1952年9月，从内地去的医疗队人数很可观了，有西南医疗队、西北医疗队、北京医疗队、十八军卫生部的人员，还有中国科学院的专家小组，医务人员加在一起有几十人。以这些人为基础，成立拉萨市人

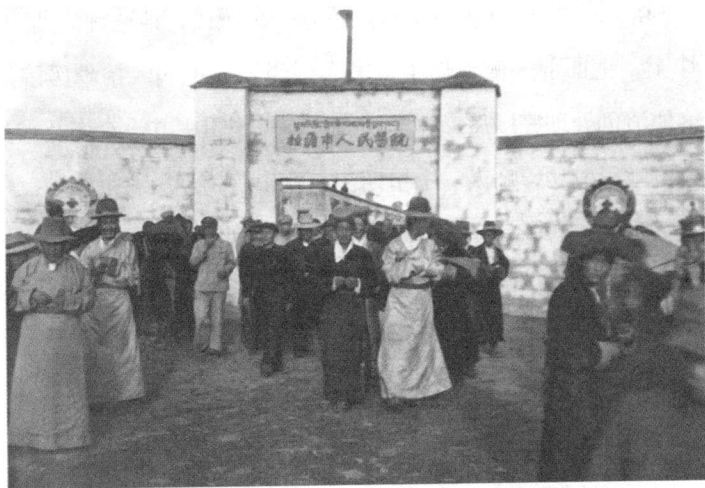

▲1952 年 9 月 8 日，拉萨市人民医院成立

民医院，这是张经武将军和十八军张国华^① 军长发起组织的。

　　1952 年 9 月 8 日，拉萨市人民医院成立，就是后来的西藏自治区人民医院，这是新中国在雪域高原成立的第一个现代化的医院，应该说是解放军的功劳。成立的时候，西藏的地方官员也都参加了，规模很大。十八军卫生部负责人张学彬做院长，孔宪云做医务主任，内科主任是西北医疗队的崔静州，我做外科主任。医疗队带来各种各样的手术设备，尤其是眼科的，带得很齐、很完善。有 30 张病床，可以住院，从住院、打针、吃药、输液、手术，完全是免费的。

　　董：医院成立之后，您开展了哪些工作？

　　徐：医院成立后，我就负责外科，开展了一些工作。到 1953 年 4 月我离开拉萨的时候，我们已做了第一批的外科手术。做了一例回盲部肠切

①　张国华（1914—1972 年），江西永新人，开国中将，曾任中国人民解放军第十八军军长。

除术、一例宫外孕出血急诊切除术。还有一个藏民，他整理炸药的时候，炸药爆炸了，把面部一侧炸伤了，家人很恐慌，把病人抬到医院。经过抢救，给他清创处理完以后，才发现伤情不是很重，并没有伤及重要的器官，这个抢救很成功，病人一个星期左右就出院了。家属很感动，一定要求开一个感谢会，当场宣读感谢信，当时院长、医务人员都出席了。

高原地区因为光照强，所以白内障多，医疗队带的白内障手术器械很充分，就是没有眼科大夫。我刚刚做完一年实习大夫，但没办法，就硬着头皮做，一共做过23例白内障切除术。第一例是解放军的一个连长，是一个"外伤性白内障"，他眼睛受伤以后，有一块可能是斑痕，把晶体给挡住了，做的白内障清除术。他没有条件到内地治，看我们工作很认真，就让我们拿他做第一例，手术很成功。我们做的第一例藏族患者是

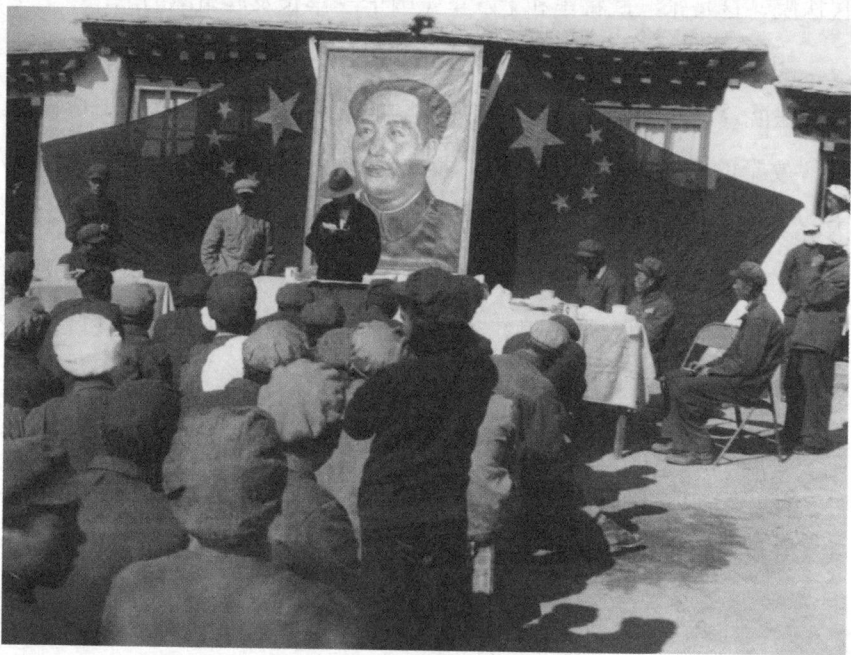

▲面部外伤患者经医院治愈，家属举办感谢会

一位 50 多岁的老大娘，叫白玛。给她切口以后，取出已经钙化的晶体，当时光线就进去了，她马上就有了光感，所以她就喊，"嘎布睿，嘎布睿"（音），意思就是"是白的

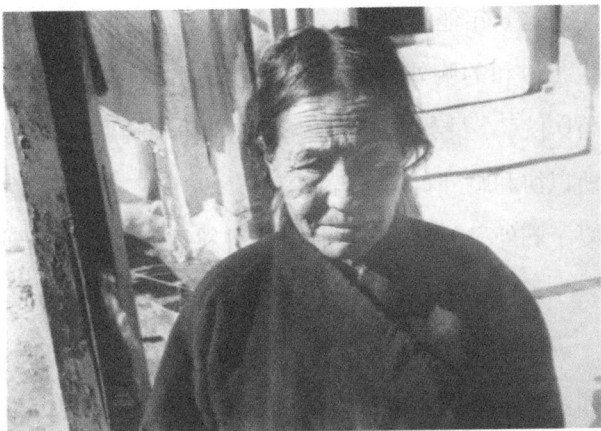

▲ 1952 年，藏族妇女白玛做完白内障手术后留影

了，是白的了！"她喊这个，说明她高兴了，实际上那还不是手术效果的全部，那刚刚是光感，还没有看到东西。不过那也很兴奋，她兴奋，当时在场的工作人员也很兴奋。后来，十八军卫生部的文工团用白内障重见光明的题材，写了一个剧本进行演出，在当时还热闹了一阵。

创业："协和恢复胸外科需要人，我就来了"

董：您后来是怎么来到协和的？

徐：从 1921 年到 1941 年这二十年，是协和发展得非常好的时期，那时候从美国来的专家水平最高，很多手术都是协和在国内最先做的。1951 年，中央人民政府接管协和。接管前，美籍外科主任提前回国，所以吴英恺①1950 年就做了协和医院外科学系的主任，一直到 1956

---

① 吴英恺（1910—2003 年），辽宁新民人，著名外科学家，中国胸心外科奠基人之一，曾任北京协和医院外科学系主任。

年。这 6 年他的工作非常了不起，他又办学习班，又聘请造诣很深的医生，协和的胸外科慢慢振兴起来。1956 年，在北京黑山扈开了一个胸科医院①，吴英恺离开协和，他把协和胸外科的原班人马都带到了那儿，所以协和胸外科病房就没有了。1961 年，在黄家驷②的指导下，协和恢复了胸外科。这时候，协和胸外科需要人，我就到这儿来了。

董：您到协和时，胸外科的情况是什么样的？

徐：那时候有几个比较专科的大夫，一个叫许佩璋，一个叫陈韵和，还一个就是孙成孚。孙成孚是协和医大 1955 年毕业的，专门搞胸外科，他是 1961 年最早来的，来得比我早。

以后就成立了胸外科组，又配备了住院大夫。我来的时候已经是主治大夫了，1972 年，我被任命为胸外科主任。那时曾宪九是外科学系主任，1956 年吴英恺离开协和后，曾宪九接任外科学系主任。1985 年曾宪九去世，我接任做了外科学系主任。

董：在推进协和胸外科发展方面，您做了哪些工作？

徐：那个时期协和胸外科的一个特点是出国训练的机会多，几乎每个住院医师都在国外学习过两年，这一点可能其他科做不到，所以很多住院大夫都愿意到胸外科来。另外，胸外科在国外发表的论文比较多，当时能在美国主流杂志上发表七八篇文章，也说明协和的胸外科在欧美、日本这些同行之间，我们的专业是有水平的，或者说我们跟他们交流的机会比较多。

20 世纪 80 年代，我在美国范德堡医院给他们师生作了一个报告，内容是协和胸外科做食管癌、贲门癌手术 850 例的经验。他们没有那么

---

① 指中国人民解放军胸科医院，1958 年移交地方后更名为阜外医院。
② 黄家驷（1906—1984 年），江西玉山人，著名外科学家、医学教育家、中国胸心外科奠基人之一，曾任北京协和医院胸外科主任。

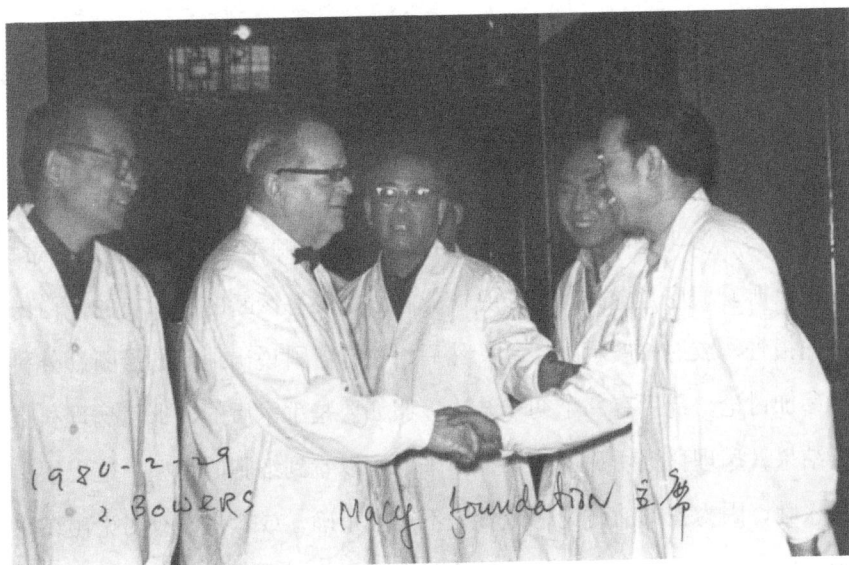

▲ 1980 年 2 月 29 日，北京协和医院外科学系主任曾宪九（左三）与三位副主任徐乐天（右一）、王桂生（右二）、冯传宜（左一）接待外宾来访

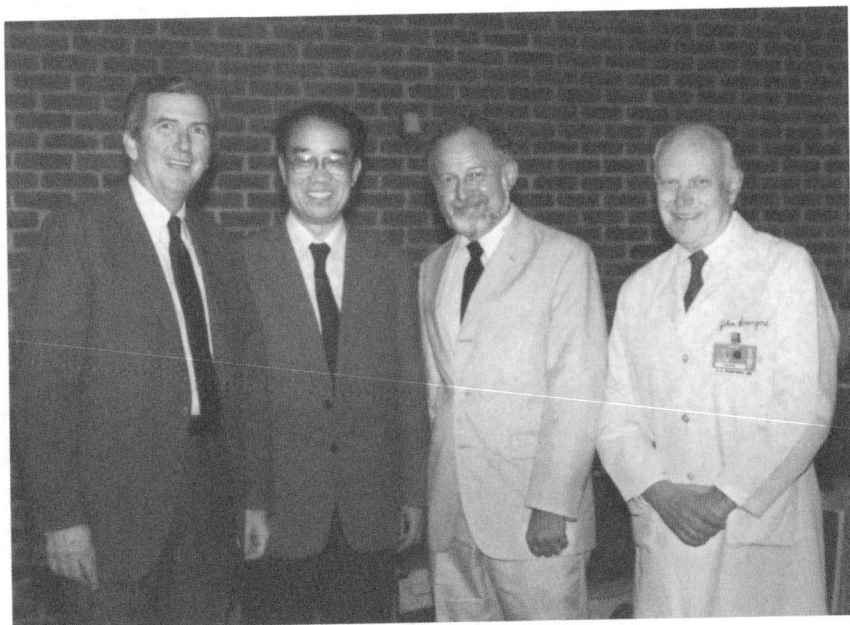

▲ 1985 年，徐乐天（左二）在范德堡大学作报告后留影

多类似的经验，一听我们有这么多，他们根本想象不到，所以这点中国还是有经验的。会后，他们授予我客座教授称号和奖学金。

董：胸外科在跨学科协作方面做过哪些工作？

徐：呼吸内科、胸外科、病理科、放射科，这几个科有一个临床病理讨论会，多半是呼吸内科主持，那时候朱贵卿在，罗慰慈他们记录，有记录册。程序是这样：比方说一个病例是没有诊断的、术前的，由内科先报告，放射科展示断层片，然后讨论，各科说出他们的诊断，外科再参加讨论，最后有一个初步结论。假如要是手术后的，那就病理科报告结果，病理科把切片用幻灯打出来，可以看到细胞的类型。这也很引人入胜，因为在术前讨论，或者是不完全正确，或者是没有讨论出结果来，要完全靠病理最后报告结果的时候，很吸引人。

20 世纪六七十年代，内、外科有个联合查房，就在老楼 10 号楼

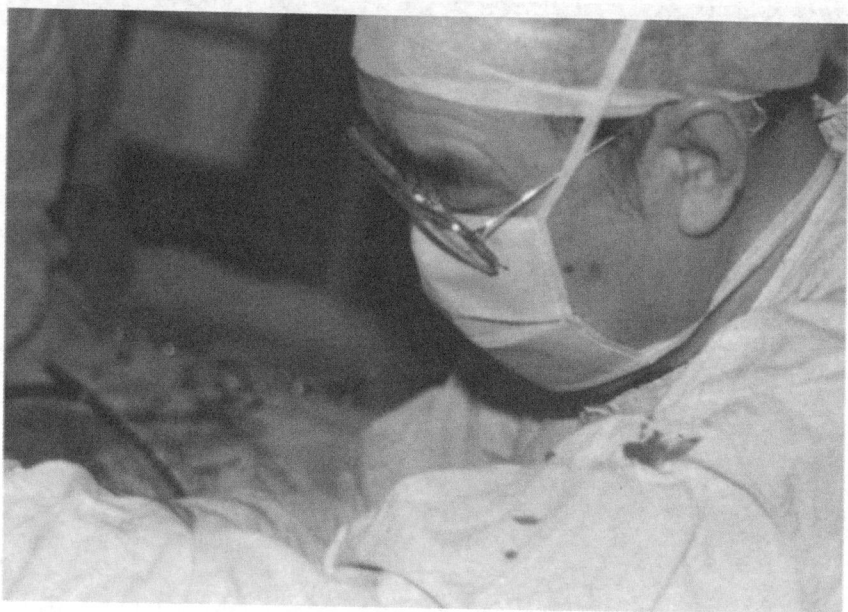

▲徐乐天在手术中

223 教室，内科、外科轮流主持，有的时候其他科室也参加，听的人很多。我记得有一次是一个气管食管瘘的病人，那可能是一个先天性的，因为支气管瘘，吃东西以后就呛到了肺里去，引起了一个并发症是肺脓肿，属于内科收的病人，之后就转到外科，经过两科会诊、查房，反复诊治了很长时间。所以内、外科在一起联合大查房，一般就是选各个科有牵扯到的病例，有并发症的，或者是在诊断上不明的。

董：回顾人生各个阶段，有哪些人对您产生过特别重要的影响？

徐：在 1961 年以后对我影响比较大的，一个就是吴英恺，我直接在他手下工作的时间并不长，可在我业务成长的关键时期，他对我的帮助很大。我的第一个胸科手术——肺叶切除和第一个食管贲门癌的手术，都是他教我做的。我放下主治医师的名义，在他主管的病房做了近一年的住院医师。

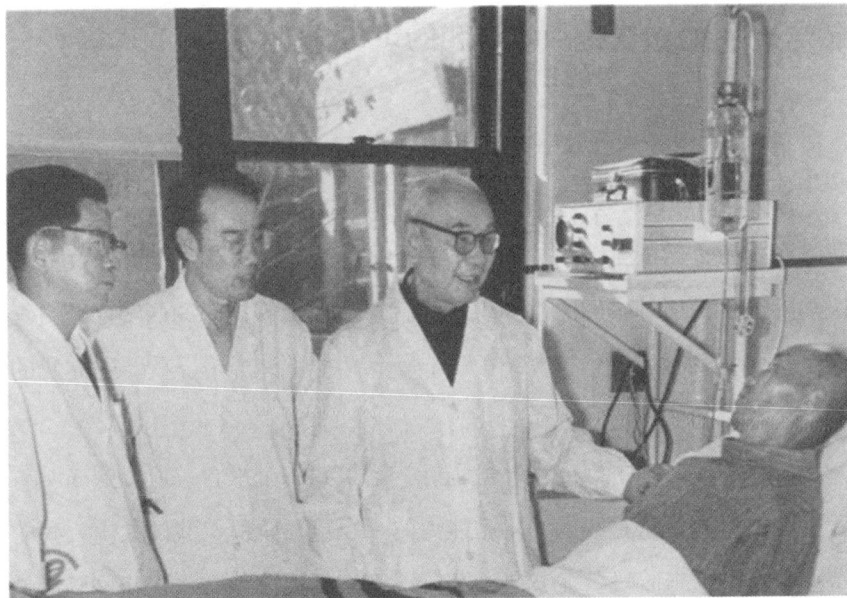

▲ 1978 年 10 月，黄家驷（左三）与徐乐天（左二）、孙成孚（左一）查房

第二个是黄家驷，他引导我来协和，指导我们恢复了胸外科，他对我们影响最大的是教学方面。他常常讲，协和的教学有四条主张：第一，自主学习；第二，独立思考；第三，思维要训练，练习唯物的思维；第四，分析问题要训练、要实践。他教育学生，从念书的时候就用这四条，到临床处理病人还是这四条。

还有就是美国密歇根大学医院胸外科的 Herbert Sloan 主任，他在密歇根大学医院胸外科做了十几年的主任，在《胸外科年鉴》(*The Annals of Thoracic Surgery*) 杂志做了 14 年主编。我在密歇根大学期间，他教我写英文论文，资助我参加了很多学术会议，引导我在美国打开天地。

这三个人在我从基层转到胸外科的业务转折时期，给了我很大帮助。不管什么时候，每提到这三个人，我是从心里对他们感激。

感悟："百姓赞誉是百年协和的可贵之处"

董：协和对于您意味着什么？

徐：过去常常讲，"始于斯，长于斯，盛于斯，终于斯"。在协和，我学会了怎么做医生。来协和以前那 11 年，共产党给了我新的人生观，医学院给了我最基本的医学知识，我就拿这两个知识东闯西闯，是力气有余，但是功效不足。从 1961 年开始，我才埋头苦干，重新建立我的胸外科专业的知识。

协和的大环境也好，小环境也好，给了我一个平台。所以这 30 年，我也没白努力，这是我发挥自己能力的一个重要阶段，我的人生，我的事业都是在这个阶段。尤其是这个阶段正好赶上改革开放，我可以说是时来运转，不管在国内也好，在国外也好，我用在这个时期写的 120 多篇论文、写的专著，打开了一个天地。

董：您觉得协和在培养医生方面最大的特点是什么？

徐：百年医院最可贵的，可以说是老百姓的口碑。口碑在德和艺，一个是医术，一个是品德，德艺两方面都好，能够得到老百姓赞誉。德艺靠什么呢？一个是学风，一个是医疗风，学风指学术，医疗风指临床，这两条很重要。

协和院报中间有八个字，大家谈协和培养人也是讲这八个字，两个方面，一个是严谨，一个是勤奋。吴阶平他们常常讲"三严"，就是讲严谨。协和与别的地方相比就是严，严格、严谨、严厉。第二就是勤奋，临床不外这么几条，勤跑病房，勤跑图书馆，常常写文章，勤积累资料。张孝骞总说"如临深渊，如履薄冰"，这是对病人、对疾病的态

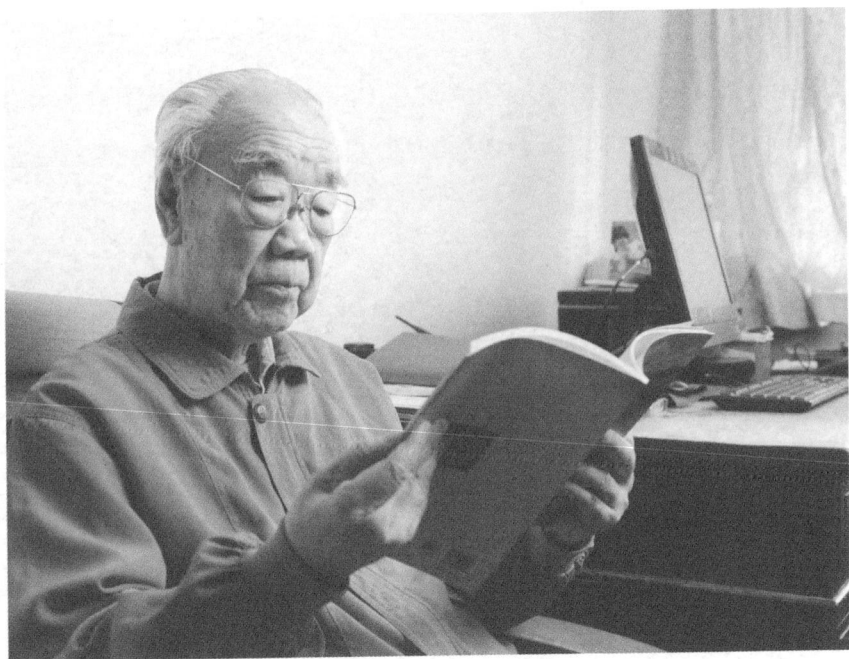

▲ 2019 年 3 月 22 日，徐乐天在家中读书

度、对治疗的方针，要严肃。所以讲实，不讲虚，不讲华而不实。什么是协和精神？浓缩地说：就是严谨和勤奋。

董：在您看来，怎样才算是一个合格的协和人？

徐：合格的协和人这个判断，不能从他出身于什么学校，在什么地方成长，不能拿这个做标准。你来协和以后，受协和的教育，你给协和作了一些贡献，不管事情做得大还是小，你没有损坏协和的声誉，你学会了一些协和精神，你继续用这种思想教育别人，这就算一个合格协和人。

（本文内容节选自徐乐天教授 3 次访谈记录）

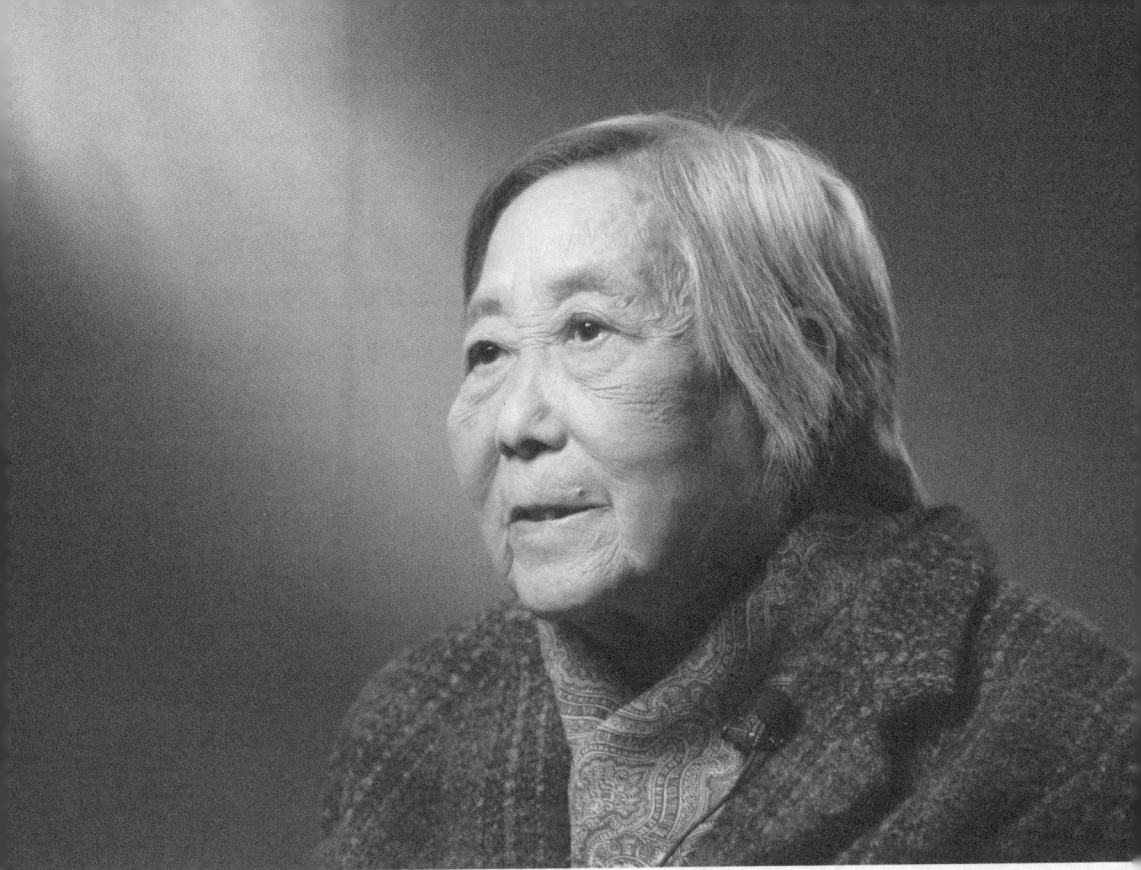

杜寿玢

探索创新是临床营养的生命力

  杜寿玢,1925年4月出生于湖北宜昌,祖籍广东南海,著名临床营养学家,北京协和医院临床营养科教授。1943年以第一名成绩保送到金陵女子文理学院化学系,1944年考入燕京大学家政系营养专业,1948年毕业后参加北京协和医院营养师培训班,结业后留在协和营养部工作。曾任北京协和医院营养部主任、门诊部主任，1996年离休。

杜寿玢教授结合中国国情和临床实际需要，在国内率先研发糖尿病食物交换份、最早开展食物血糖生成指数的测定、最早提出在医院成立多学科营养支持小组。1985年与内分泌科合作开展的"不同食物对正常人引起的血浆葡萄糖和血清胰岛素反应"研究获中国医学科学院科研成果二等奖。

曾任中国营养学会常务理事、临床营养组组长，中国营养学会临床营养分会首届主任委员、名誉主任委员，中华医学会北京分会营养学会理事，以及联合国世界卫生组织临时顾问、卫生部公共卫生专家咨询委员会委员、国家食物与营养专家咨询委员会委员。主编《现代临床营养学》，参编《饮食学及营养学》、《实用营养治疗手册》，主译《Krause营养诊疗学》。

1954年荣立三等功一次；1960年被评为北京市教育和文化、体育等方面社会主义建设先进工作者，北京市三八红旗手，中国医学科学院先进工作者；2011年获北京协和医院杰出贡献奖；2015年获中国营养学会特殊贡献奖。

杜寿玢教授访谈视频

口述：杜寿玢

采访：董　琳

时间：2020 年 11 月 17 日、26 日，12 月 30 日

地点：北京·杜寿玢教授家中

整理：董　琳

燕大求学迎来人生转折

董琳（以下简称"董"）：请谈谈您的求学经历。

杜寿玢（以下简称"杜"）：我出生在湖北宜昌，兄弟姐妹一共有
12 个，最后只有 3 个男孩和 3 个女孩活了下来，我是家里最小的孩子。
我的父亲出生在乡下，但自学成才，自己学写大字、学英文，最后考上
了海关。当时家人觉得这是个"铁饭碗"，祖父说考上海关能挣钱了，
就不用再念书了。父亲是想念书而念不成，所以他说不管多困难，都得
让每个人有上学的机会，后来我们兄妹 6 人都考上了大学。

我小学是在宜昌念的。后来父亲工作调动到芜湖、九江，我们全家
也跟着。在九江，我在儒励中学①附属的小学念了几年，那是一个很有

---

① 即儒励女中，是由美国卫理公会于 1873 年在江西九江创建的一所教会学校。

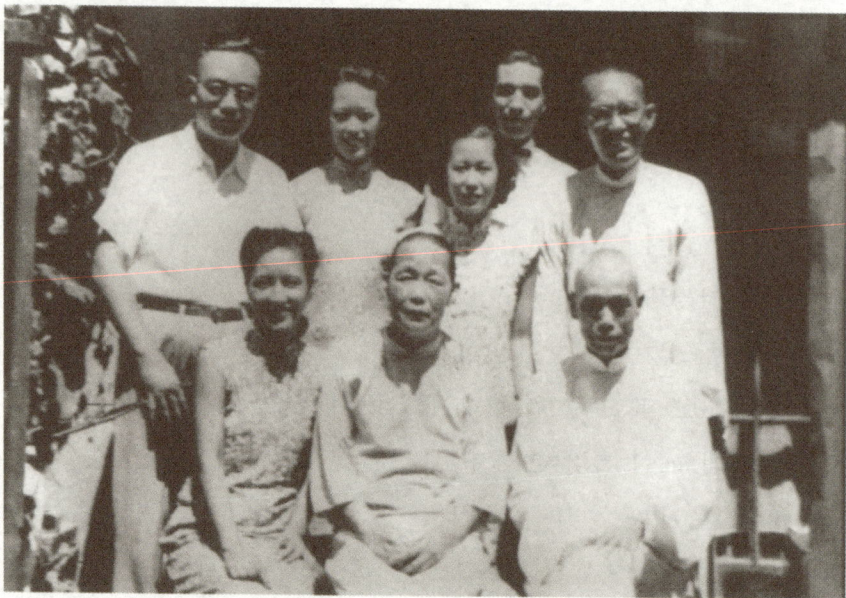

▲杜寿玢（二排中）与家人合影

名的学校。抗日战争爆发后，我们回到了老家宜昌，后来日本兵打到武汉，继续向宜昌方向进攻，我们全家就从宜昌又搬到了四川万县①。我们先住在城里，后来遇到了空袭，一个炸弹炸在了我们家上面的半山中间，我们就想办法搬到乡下去，离县城大概有五座大山那么远。

这一时期，南京金陵大学的附属中学也搬到了万县的乡下，我从初三到高三都是在这个中学读的。我平时住在学校里，只有礼拜六、礼拜天回家，那时候什么交通工具都没有，就靠走路。这个中学从师资、教学质量以及办学历史来讲，都是很有名的，我每年都考第一名。那时候学校有一个规定，凡是每年考第一名的可以直接保送到金陵大学，我有充分的自信，觉得一定可以被保送。但是没想到，我高中毕业的时候，

———————————

① 今重庆市万州区。

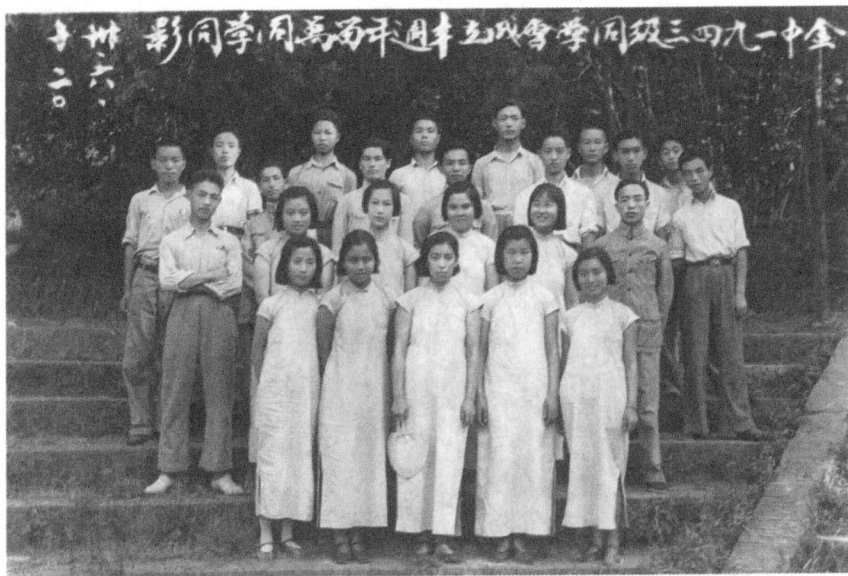

▲杜寿玢（二排左三）与金陵大学附属中学同学合影

金陵大学没有女生宿舍，所以一个女生都不收，我就被保送到了金陵女子文理学院①。这是一个著名的女子大学，校长是吴贻芳②，她后来还当过江苏省的副省长。

那时候有五所大学③在华西坝，燕京大学也从北平搬到了成都④，我就又考了燕京大学。我在金陵女子文理学院读的是化学系，两个学校有

① 金陵女子文理学院是中国近代著名的女子教会大学，1915年创办于南京，始称金陵女子大学。1930年，学校更名为金陵女子文理学院。1938年1月，学校迁至四川成都华西坝办学。
② 吴贻芳（1893—1985年），江苏泰兴人，著名教育家、社会活动家。1928年留美回国后担任金陵女子大学校长。
③ 指燕京大学、金陵大学、金陵女子文理学院、齐鲁大学和华西协合大学五所基督教教会大学。
④ 受太平洋战争影响，1942—1945年，燕京大学迁至成都华西坝办学。

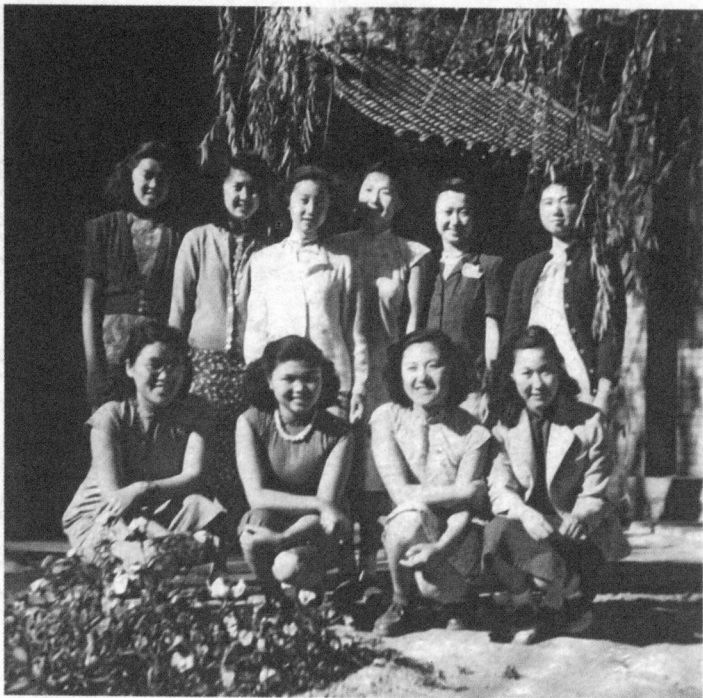

▲杜寿玢（前排右一）在燕京大学读书期间与同学合影

同样的系，就不能转，那我就找了一个冷门，考了燕京大学家政系。前一半是在成都念的，后一半就搬回了北平。

董：在燕京大学读书时有哪些难忘的回忆？

杜：燕京大学对我的影响很大，那里是我人生一个很大的转折点。开学后，燕京大学办了一个迎新会，有很多小团契①来招收我们新生参加。团契就是把学生组织起来，最初的目的是用来宣传宗教，但是我们念书的时候已经没有什么宗教色彩，慢慢成为党宣传进步思想的阵地，

——————————

① 团契是指燕京大学一种特殊的基督教社团，由英文单词 Fellowship 翻译而来，有分享、相交之意。

有很多地下党员在里面组织活动、联系群众。

我参加的是新蕾团契①，那时候我比较喜欢活动，大家又选我当团契的主席。我们大概两三个礼拜聚一次，内容多半是安排时事报告，当时国共两党正在打仗，国民党的报纸宣传国民党，共产党的报纸宣传共产党，我们不能全面了解，所以常常请人来作报告，还组织读报、读书会，那时候很多共产党的书像《新民主主义论》②是不公开卖的，只能在内部传阅，大家就秘密地看一些书，对共产党有一些了解。

等我做新蕾团契主席一段时间以后，大家觉得我表现还可以，也有进步思想，就把我吸收到一个比团契高一级的组织，叫"创社"③，英文叫作"C. T."，这是一个党的外围组织。

那时候正是学生运动的高峰，像反饥饿、反内战、反迫害，每次只要是党组织的活动，一号召，所有的学生都动员起来、都参加，尽管知道有危险，在路上、墙上有机关枪，但学生都没有把自己的安危放在心上。如果要抵制某个运动，比如说反苏游行，那我们就组织郊游，不去参加。有的时候还到进步的外国老师家里去开茶话会，实际上以开茶话会为名，谈论一些地下工作。

去燕京大学之前，对我来讲，把书念好就行了，对于其他的事情都不过问。燕京大学给了我很大一个改变，就是念书之外开始关心国家大事。

---

① 新蕾团契是 1942 年燕京大学在成都复校后成立的小团契之一，对成员的宗教信仰不作要求。

② 《新民主主义论》是毛泽东同志创作的政治理论著作，首次出版于 1940 年。

③ 创社（Creative Team，C. T.）是燕京大学在成都办学时期以进步学生为主的一个秘密社团，后与另一组织"民主青年协会"合并为民主青年联盟。

协和培训迈进临床营养大门

董：从燕京大学毕业后，您是怎么来到协和的？

杜：燕京与协和有分不开的联系，协和的医预、护预都在燕京，营养也是这样，先在燕京念营养专业，再到协和念营养师培训班。我毕业的时候，系主任告诉我们，协和营养部[①]有一个营养师培训班，就是把所学的营养知识再继续深入，问我们愿不愿意参加。我就和三个同学一起报名，到协和培训了一年，结业后就留在了协和。

董：您到协和之后还继续参加进步团体的活动吗？

杜：协和是真正的象牙塔，她对分数要求很高，假如某一科不及格，要被开除、淘汰。

和我一起到协和的还有几位燕京大学的校友，不过我们是以不同的身份来的协和。像饶毓菩和郑企静是在

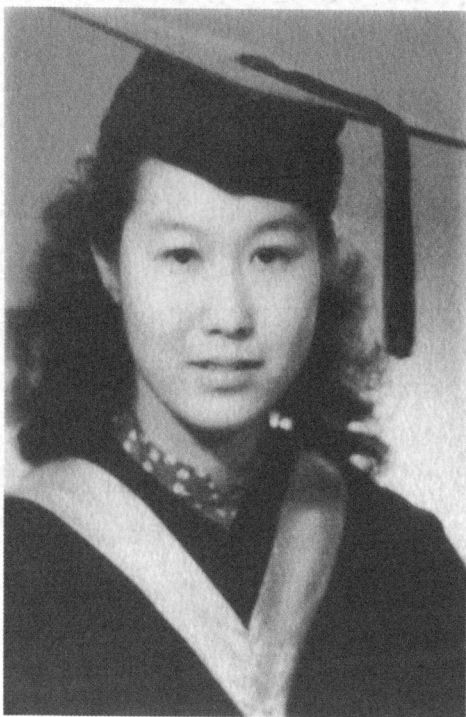
▲杜寿玢燕京大学毕业照

————————————

① 协和营养科在建院之初叫作饮食部，1948 年复院后，饮食部改叫营养部，后改为营养科。

燕京大学读完医预科，以医学生的身份转到协和医学院，李佩珊是考取了一个外国教授生物化学专业的研究生，我是学营养，还有几个是护士。尽管身份不一样，但我们在学校的时候都在党的外围组织，所以很自然地就聚在一起。我们就按在学校的那一套，团结进步同学、传阅进步书籍。

协和旁边有一个基督教的女青年会，因为有宗教的掩护，不太引人注意，我们就经常在那儿开会，联系教授、学生、职工，团结进步群众，开展地下工作。这样就把协和的工会、学生会、秘密读书会都组织起来了。我是工会腰鼓队队长，当时工会主席是邹德馨，我做她的助手组织一些活动。我们在协和组织的第一次游行是欢迎解放军进城，我们秘密准备了好多竹竿，做了小旗子。临去以前大家都不知道要干什么，走的时候才发小旗子，告诉他们是迎接解放军进城，大家很高兴，别看我们队伍很小，腰鼓一打，还是挺神气的，很有精神。

后来又成立了协和地下党支部，支部书记是饶毓菩。因为我在学校的工作、在协和的工作他们都了解，对我也是比较信任的，所以协和地下党支部发展的第一批党员里就有我。1949 年 7 月，解放前夕，我加入了中国共产党。

董：请谈谈协和的营养师培训班。

杜：协和的营养科是跟医院同时成立的，成立后就有营养师培训班，一直到太平洋战争爆发、医院停办，这个培训班也就停止了。1948年协和复院，周璿当了营养科主任以后，她又重新恢复这个培训班，我们是培训班恢复后的第一批学员。

这个培训制度和美国是完全一样的，用的教材也是美国的教材。实习也是按照美国的模式，规定大学生毕业需要实习多长时间，假如是研究生毕业就可以短一点。培训班有两位老师，一位是营养部主任周璿，她用中文主讲；另一位是外国的营养师叫 Mrs. Drummond，她用英文讲，这样我们对专业知识就能从中英文两方面同时了解。

除了专业教师之外，还请各科的教授来讲他们的专业知识，比如像妇产科的林巧稚教授、外科的曾宪九教授。我们班只有 7 个人，是小班，按道理讲派一个讲师或低年级的学生来就可以了，但是他们很重视营养，都亲自来讲。特别是曾宪九教授，他说根据他几十年的外科工作经验，得出一个结论，有一些外科的重病人，虽然安排了最好的医疗团队 24 小时监测，但最后还是去世了。他发现，这些病人不是死于他本身的疾病，而是死于营养不良。他说营养很重要，鼓励我们好好学习，他的教导对我们影响很大。后来他在外科设立了外科代谢与营养实验室，使营养学又往前走了一步，这在国内是领先的，有许多过去认为根本没法治疗的病人，因为营养的改善转危为安。

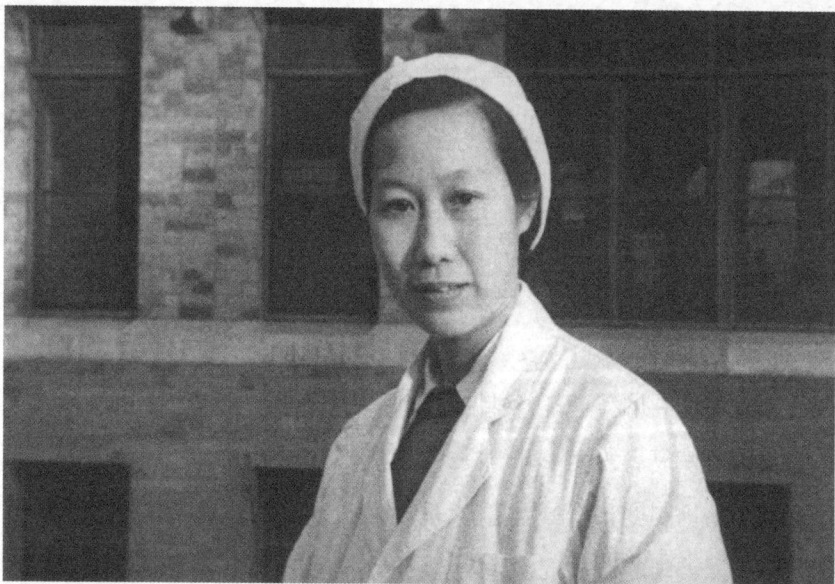

▲ 20 世纪 60 年代，杜寿玢在协和老楼留影

董：培训班除了上理论课以外，还有哪些内容？

杜：我们还要把厨房的事情都了解了，每一个岗位是怎么工作的、工作程序是什么样的，要能达到顶班劳动的水平。厨房实习完以后才有资格到病房去，到病房除了看病历、了解各项检查指标外，还要了解病人的籍贯、喜好，这些都了解清楚以后才开始设计膳食。但我们没有处方权，老师要检查我们的设计，看看有没有错误，都通过了，经过她们签字才有处方权，所以要求是很严格的。周璿主任说，她开始实习的时候，当时的主任跟她讲，协和的特点就是一个"严"字，一定要"严"字当头。

以前在学校里学的都是理论，比如蛋白质是干什么的、脂肪是干什么的，到了协和接触病人以后，我才了解营养究竟起到什么作用，理论就联系实际了。协和营养培训班在 1948 年以后办了 4 期，每期人数都很少，一共才培养了 22 个人。

实习结束以后，我们才成为正式的营养师。在当时来讲，营养师这个名字国内还很少有人知道，这个名字还是俞锡璇起的①。这样我就开始了临床营养的工作，一干就是 60 多年。

董：您怎么理解"严"字当头？

杜：对于病人每一个细节都需要了解，我记得有个住院病人什么都不吃，我们就去仔细了解为什么他不吃，原来他是回民，由于宗教的关系不能吃带猪肉的菜。我一开始有点埋怨，为什么这么大的事没有人告诉我，他本人也没说。后来我就想，不要埋怨了，埋怨来、埋怨去，

---

① 20 世纪 40 年代，Dietitian 在欧美是很通俗的称谓，但在国内由于这一专业起步晚，从事的人极少，还没有合适的中文称谓，如果译为"营养专家"，也不太确切。俞锡璇参考"工程师"的称谓，结合实际工作内容，将 Dietitian 翻译为"营养师"。

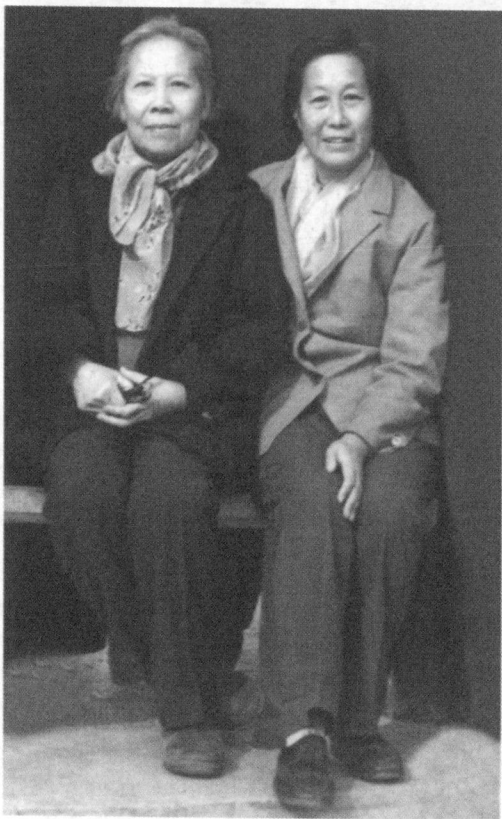

▲杜寿玢（右）与周璿（左）

过错还在我自己，我也去看他了，也去了解了，就是没有了解到这么细。所以不管是多大的事、多小的事，都必须"严"字当头。

董：临床工作中有没有其他让您印象深刻的病例？

杜：有一个急性胰腺炎病人，是一点油都不能吃的，只能吃白米粥，因为白米粥最安全，也最适合。病人在医院治得很好，顺利出院了。但没过几天他又回来了，怎么回事？原来他的家人觉得我们给他喝白米粥是"虐待"他，就做了炸酱面给他吃，炸酱面里油很多，他吃完以后又犯病了。所以营养治疗正确与不正确带给病人的就是很直接的影响。

还有个病叫"肝豆状核变性"，大夫一看有个"肝"字，就开了个肝脏病膳食医嘱，我们按医嘱给他做营养餐，但病人情况并不好。我就进一步去查，原来肝豆状核变性并不是肝脏病，而是一个遗传病，病人生下来就缺少一种代谢铜的酶，所以应该吃低铜膳食，我们把膳食医嘱改了，病人很快就转好了。

　　我们每天的工作都像是在考试，因为协和是个综合医院，全国各地的病人都来，很多是疑难病人，但不管是什么病，最后的营养治疗都要落到我们头上。正确的诊断、正确的处理，才会得到好的结果。

临床研究填补国内空白

　　董：请谈谈您和临床科室合作开展研究的情况。

　　杜：协和有很多专家非常重视营养，像刘士豪[①]教授，他写了一本书叫《生物化学与临床医学的联系》，其中有不少关于营养的内容。他

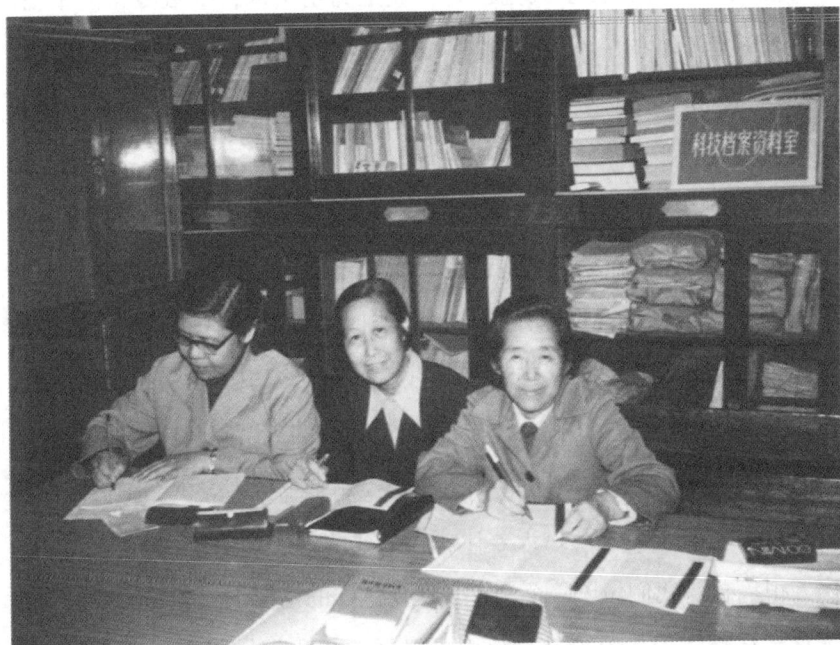

▲杜寿玢（中）与同事查阅资料

---

① 刘士豪（1900—1974年），湖北武昌人，医学家、医学教育家、生物化学家，中国内分泌学开拓者和奠基人，创建北京协和医院内分泌科并任首任科主任。

对我们的要求比较高，不是单看供给病人多少膳食，一定要看这个病人到底吃了多少、剩了多少。所以他就建议周璿主任设计一个代谢膳食，这在当时别的医院是没有的，只有我们有，也是为了科研的需要。

我配合刘士豪教授做了"严重烧伤病人氮摄入量"的研究，一般来讲，烧伤面积超过50%就不大好救了，但是如果营养改善就可以，甚至80%都可以。烧伤面积越大，所需要的蛋白质就越多，这是书上都有的知识，但究竟需要多少呢，国内没有人做过这个研究，国外也没有。刘士豪教授设计的这个研究中，吃的部分全由我负责，排出去的部分由外科实验室负责，第一次用科学实验讲明了到底需要多少蛋白质。

什么叫科研？很多人把科研看成是高精尖的、少数专家的事情。我认为遇到不懂的、不会的问题，去钻研它、解决它，这就叫科研。

董：您在国内最早开展了食物血糖生成指数测定，率先研发了糖尿病食物交换份，请谈谈这两项研究。

杜：营养治疗国外有很多进展，1981年，加拿大有一个博士叫Jenkins[①]，他做了血糖指数的研究，发现吃同样的碳水化合物，到人体内所引起的血糖的高度是不一样的。当时中国还没有人研究，我想中国的食物和外国不一样，1985年，我就开始研究中国食物的血糖指数，选择了24种食物进行实验，这样就使得我们的进度和国外接近了。

过去糖尿病治疗采用主食固定法，控制食物摄入，少吃主食，当然血糖就低下来了，甚至一天才让病人吃2两到4两粮食，不能吃水果，病人很痛苦。我们做了一个调查，发现这样的情况下，80%的病人营养不良，病情不但没有好转，反而更糟糕了。我们做完血糖指数的研究

---

① David Jenkins，加拿大多伦多大学教授，他提出了血糖指数（Glycemic Index，GI）的概念。

后，经过临床试验，可以为糖尿病患者选择食物提供依据，填补了我们国家的一个薄弱环节。

我们在糖尿病的营养工作中看到一个问题，病人和医务人员之间怎么能更好地交流，就是我讲的话病人能听懂、病人讲的话我也能理解。20 世纪 80 年代末，别的国家都有食物交换份，中国还没有，我先看了国外的做法，要使食物多样化、让病人和家属与医务人员有共同的语言，每个国家的方法不一样。美国是用15 克碳水化合物作为交换份，日本是用 80 千卡热

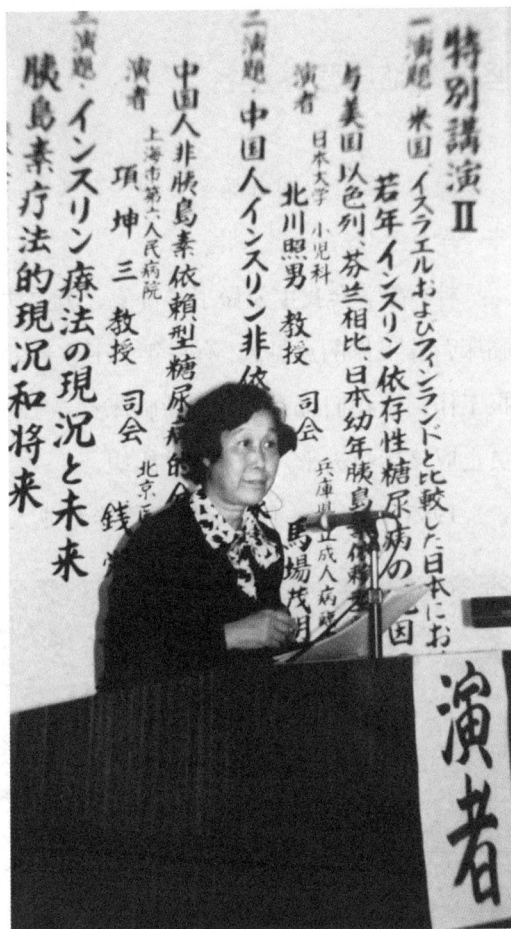

▲杜寿玢在日本参加学术交流

量作为交换份，我不能抄人家的，必须设计我们中国自己的，我就设计了一个 90 千卡的交换份。为什么是 90 千卡呢？因为中国以前实行了一段粮票制度，每个人都知道自己应该吃多少粮食，正好半两粮食就是 90 千卡热量。我是按照中国的特点，用 90 千卡热量作为一个交换份的单位，设计出了我们中国自己的食物交换份，让糖尿病病人得到一个平衡膳食，一直到现在还在用。后来我又设计了医用教学食物交换份模型。

坚持为临床营养正名

董：您曾在中国营养学会担任多项职务，请谈谈您通过学会为临床营养学发展做了哪些工作。

杜：在学会我主要做了一件事，就是协助卫生部下发了《关于加强临床营养工作的意见》。有一年，卫生部部长崔月犁①来协和，我去汇报工作，说我们想召开一个谈临床营养工作的会，他很支持，说行政人员也应该参与进来，他来帮忙组织。

1985年9月，卫生部组织营养专业人员和全国各地卫生部门医政

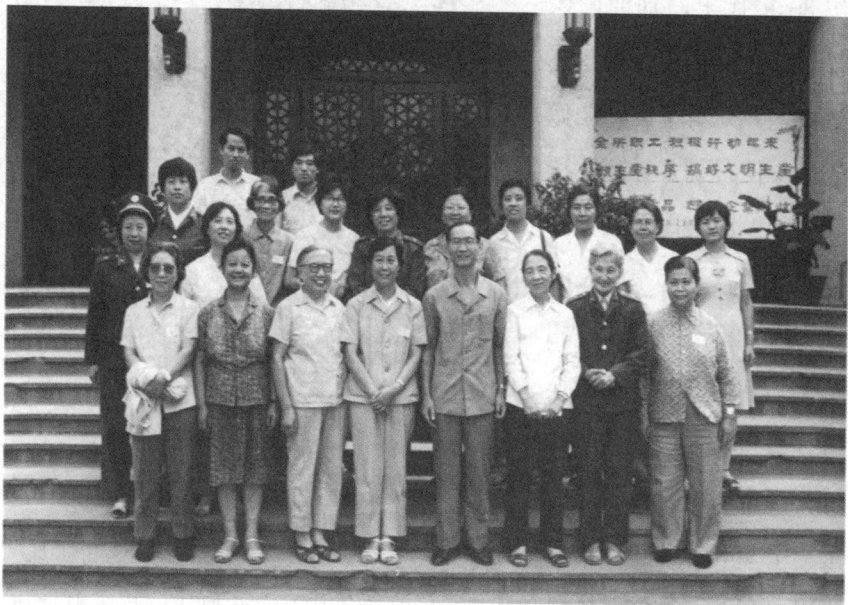

▲ 1985年9月，部分参加全国临床营养工作座谈会的代表合影。前排左四至左六为：杜寿玢、陈敏章、查良锭

———————

① 崔月犁（1920—1998年），河北深县人，1982—1987年任卫生部部长。

处的处长在北京郊区开了一个全国临床营养工作座谈会，会前抽调了我和沈阳市卫生局的一个处长，由我们两个人起草了《关于加强临床营养工作的意见》，文中明确规定了临床营养的地位、任务和职责，提出了加强临床营养工作的各项措施。这些意见不是我们乱写的，都是根据实际存在的问题提出的，然后拿到这个会上去讨论，对大家是个很大的触动，原来临床营养还有这么多事。最后把讨论的结果整理成文章，卫生部于 1985 年 10 月作为红头文件下发了。

董：您一生都在从事临床营养工作，您是如何看待这个专业的？

杜：1953 年，教育部认为营养学是资产阶级的学科，把大学里的营养专业都取消了，医院的营养科也就没有了生源。营养学，它是个自然科学，怎么会是资产阶级的呢？为了搞清楚这个问题，我利用各种出国的机会，访问了 13 个国家，有发达国家，也有不发达国家。每去一

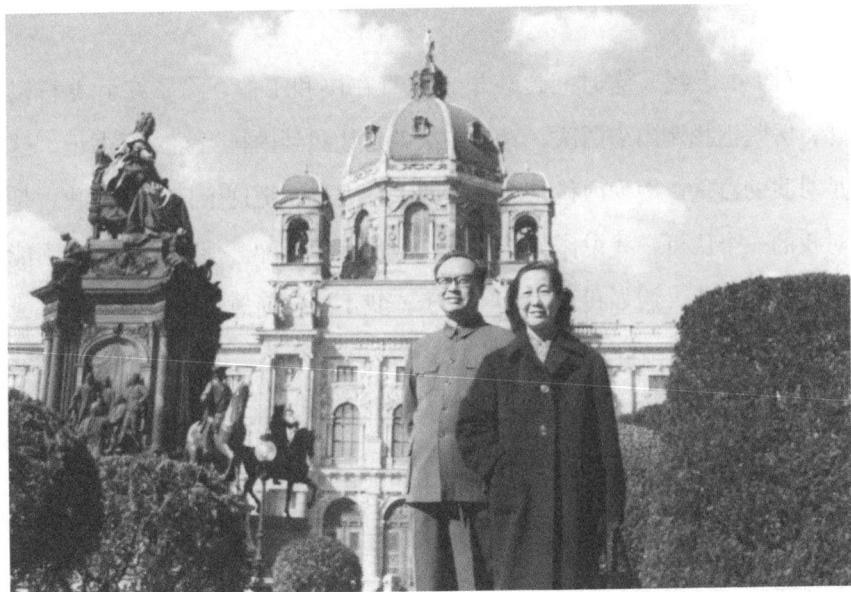

▲杜寿玢夫妇在奥地利维也纳留影

个国家，不管是去几年，还是去一个礼拜，甚至就是两三天，我都要利用这个时间去参观一所医院或一所学校。我在国外看了很多书，最后我得出一个结论，营养不但不是资产阶级的，而且还是国家政策。

我在协和学的是美国那一套营养制度，后来又派我到中苏友谊医院① 跟苏联专家学了一套，所以我认为世界上分两个主流，一个是美国式的，一个是苏联式的，都说营养十分重要。回国后，我作了一个报告，题目是"关于营养政策"，介绍一些国家怎么样把营养作为国家政策。我把这些经验介绍到国内来，比写一本书重要，把营养在国家的地位给明确了。

促成中国首家疾病分类中心

董：1964 年至 1966 年您曾担任内科党支部书记，请谈谈这段工作经历。

杜：由于我入党时间比较早，一直在协和工作，除了在营养科以外，医院把我调出来两次，其中一次就是让我到内科当党支部书记。这是对我的器重，因为内科是医院里的一个大科，把这个担子交给我，是对我的一个认可，我说作为党员应该服从组织分配。但我觉得还是不能离开我的专业。假如我是医生、护士，我不提任何意见，因为他们有成系统的教育，唯独营养专业被取消了，后继无人，我希望继续去搞营养。经过我再三的要求，后来又回到了营养科。

董：您第二次离开营养科是去做什么？

杜：1975 年到 1979 年，医院让我到门诊部当主任，门诊部底下有

---

① 现首都医科大学附属北京友谊医院。

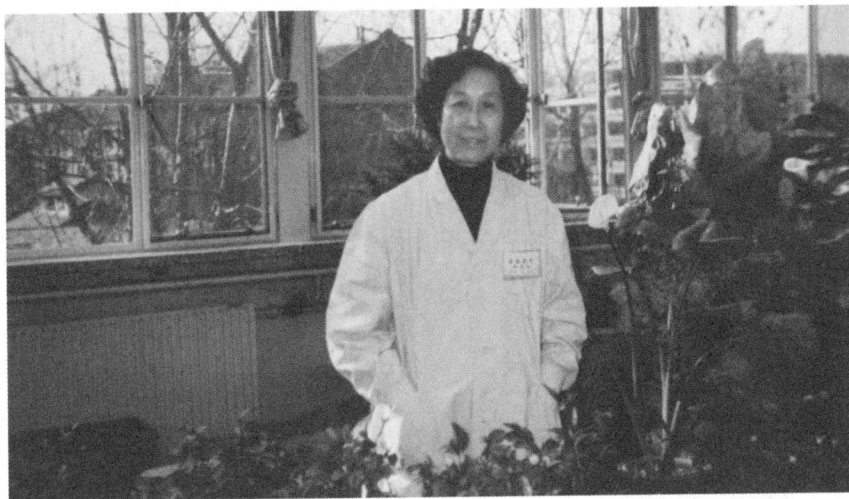

▲杜寿玢在北京协和医院办公室

很多部门，病案室、住院处等。病案是协和一宝，从建院到现在都保存得很好。我知道原来病案室的王贤星主任有一个想法，就是编写中国的"疾病分类"。于是我就找了内科的李恩生、外科的王述武、病案室的马家润等人，我们花了几年的功夫写了一本《疾病分类及手术分类名称》，这是中国的第一本。

后来世界卫生组织来协和参观，由我接待，他们知道我们做的这项工作，就让协和成为世界卫生组织在中国的第一家疾病分类中心。后来我在奥地利访学期间，世界卫生组织还邀请我去座谈，让我做临时顾问。这件事为医院、为国家争取了一些荣誉。

董：您在协和工作了60年，在协和即将迎来百年华诞之际，您对临床营养专业、对医院有哪些寄语和期待？

杜：协和的特点是严肃、认真，大夫都是兢兢业业守在岗位上，一刻也不离开病人。我们的主任也教我们，只要接触临床，你就是个医务人员，就得按照严肃、认真来做，差一点都不行。

　　临床营养也不是老师怎么教的、老一套办法继承下来就完了，我们还要去发现很多问题、探索很多问题，病人的需要、临床的需要就是研究方向。要通过科研促进临床的发展。临床营养学需要不断地研究、不断地探索，才能够取得一定的进步。

　　协和就要 100 岁了，我在这里工作了 60 年，我之所以懂营养，是从协和学的；我们之所以做出一点成绩，也是在协和做的。希望协和越办越好。

　　　　　　　　　　（本文内容节选自杜寿玢教授 3 次访谈记录）

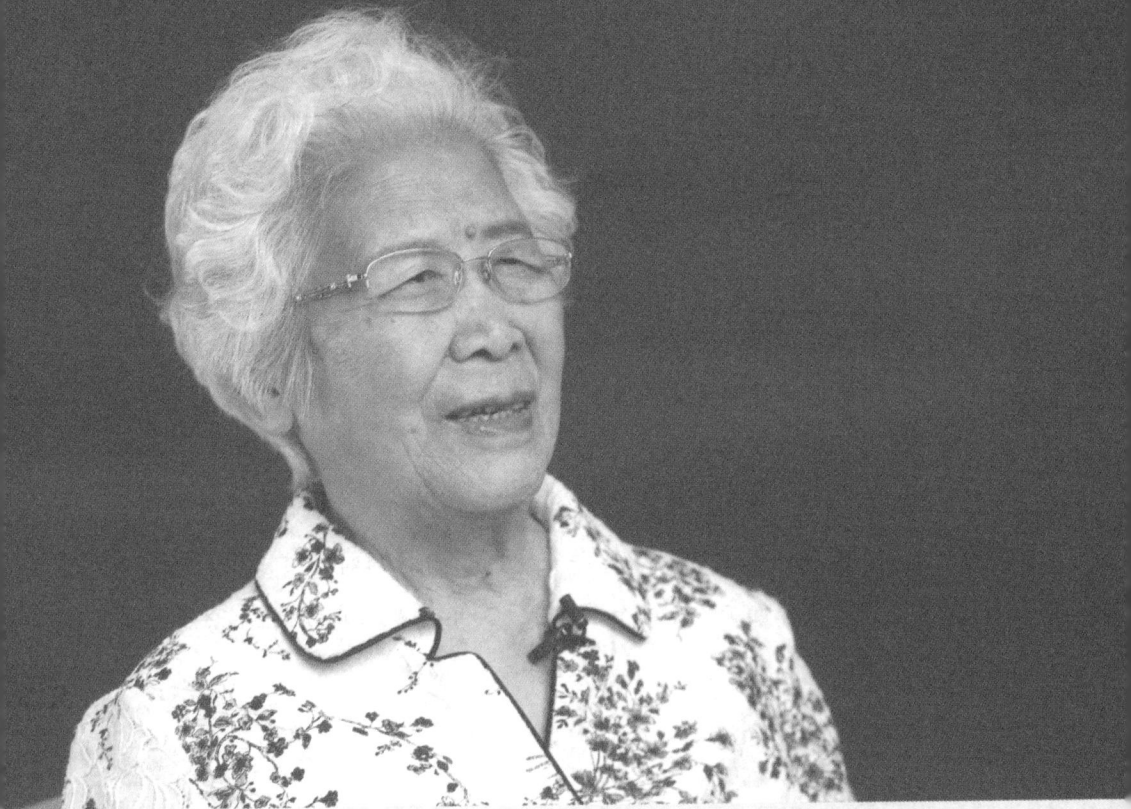

连利娟

仁心仁术是从医六十载不变的初心

连利娟，1925 年 7 月出生于湖北汉阳，著名妇产科专家，北京协和医院妇产科教授。1944 年考入湖南湘雅医学院，1950 年毕业后到北京协和医院妇产科工作，1981 年赴美国访学 1 年，1983—1988 年任妇产科主任。

连利娟长期从事卵巢癌的基础和临床研究，首次提出卵巢未成熟畸胎瘤恶性程度逆转的特有征象，使该病患者存活率由27%升到93%，研究成果获卫生部科技成果二等奖。在国内率先建立卵巢癌血清CA125放射免疫测定及放射免疫显像技术，使卵巢癌的治疗效果和疗效监测等方面取得了突破和进展。

曾任中华医学会常务理事、中华医学会妇产科学分会副主任委员、北京医学会妇产科学分会副主任委员、《中华妇产科杂志》常务编委、美国生殖医学会会员。担任《林巧稚妇科肿瘤学》第二、三、四版主编。2001年获中国妇科肿瘤特殊贡献奖，2005年获中央保健工作先进个人称号，2008年获北京协和医院杰出贡献奖。

连利娟教授访谈视频

口述：连利娟
采访：王　璐
时间：2019 年 5 月 9 日，6 月 6 日
地点：北京协和医院院史馆
整理：王　璐

少年勤学苦读　立志妇产医学

王璐（以下简称"王"）：请您简单介绍一下自己。

连利娟（以下简称"连"）：我是 1925 年生人，今年 94 岁。我祖父在上海海关工作，比较开放，所以我爸爸 12 岁就被送到日本学习。他毕业以后就回湖北汉阳兵工厂做总工程师，所以我也生在汉阳。但是我 5 岁时，爸爸因为搞兵工实验爆炸牺牲了，我们就回老家湖南了。

我们虽然从小没了父亲，但他每年抚恤金有 500 银元，每个月教育费有 100 银元，所以我们兄弟姊妹 5 个都可以在很好的学校上学。我小学毕业以后，就进了湖南长沙最好的教会学校福湘

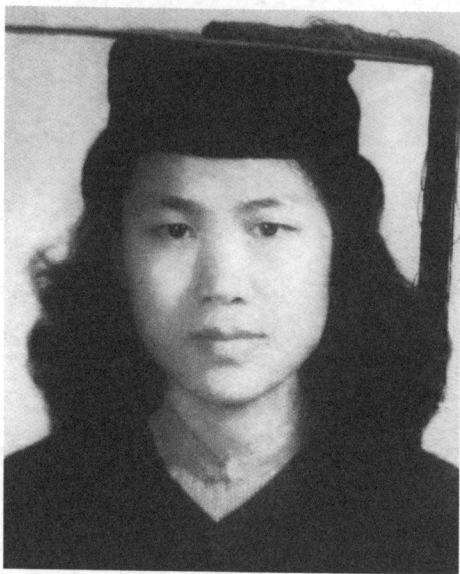

▲连利娟大学毕业照

女中①念书。那时候日本侵袭长沙，我们学校就从长沙搬到湖南西边的沅陵县，我初高中六年都在那儿住校，基本都不回家。高中毕业以后，我就考了湖南长沙的湘雅医学院②，当时的校长就是张孝骞教授③。

王：您能回忆一下当时的张孝骞教授吗？

连：他教我们内科消化系统疾病，我们都喜欢听他的课。他每次上课来了就是一人一个小纸条小考，而且要求考题的答案只能答一个字，所以你得回答得非常准。当时他发现我每次都答准了，就非常高兴。其实是因为我前一天会到图书馆事先预习第二天的课程内容，所以能考得比较好。在学生时代，张孝骞教授就是我的恩师。

王：是什么样的契机让您决定学医并选择妇产科的？

连：我在中学时代就爱看小说，当时有一本小说叫《乡村医生》④，

---

① 福湘女中为长沙市十中的前身，1913年由美国基督教长老会、遵道会、循道会成员牧拿亚女士创办，1928年在教育部立案，成为一所私立女子中学，校长改由中国人担任。
② 湘雅医学院创办于1914年，由湖南育群学会与美国耶鲁大学雅礼协会联合创建，是中国第一所中外合办的医学院。
③ 1937年抗日战争爆发后，张孝骞从协和回到母校湘雅医学院担任校长。
④ 《乡村医生》是奥地利作家弗兰茨·卡夫卡创作的短篇小说，讲述了一位乡村医生夜间出诊的离奇经历。

我看了以后非常敬佩乡村医生，就立志将来也要做医生，所以中学毕业以后就考了医学院。选择妇产科是因为它同时有内科、外科的特点，涉猎的范围很广。而且我在做学生的时候就对妇产科很有兴趣，所以就选择了妇产科。

新旧中国交替　北上协和从医

王：您初到协和时有什么感受？

连：1950年从湘雅毕业以后我就申请来了北京协和医院。协和要求非常严格，要求每一个大夫、护士都是最好的。我进入病房后发现大家工作很认真负责，学风很严谨。管理也很科学、严密，甚至每一位清洁工、厨师都有行业标准，都要做到尽善尽美。所以协和是当时全国甚至全亚洲顶级的医学院和医院。

王：您1951年作为志愿者参加第三批抗美援朝手术队，能介绍下当时的情况吗？

连：当时全北京好几个大医院都派人去，我们协和的医疗队分散在后方的市医院，我被分在了长春市医院。志愿军伤员也都分散在各个市医院，多半都是经过前方医院初步处理后被转到后方医院休养。我当时作为一个刚来的实习大夫，主要是做手术助手，平时帮外科大夫打石膏、拆石膏和换药等。

王：您进入妇产科后就跟着林巧稚教授了，您受到她的哪些影响？

连：我到妇产科，林巧稚教授就是我们主任，我来的时候刚好没几天她就过50岁生日，所以我有幸一直跟了林大夫33年。那时候她有很多助手，但是她每天早晨8点钟一定要进病房。她就住在外交部街，总住院医师8点准时在医院东门等她一起。她进病房转一圈，总住院医师

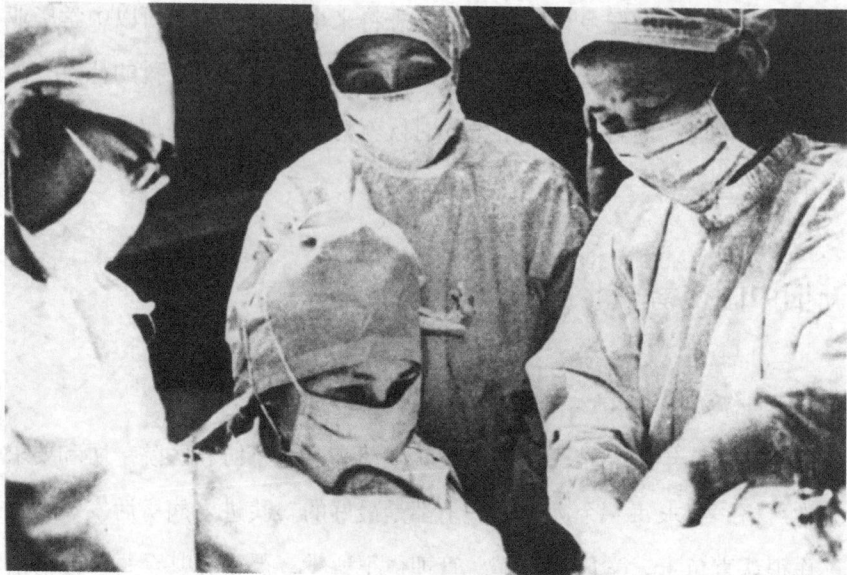

▲林巧稚（右二）指导连利娟（右一）手术

挨个向她汇报夜里有什么事、产妇分娩情况、收了什么新病人、白天手术的病人夜里情况怎么样……她都要全面了解。我在妇产科的学习、成长、成熟甚至以后当了所谓的专家，都是在她的指引、培养和帮助之下。我非常感谢我的恩师林巧稚教授。

有一天夜里，一位产妇因大出血连做了三次剖腹手术。第一次手术剖腹取胎，回到病房后出现大出血，所以第二次进手术室，开腹止血回到病房后仍旧大出血。当时我已经退休了，但就住在隔壁，他们就把我叫过去了。我一看出血挺多的，那时候可以栓塞止血①，就找放射科来做，还是不行，我说那只好做第三次手术，我亲自参加这次手术。开腹

_____

① 栓塞术也称栓塞治疗（embolotherapy），是经动脉或静脉内导管将栓塞物有控制地注入病变器官的供应血管内，使之发生闭塞，中断血供，以期达到控制出血、治疗肿瘤和血管性病变以及消除患病器官功能的目的。

后仔细查看，发现了所有出血部位并顺利止血，病人就平安了。结果第二天就有人问我，你上去做第三次手术，病人万一死在手术台上你是要负责的，你想过没有？我说我根本没想过这个问题啊，协和培养出来的医生不会那么想，特别是在林大夫的培养之下。林大夫对我们要求非常严格，在风险面前总会优先考虑病人利益。我们这些在林大夫熏陶之下出来的人，都努力承袭林大夫高尚的医德和精湛的医术。

王：请您谈谈协和的住院医师培养制度。

连：住院医师制是一个很好的医学培养制度。我1950年毕业到协和做住院医师，1955年就成了总住院医师。那时候我们刚解放，还实行老协和的住院医师制度，24小时以医院为家。这样的制度，要住院医师从头到尾对病人全面、全程负责，孕妇临产、生产、产后，到新生儿都要全程管，当然还有主治医师、教授的指导，学得比较扎实，那种

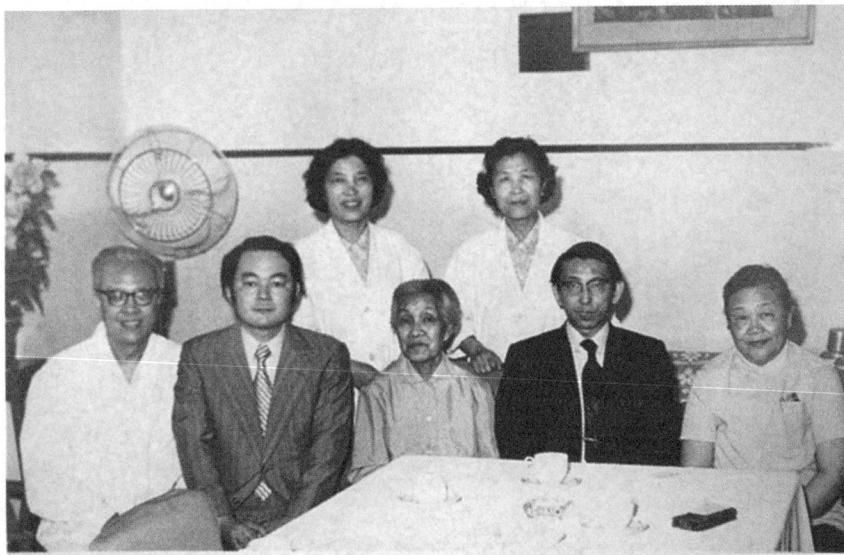

▲连利娟（后排右一）做住院医师时，与林巧稚（前排左三）、方圻（前排左一）、葛秦生（前排右一）会见日本同道

制度对病人是很好的。

住院医师都是一级一级的，分第一年住院医师、初级住院医师、高级住院医师、总住院医师。到了第五年不是自然就升总住院医师，而是需要竞争，所以大家都非常认真努力。总住院医师就是所有的住院医师有什么问题都得找你。住院医师找了你，你自己心里没底就翻书，有了基础理论，再和病人情况辨证地结合起来，寻找最优的解决方式，就会逐渐形成一套独有的临床学习方法和思维方法，理论基础和基本功也就更扎实了。所以总住院医师的培养制度也非常好。

王：协和妇产科查房有什么特点？您是怎么进行查房的？

连：我们的查房不是讲课那种查房，是启发式查房。我做主治医师的时候有几种查房：每天都有的一般医疗查房，一个礼拜一次的主治医师教学查房，一个礼拜一次的教授查房，还有一个月一次的主任查房，

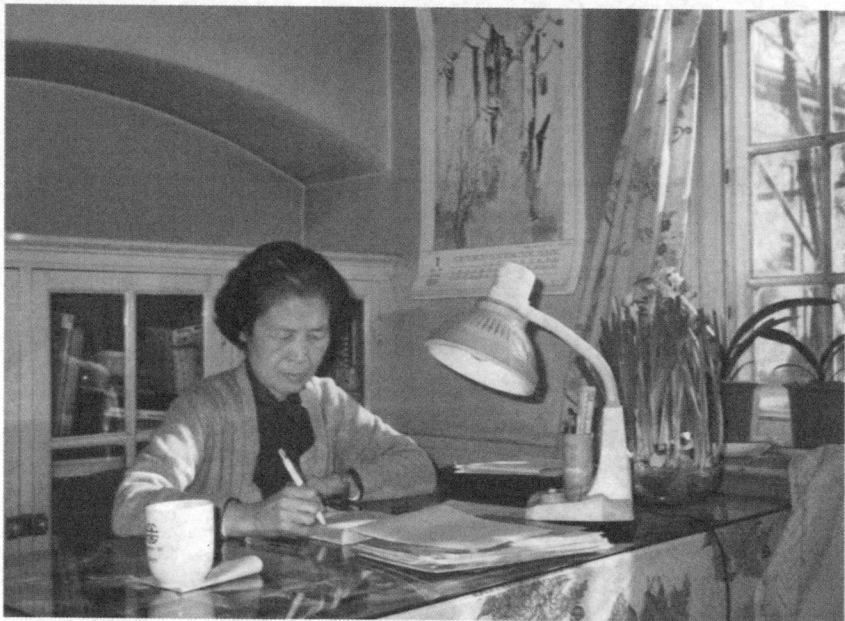

▲连利娟在家中准备查房资料

查房制度在协和是很好的。

　　每个礼拜一是我教学查房的时间，我每个礼拜天都到病房从第 1 床到第 21 床，一个一个看住院医写的病历，对于医嘱开得不够的、需要修改的，我都留个小条夹在里面，同时记下来哪几个病人的哪些问题大家可能没有想到。第二天我就要住院医报告病例，然后再让大家讨论，我自己也会针对性地提前查好资料，再综合大家的意见进行补充，这样大家收获都会很大。所以实习大夫、见习大夫都喜欢参加我们的教学查房。后来我做教授查房的时候就有了电脑，我会提前查 PubMed，掌握很多国内外最新的动态，然后做好幻灯片，查房的质量就更高了。

投身农村医疗　亲试最新疗法

　　王：聊一聊您参加农村医疗队的经历，当时觉得苦不苦？

　　连：我去过江西医疗队、湖南医疗队，还有很多其他医疗队，办农村医学班，训练赤脚医生。我们去医疗队都住在生产队里面，随时可能有急诊。记得我 40 多岁的时候在湖南医疗队，一次半夜有一个急产大出血，指导员就带我坐一个木头筏子过洞庭湖到农民家里，结果是一个不全流产，需要刮宫。刮宫包需要消毒，我就让他们在煮饭锅里高温煮，之后就给她刮宫止血了。医疗队训练的机会很多，我从来没有觉得辛苦，帮病人解决问题不仅不辛苦，还是一种快乐。

　　但是，在去湖南医疗队之前，我就感觉有更年期初期症状了。湖南是我的老家，我知道夏天很热，我还要做队长带头劳动，我想更年期一定会受不了，得想办法。但是那个时候国内还没有替代疗法，就是用激素矫正更年期症状的一种疗法，但我喜欢看文献，知道国外早就对更年期用药有了研究。那时候国内谁也不用，我们医院也不用，我就偷偷到

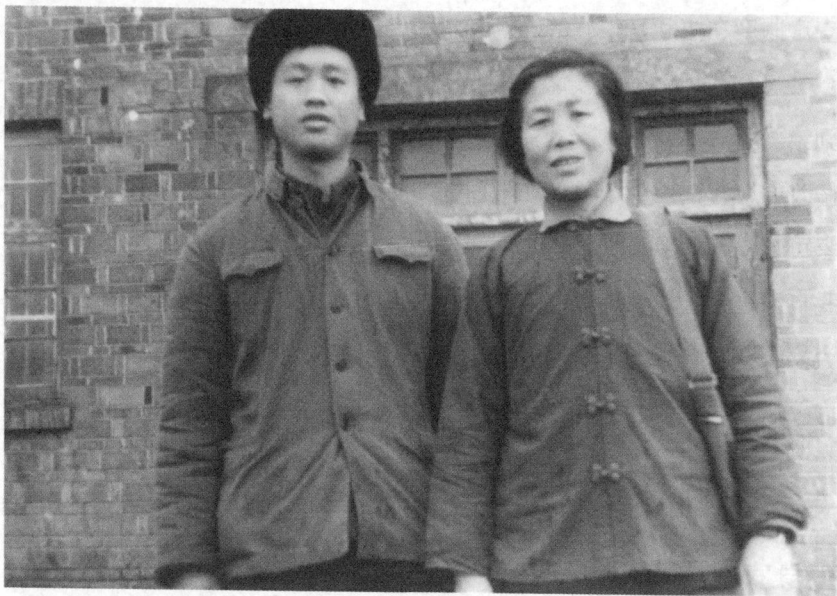

▲连利娟在医疗队期间与前来探望的儿子合影

药房去买雌激素，那时候还是化学合成的，但是刚好就解决问题了。我记得有两天没用药，我回来后饭也做不了倒头就睡，很难受。后来用了雌激素就好多了。

王：更年期管理对您而言最大的益处在哪里？

连：我到现在脑、骨头各方面都还可以，虽然我1991年退休，但一直工作到2006年，多工作了15年，可以看少量门诊，帮忙搞科研。

我还发动科里的中青年医生一起写了一本妇科肿瘤的书，大家把科里过去的病例进行分析，找出规律，总结出来一章，我再修改，就这样把原来林大夫已经得了奖但比较薄的《林巧稚妇科肿瘤学》①又充实了，

————

① 本书的第1版由林巧稚教授带领北京协和医院妇产科医师撰写并亲自编著，后又由连利娟教授组织妇产科医师编辑再版第2、3、4版。该书曾获全国优秀科技图书一等奖和卫生部优秀图书二等奖。

1994 年再版。后来 2001 年出版了第 3 版，2006 年是第 4 版。所以这十几年我还能一直带着科里搞这本书，因为我的脑子还有用，很高兴还可以坚持工作到 80 多岁。

赴美访学交流　不懈探索创新

王：您 1981 年的时候曾去美国做访问学者，是怎么成行的？都学习了什么？

连：当时有个美国中华医学基金会，我们需要参加他们的外语考试，达到一定水平就可以被资助出国学习，因为我从中学开始都是用外语上课，所以也考上了。先去美国休斯敦贝勒医学院（Baylor Medical School）的 M. D. Anderson Cancer Institute① 做访问学者，参加他们的查房。因为协和曾经请过北方的 Sidney Farber Cancer Institute② 来讲当时最新的免疫治疗，半年后我就申请去那里学习。当时他们刚开始做卵巢癌的免疫研究，研究的是卵巢癌抗原，叫 CA125，我也跟着一起学，后来我回国后他们才研究出来，还很大方地把抗原邮给我，我就在科里也建立了一个肿瘤实验室。在刘文淑、许秀英两位技师的帮助下，我们成功提取出了抗体。紧接着就继续做卵巢癌肿瘤显像，显像成功后可以定位肿瘤部位，判断肿瘤是否切除干净，随诊肿瘤复发情况以及化疗后的效果，这就对卵巢癌的治疗、随诊、监测都起了

---

① MD 安德森癌症中心始建于 1941 年，是专门从事癌症治疗、研究、教育和预防的医疗中心之一。

② 现名为 Dana-Farber Cancer Institute，1947 年 Sidney Farber 医学博士创建了儿童癌症研究中心，中心以其姓名命名，一直为成人和儿童患者提供专业的癌症护理和开创性治疗。

很好的作用。

因为腹腔镜是麻省总医院[①]先搞出来的，我还去了麻省总医院学习。之后很快就邀请他们到协和通过学习班传授这个技术，先是教协和妇产科，紧接着就在全北京开展学习班，后来又开展全国性学习班。腹腔镜技术在中国是从上海一个医学院和协和医院开始慢慢铺开的。现在就普遍了，好多大手术都做腹腔镜，因为它切口小，对病人刺激小，也有很多方便的地方。

王：您当时觉得我们和美国的差别大吗？

连：我当时确实是学了不少东西。但是因为协和是顶级医院，跟他

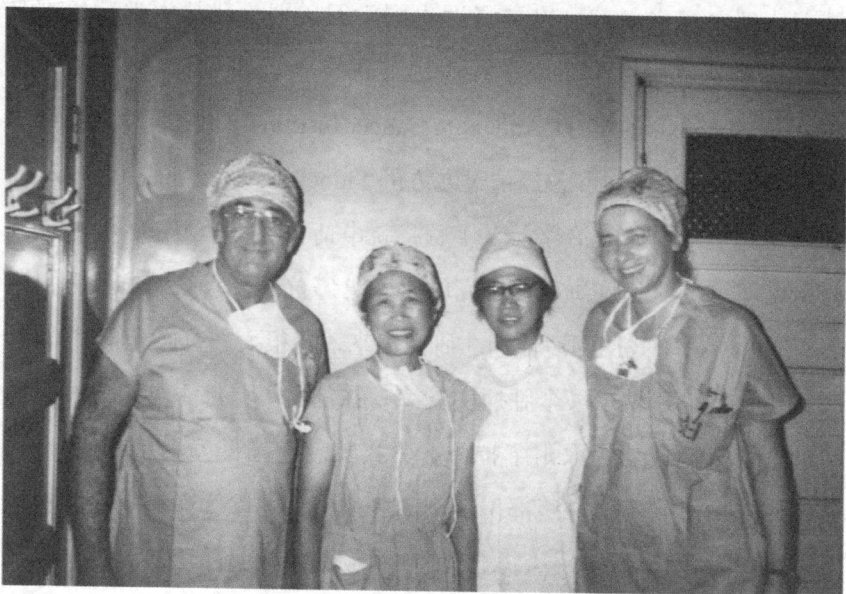

▲连利娟（左二）邀请美国腹腔镜专家来协和开办腹腔镜学习班

① 麻省总医院（Massachusetts General Hospital）建立于1811年，是位于美国波士顿的一家综合医院，是哈佛大学医学院的教学医院，也是美国历史最悠久的医院之一。

们比起来，其实临床方面差不了太远，也可以说是不相上下的。他们能做的手术我们也能做，也不见得跟他们差多远，但是研究的创新性和一些新技术上，我们当时还是差一些。

王：您曾获得卫生部科技成果二等奖，能介绍一下这项成果吗？

连：一个卵巢未成熟畸胎瘤的病人因为复发来做手术，我在手术中很奇怪地发现，她肿瘤的恶性程度有好转的情况。我就把科里这类的病例都找出来，把病人也叫回来，就发现未成熟畸胎瘤都有恶性程度好转的现象，而且时间越长肿瘤越往良性方向发展。后来我再进一步提炼、分析、总结，就找到了这个没被发现的新规律，对此病的手术治疗方案做了一些改进，把卵巢未成熟畸胎瘤患者的存活率由27%提升到了93%。

重视临床科研　传承协和传统

王：您一贯非常重视和学生们的交流，很重视带教。

连：我觉得在协和不仅要做医生处理好病人，还要做老师培养好人才。我在协和学到很多，也做了不少工作，通过学习和工作掌握的方法再教给学生，他们也能继续用这套方法。比如我们的启发式教学查房就让年轻医生能从中学到很多。协和有一套很好的人才培养制度，我感觉在协和做老师是一个很快乐的职业。

我在协和从医60年，退休以后协和可以让我再继续工作，我就继续看门诊、参加查房、参加全科业务学习讨论。我退休后还住在医院隔壁，中青年医师也喜欢找我，他们会随时跑我家里让我帮忙修改论文，或者对研究选题和设计给一些建议。看到学生们都成长得很好，我也觉得很有成就感。

王：您一直教导学生要重视临床科研，您平时是怎么践行这个理念的？

连：我非常重视临床科研，培养人才也重视培养他们的科研精神，这也是林大夫的要求。她说做大夫一定要搞科研，一定要通过科研提高医疗水平。等到我自己一步一个脚印成为教授，我深刻体会到在协和应该同时搞好教学和科研，要带好低年资大夫。在带教过程中，我就不断提醒大家要利用好图书馆、网络还有病案室，来提高医疗水平。

譬如说想知道子宫肌瘤合并妊娠都会出现什么问题，就得去病案室找所有相关病历，一个一个仔细看出现的症状、治疗方法、效果，还有病人出院以后的情况，然后通过分析、总结找出规律来，这就提高了我们的医疗水平。所以病案是协和的一大宝。

协和一贯对病历书写要求很严格。我刚来协和时，有好几个燕京大学毕业生来做社会工作者。一个新病人来了以后，医生负责写病历，这些社会工作者就去登记病人的地址、电话、家庭背景、经济条件等社会背景信息，每个病人出院以后我们还可以长期随诊，这样这个病历的质量就非常高了。

我们那会儿有什么要查的就都到图书馆去找。老图书馆有个 Index book，就是检索书，比方说我要找子宫肌瘤合并妊娠，就去上面翻，翻到有哪些文献、题目是什么、在哪个架子上，然后就可以找到相关资料。当然现在有互联网更方便，关键词一打就出来一大堆文献。所以我很早就学习电脑，能很快查找国内外文献，可以更好地充实自己。

从医大半世纪　仁爱初心未变

王：从医 60 年来，有没有一些让您印象特别深刻的病例？

连：早先外宾看病都住在北京医院，西哈努克亲王夫人莫尼列公主①就住在北京医院，希望请协和医生去会诊。我会诊后，发现她的卵巢摸着就像石头那么硬，基于临床经验和基本功，我断定她长了纤维瘤，因为纤维组织是很硬的。她的卵巢大小正常，所以当时还是良性的，但是纤维瘤随时可能会扭转，就建议她切除。她对我们不是百分之百信任，就回法国去检查了。法国大夫检查后，认为她没有瘤子，就跟她一起来到中国。我一查还是纤维瘤，我说我的

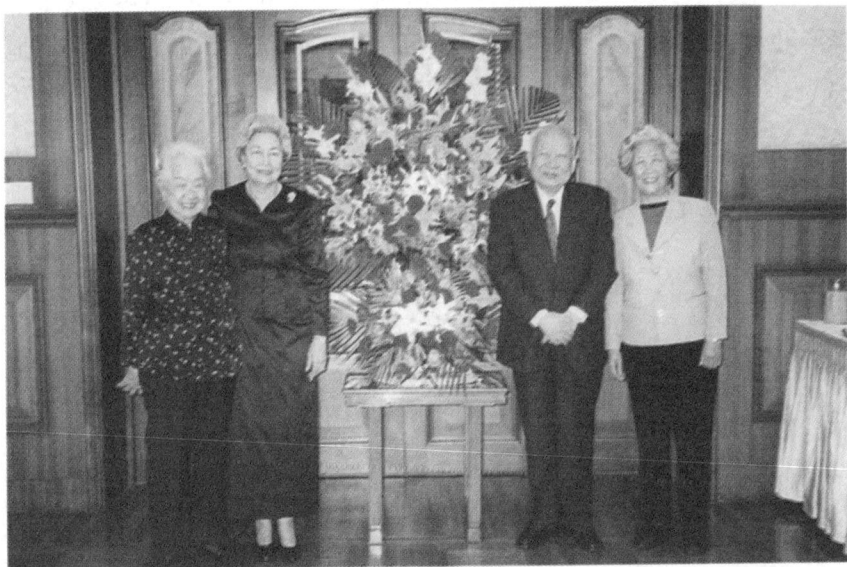

▲莫尼列公主（左二）手术后与连利娟（右一）合影

────────────

① 莫尼列公主（诺罗敦·莫尼列·西哈努克），是西哈努克最心爱的王妃。

意见是纤维瘤，虽然是良性，但容易发生扭转，还是建议手术切除，具体你们自己决定。最后她选择了做手术，手术时法国大夫就在后面看，结果做出来就是个纤维瘤，他就竖起大拇指说，你们中国大夫了不起。

还有一位《中国日报》的美籍记者一坐下就腰疼，上班时间完全只能站着，做了各种检查都没查到原因。后来她就找了我，我仔细给她查体，就在子宫颈旁边有指甲大小那么一点，一碰到她就跳起来了，当时我就判断这个地方不是一般的压疼。我说虽然没摸到硬块，但就子宫这一小块的压疼需要做一个剖腹探查。开了腹一看子宫上完全正常，病理检查也显示正常。我就又跑到病理科，希望病理医生在我摸到压疼的地方再切一块，结果就在那个地方发现了指甲大小的子宫内膜异位症，虽然这么小一点，但是它在很致密的纤维组织里，来月经的时候一定会很疼，也就找到原因了。手术切除后，症状完全消失了，患者极为高兴地称赞我"Amazing Doctor"。

王：您是怎么平衡工作和家庭的关系的？

连：因为做医生都得一步一步到主治医师、副教授、教授，除了临床工作，还得一直学习、搞科研、带学生，不断提高医疗水平，所以回家也是看书和工作。我有一个儿子、一个女儿，也很受影响，都很爱看书。我儿子后来到北大荒做知青，还保持着看书的习惯。白天到地里种地，夜里他就挤在角落点个洋灯看书。他高中就上山下乡了，而且初中的时候都在闹革命，也没好好上，但是他第一次参加国家统考就考上了北师大。女儿也考上了北医。我估计协和人都是这样，所以协和的孩子们受父母影响，都挺不错的。

王：您觉得什么样的人才算一个合格的协和人？

连：一个大夫最基本的就是医术要精湛，时刻保持严格的高标

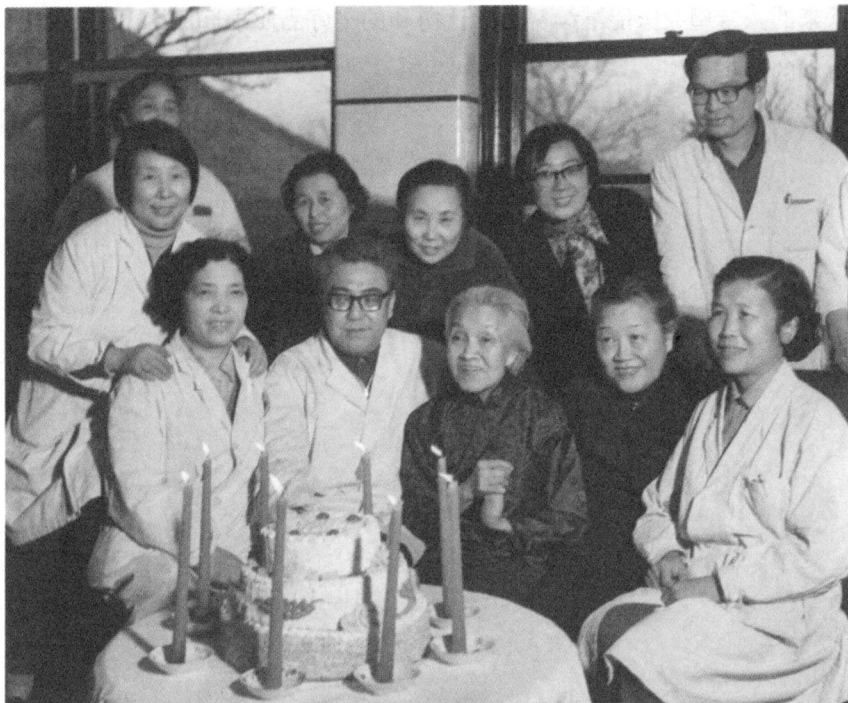

▲ 1981 年 12 月 23 日，妇产科为林巧稚庆祝 80 寿辰。前排左起：何萃华、宋鸿钊、林巧稚、葛秦生、连利娟，后排左起：诸葛淳、韩美玲、邓颜卿、姜梅、唐敏一、郎景和

准，医疗、科研、教学还有管理，都要全面、综合发展；第二要有病人至上的医德，要爱病人，一切为了病人；当然最重要的是要遵守我们的院训，要严谨、求精、勤奋、奉献。协和人一定要符合这几条标准。

王：对于即将百岁的协和，您有什么想要表达的寄语？

连：协和能够一直这么好，确实需要大家坚持老协和的优良传统，才能够保持百年不倒。老协和首先就是考虑病人，张孝骞、林巧稚、吴英恺、黄家驷这一代人就是协和培养出来的，他们时刻想着病人至上。再就是技术一定要精湛，严守协和精神。老协和的品质是一代代慢慢传下来的。希望大家能继续努力，让协和的美好品质永远保持下去，守护协和的百年辉煌。

（本文内容节选自连利娟教授 2 次访谈记录）

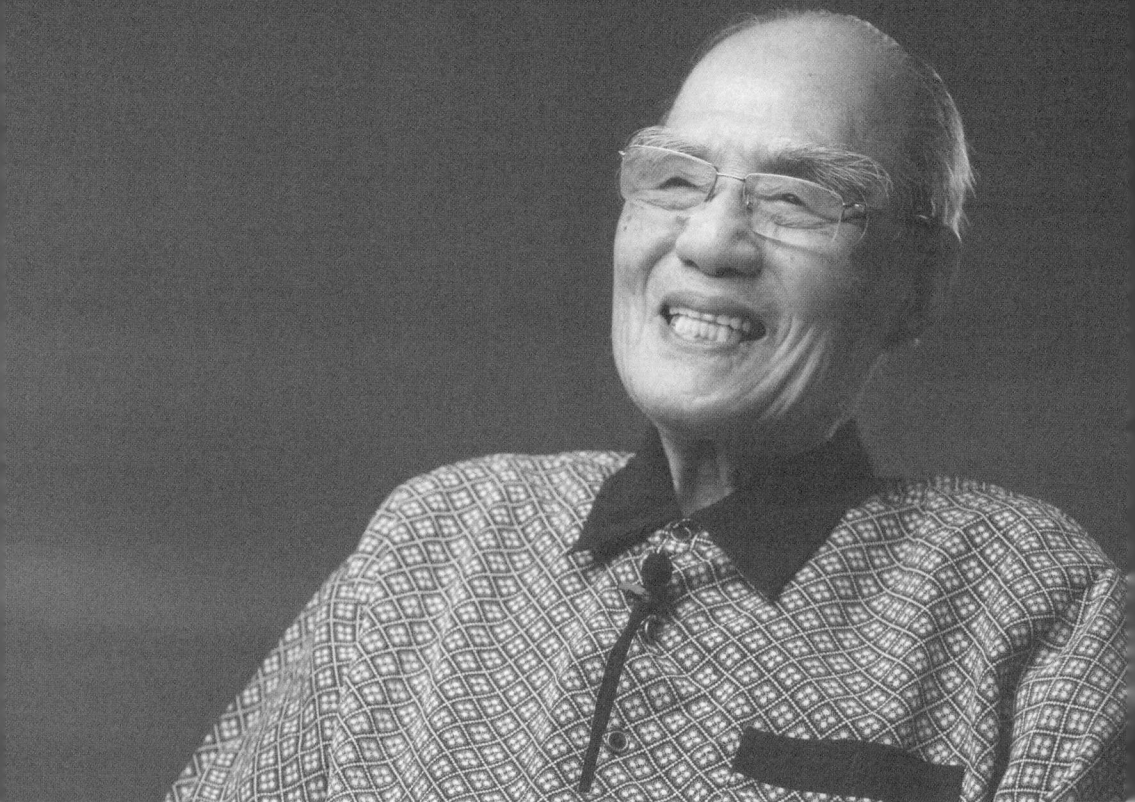

中国变态反应事业的探路者

　　叶世泰，1926 年 11 月出生于江苏苏州，著名变态反应学专家，北京协和医院变态反应科教授，中国变态反应学奠基人之一。1947 年由东吴大学医预系转入上海圣约翰大学医学院，1952 年毕业后到北京协和医院工作。1952—1956 年参与创建中国第一个变态反应科。1972—1981 年任北京协和医院变态反应兼耳鼻喉科副主任，1981—1993年任变态反应科主任。

20世纪60年代初证实蒿属植物是中国北方最重要的季节性致敏病因；20世纪70年代研制的用于治疗过敏性鼻炎和结膜炎的"鼻敏宁"、"眼敏净"深受临床欢迎。1985—1990年主持全国致敏气传花粉与真菌调查，自行设计的花粉真菌取样器被全国广泛采用。主编变态反应学专著近十部。曾任中华微生物免疫学会变态反应学组组长，中华医学会变态反应学分会名誉主任委员，国际变态反应及免疫学会会员，亚洲太平洋变态反应及免疫学会执行委员。

1984年获美国耳鼻喉变态反应学会杰出贡献奖，2007年获美国变态反应及免疫学院荣誉院士称号，2008年获北京协和医院杰出贡献奖，2012年获中华医学会变态反应学分会终身成就奖。

叶世泰教授访谈视频

口述：叶世泰
采访：刘晓坤
时间：2019 年 6 月 6 日、21 日
地点：北京・叶世泰教授家中
整理：刘晓坤　王　晶

书香童年：太湖之滨启童蒙

刘晓坤（以下简称"刘"）：请谈谈您的童年生活和成长经历。

叶世泰（以下简称"叶"）：我是苏州人，生于 1926 年，正是军阀混战、兵荒马乱、国家积贫积弱的这段时间。可是我的故乡是一个山明水秀、风景如画的地方，在苏州东山，太湖之滨，是个鱼米之乡。我是长房长孙，直到十几岁才有弟弟妹妹，所以比较受重视，童年很欢乐。

我的祖父叫叶庆祐，他对我影响很深。他是当地公认的德才兼备、能力高强的教育家。三十来岁时，他从苏州被挑选到北京办学，在宣武门外的江苏会馆创办了旅京江苏学堂，三十多年一直担任校长，一心扑在学校里。卢沟桥事变，日本人来了，学校没法办了，他的身体也垮了，1938 年孤身死在了工作岗位上。次年，我的叔父冒着枪林弹雨

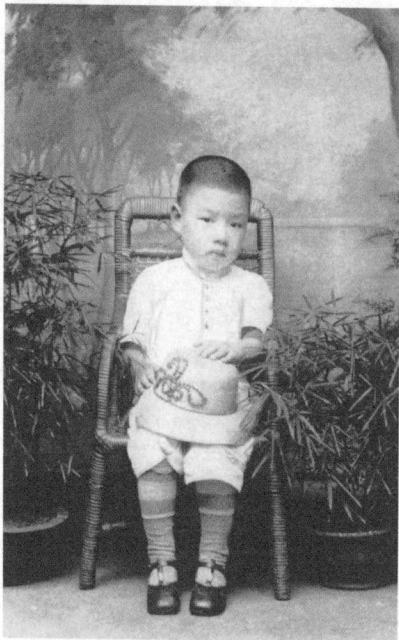
▲叶世泰 3 岁时在故乡苏州

到北京，把他的灵柩从北京运回苏州。祖父两袖清风，带回去的有什么呢？有他几十年的日记，还有一沓碑文，来自他的学生为了纪念他忘我办学在江苏会馆所立的碑。

祖父从小就注重对晚辈的教育，我上学之后有一个任务，就是与他书信来往。当年，他每次写回来的家信我都能看到，总是教导我要好好地学习，为人要端正、严于律己、宽以待人、勤俭节约。如今回忆起来，我的祖父对我影响终身。

我童年里有四位女士对我十分慈爱，分别是我的曾祖母、祖母、外祖母和我的母亲。我母亲是个家教很严的人，十分重视对我的教育。她曾千叮万嘱让我听老师的话，不能骂人，不能吵架，所以我从来没有骂过脏话，母亲还教我方块字和阿拉伯数字，上学前我就已经认识几百个字了，所以学习上几乎没什么压力。

乱世求学：颠沛倍感家国情

刘：请谈谈您的求学经历。

叶：五年级时，卢沟桥一声炮响，把我童年的美梦给打碎了。不久，上海沦陷，紧接着苏州也沦陷，日本人就占领了我的家乡，把原本

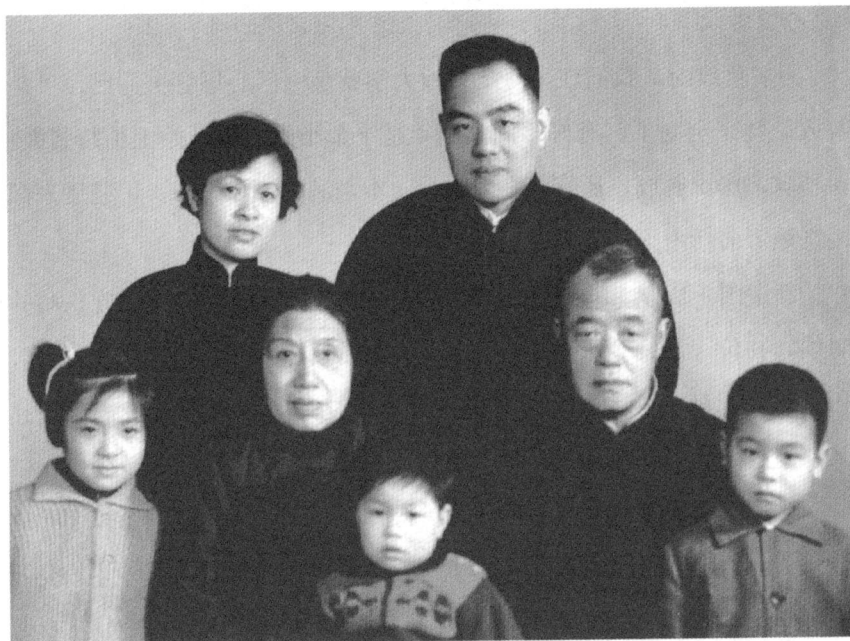

▲ 1968 年，叶世泰夫妇（后排）与父母和子女合影

富庶美丽的鱼米之乡变得盗匪横行、物价飞涨、民不聊生。

我的父亲是个商人，他在上海经营一个印刷厂几十年，于是就把我带到上海插班念小学，其实就是逃难。我小学毕业之后又考上了在上海的扬州中学，这是扬州中学的老师逃难到上海，为了糊口，在闹哄哄的商场里办的一个学校。

我在上海上了一年小学、一年中学，后来，我的家从苏州东山搬到了苏州城里，我就到比较有名的苏州中学念了 5 年书，高中毕业后考上了东吴大学医预系，当年东吴和协和是有合作的，东吴大学医预系毕业后可以考协和。可是，当时内战不断，南北交通断绝，炮火连天，不可能到协和念书，所以我就在 1947 年转到上海圣约翰大学医学院，继续接受医学教育。

刘：再次来到上海读书，当时的上海是什么样的呢？

叶：解放前，我们在上海圣约翰大学就是一门心思念书而已。可是解放后就完全变了，有好多同学当年是千金小姐，也开始上街打腰鼓、扭秧歌，庆祝解放。还有很多老教授，本来满脑子洋思想，可是后来都慢慢地走向新中国，为人民服务了。

新中国一成立，共产党一来，给人耳目一新的感觉。国民党执政的时候，物价飞涨，今天发了薪水要赶快去买米、买面，把它全部花光，否则第二天就买不起了。可是共产党来了之后，各方面逐步都正规起来，这点很令人佩服，我思想上受到很大触动。

开国大典时我在上海听广播，得知家家户户都要挂国旗，可是又不知道国旗是什么样的，尺寸、五星的位置都不知道。所以报纸上就印出了正规的国旗图样，人们就照着图样用红布、黄布来做国旗。

缘定协和："三宝"之光映此生

刘：您后来怎么来到协和的？

叶：我是通过国家统一分配来的。共产党是很有远见的，觉得中国那么大，人口那么多，正规的医生那么少，将来医生肯定是极端缺乏的人才，所以有一个非常明确的目的，要通过高级师资训练班来培训一批高素质的中国医生。

刘：能谈谈您选择耳鼻喉科的原因吗？

叶：当时有个历史背景，就是从思想上要服从统一分配，所以我来到协和，选择耳鼻喉科，都是机缘的安排。

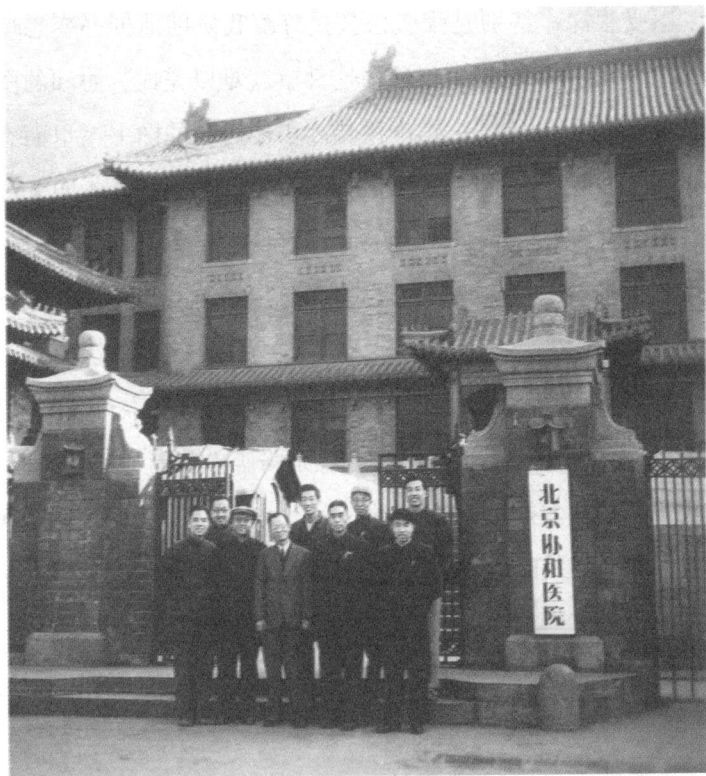

▲ 1956 年，叶世泰（左一）与同事在协和西门合影，左四为张庆松

初到北京协和医院，张庆松[①] 教授和上海来的学生座谈，问教我耳鼻喉学的老师是谁，我说是一个美国人，叫 Dunlap[②]。他非常吃惊。后来他告诉我，Dunlap 是当年北京协和医院的第一个耳鼻喉科大夫，张庆松教授不知道后来 Dunlap 去了上海，所以他很诧异我会是 Dunlap 的学生，这确实很巧。

刘：初到协和，"协和三宝"给您什么感受？

---

① 张庆松（1908—1982 年），安徽滁县人，著名耳鼻喉学家、变态反应学家，中国变态反应学创始人。曾任北京协和医院副院长、耳鼻喉科主任。

② 即邓乐普（Dunlap A. M.），美国人，北京协和医院首位耳鼻喉科医生。

133

叶：感受很深，特别是张庆松教授分配我协助他创办变态反应科之后，假如没有协和图书馆，恐怕这件事就难以完成。协和的图书馆真是个宝贝，有问题跑图书馆准没错。当年协和的图书馆里面有两本最经典的变态反应学杂志，一本叫 *Journal of Allergy*，一本叫 *Annals of Allergy*，虽然当年外汇紧张，但协和从创刊号一直买到最新刊号，一本不落。我们能够对变态反应学的来龙去脉有系统了解，图书馆立下了不可磨灭的大功劳。

老教授就更不用说了，个个都是招牌。当时耳鼻喉科有三大教授：张庆松教授是鼻科专家；刘瑞华[①] 教授是张庆松的老师，是耳科专家；还有一位徐荫祥[②] 教授，是咽喉科的专家。这批人在当时毫无疑问都是大家，那是很辉煌的时代。

从无到有：变态反应探路人

刘：请您谈谈变态反应科创建的原因。

叶：张庆松教授1938年到美国留学一年，他的导师既是很有名的耳鼻喉科专家，也是变态反应专家，所以他回国之后就想把中国的变态反应科搞起来。可是他1939年回国，正是日本人侵略、中国受灾难最深的时候，即使他有这个心愿，但1941年12月日本人偷袭珍珠港后，协和关门了，协和的大夫都失业了，在这种情况下不可能开展这项工作。

1952年，我到协和后不久，有一天晚上，我在科里实验室看书，

---

① 刘瑞华（1892—1963年），天津人，著名耳鼻喉学家，曾任北京协和医院耳鼻喉科主任。

② 徐荫祥（1907—1986年），江苏吴县人，著名耳鼻喉学家，曾任北京协和医院耳鼻喉科副主任。

张教授请我到他办公室，对我说："叶大夫，我想开变态反应科，希望你能协助我做这项工作。"我从小就有过敏病，当时对此很有兴趣也很愿意做，于是就接受指派，开始筹备建科。

刘：创建变态反应科的过程中遇到哪些困难？

叶：我们当年可以说刚刚迈入医学的大门，变态反应科在中国也完全是个空白，变态反应病在中国人中的发病情况也不清楚。一旦建科了，病人来了，如何治疗和应对，也是非常艰巨的任务。

变态反应病的病人有一套特殊的诊治办法，叫特异性诊治，就是用变应原来检测患者的过敏原。要制备这些变应原，有一些必要的器材，例如至少得有一个大冰箱来保存所有抗原。当时我走遍全北京也买不到冰箱，最后是从一个旧货市场淘了一台外国人离京前处理的二手冰箱，一直用了几十年。再比如，制备抗原必须要用无菌过滤，需要蔡氏滤器，可当时国家刚解放，还没有医疗器械商店，我们就从老协和的废品堆里翻出了蔡氏滤器，诸如此类。

经过 3 年多的时间，总算开出了一个像样的变态反应科，非常正规，学术上也很过得去，绝不是将就从事、因陋就简。

刘：新成立的变态反应科与当时国际水平相比怎么样？

叶：20 世纪 80 年代初，改革开放后，好多外国代表团来协和参观，有美国的、欧洲的、澳大利亚的和日本的，我带他们参观门诊、皮试室、配药室，请他们观摩我们的抗原特异性试验和脱敏药制备过程。他们问我，这些抗原从哪里来的？我回答说，都是我们实验室自己做的。对方惊讶地说："You are Mr Allergy in China！"①之所以这么评价，是因为他们觉得我们很像样，因为他们也是这一套。

---

① 翻译为：您是中国的"过敏先生"，意为开创者。

刘：变态反应科为什么叫这个名字？

叶：首先，变态反应科这个叫法在学术上站得住脚。相比于历史悠久的内科、外科和妇产科等，我们这个科相对年轻，只有 100 多年的历史。Allergy（变态反应）这个词是一个奥地利的小儿科医生发明的，他用两个拉丁词"allos"（意为"变化"）和"Ergon"（意为"反应"）拼起来，有了这么一个词，整体意思是变化了的反应。为了避免歧义，使科室名称更通俗，加一个"过敏"作标注也是可以的。当年"变态反应科"这五个字的科牌还是我亲手写的，写好后请漆工漆好，在老楼挂了二十几年。

知心良医：过敏神探下基层

刘：建科之初病人多吗？医患关系如何？

叶：那是 1956 年的春天，开始大家担心，咱们这个科国内首创，病人对变态反应的了解有限，会不会缺病人。事实证明，这个担心是多余的，我们一"开张"，四面八方的病人都来了，食物过敏、药物过敏、皮肤过敏、哮喘等，病种十分丰富，这也客观证明了变态反应病在中国老百姓中广泛存在。

我们科初开张时人手很少，但病人很多，所以天天加班。病人来了，你要先作初诊，然后找过敏原，这既要靠特殊的检查手段，也需要医生追根究底地问病史，比如发病前去了哪里、吃了什么、见了谁、经历了哪些异常，以及父母兄弟姊妹的过敏史，等等。长此以往，医患沟通非常密切，关系也很好。

刘：根据多年临床经验，您给病人总结过防过敏技巧吗？

叶：建科之初，我发明了一个防敏要诀，包括 4 个字母："B、G、T、

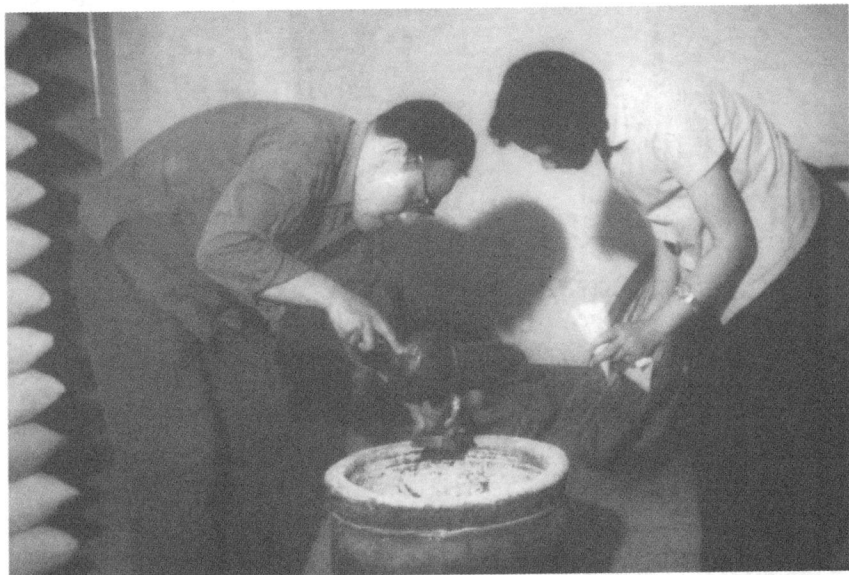

▲叶世泰（左）在尘螨过敏病人工作的粮店内取样检测含螨状况

E"。"B"就是避免的"避"，假如你对花粉过敏，那么你避开花粉季，到没有花粉的地方休假，过敏症状立马就好；第二个"G"就是"忌"，即忌口，对食物过敏患者来说，对过敏原忌口，病自然就好了；"T"就是代替，好多食物过敏患者，可以用代替的办法来治，譬如小孩子牛奶过敏，可以吃马奶、羊奶，当然最好是母乳，实在不行也可以用豆浆等植物蛋白来代替；最后一个"E"，就是把过敏原"移"开，用这个办法解决的问题也不少。

刘：有令您难忘的病例吗？

叶：我常跟科里年轻的同志说，我们帮助病人找过敏原，要有福尔摩斯精神，不放过蛛丝马迹，因为致敏原因往往就藏在细微线索中。一旦找到过敏原，皆大欢喜，有时不用打针吃药就能自愈。

我还记得当年有一位女病人，结婚之后开始犯哮喘，我们做了好多

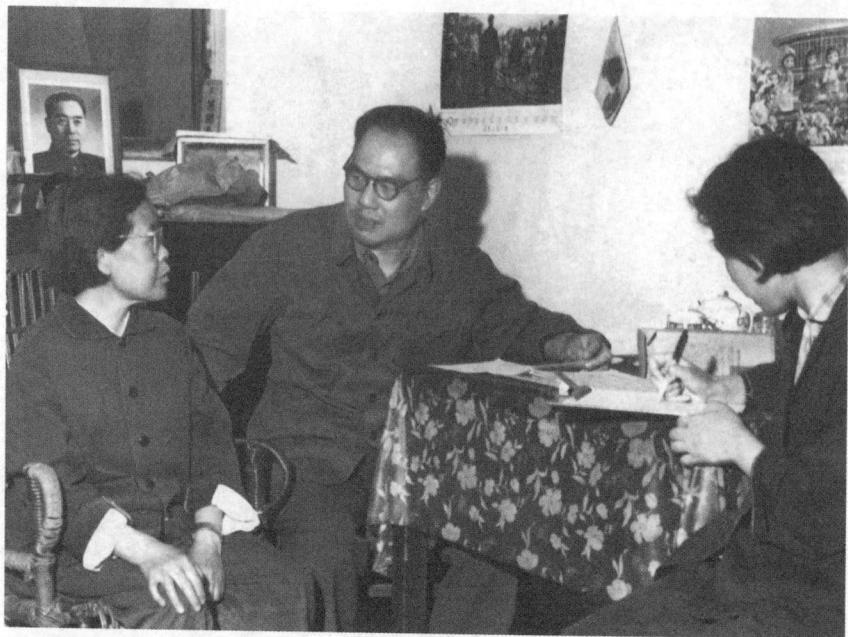

▲叶世泰（中）在病人家中进行家庭生活状况调查

试验，也查不出过敏原，连她先生抽不抽烟，出嫁后生活方式的改变都
问了一圈，仍旧一无所获。于是我们去她家拜访，找来找去，最终在床
底发现了玄机：罪魁祸首是一对新制的樟木箱子，把箱子拿走，女患者
不药而愈，非常神奇！

刘：变态反应科的病人有哪些特点？这些特点给您什么启发？

叶：在变态反应病中有一个很典型的病，叫花粉过敏。我们科的
工作有一个旺季，是从立秋到国庆，病人症状非常典型，无外乎打喷
嚏、流鼻涕、眼睛痒、流眼泪、咳嗽等，是典型的花粉过敏。于是我
们就开始研究中国过敏病人的发病规律，并向中国科学院植物研究所
专门搞花粉的专家请教，终于发现北京地区重要的致敏花粉——蒿属
花粉。

　　当年，出了门头沟就是西山，我们每年都去那里考察，漫山遍野的黄蒿、白蒿，有的足有一人多高，用手拍拍，花粉就像冒烟一样飘出来，可以飘很远。我们高度怀疑它，就取了花粉回来做抗原，给病人做"鼻黏膜激发试验"，果不其然，蘸取微量花粉的棉纤丝伸进患者鼻腔后，用不了5分钟，患者就会发作一次花粉症，我们马上采取措施，给他用药、做鼻腔冲洗，等等。

　　这些试验最后证实了，在中国北方地区，包括华北、西北、东北，蒿属花粉是一个重要致敏因素，后来新华社、《人民日报》、《光明日报》、《健康报》、《北京日报》还专门发表了文章介绍这些研究成果，引起了比较大的反响，老百姓也逐步意识到变态反应病是一个常见病、多发病。我们的患者在七八十年代也是非常多，后来我们还专门开了一个夜间门诊。

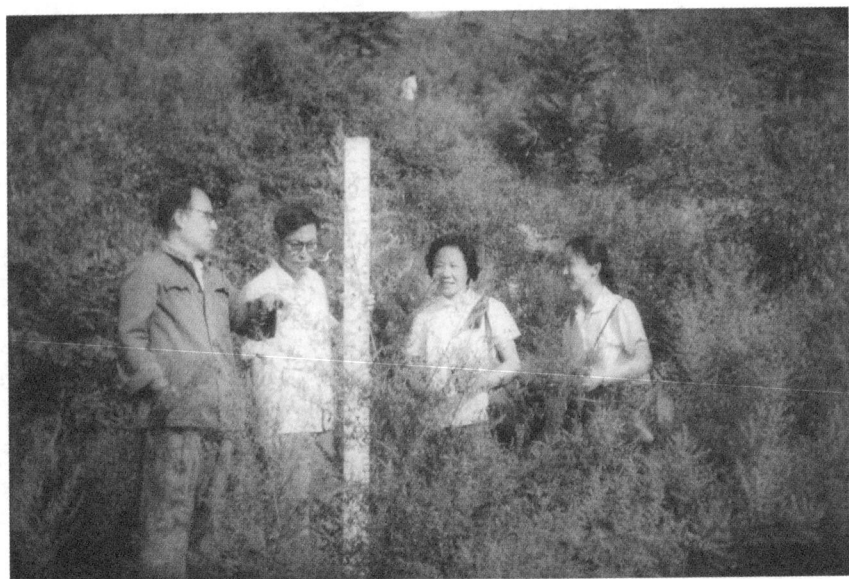

▲ 20世纪五六十年代，叶世泰（左一）与同事对北京郊区秋季野生蒿属植物进行勘察

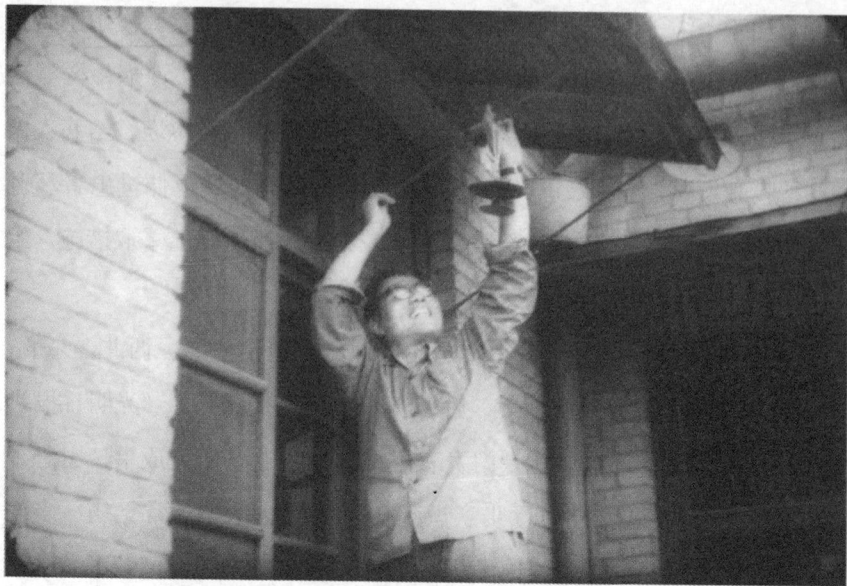

▲叶世泰在病人家中安装便携式花粉及真菌孢子取样器

刘：您参加过医疗队吗？

叶：我参加过两次医疗队。第一次是 1967 年春节刚过，广西玉林暴发了流行性脑膜炎，周恩来总理指示北京要派医疗队前往，协和也要去人，我就去了。去到那里，才知道条件的艰苦。你知道厕所是怎么盖的吗？两层楼，楼上两块板子搭一个厕所，下面就是猪圈，牲口以人的粪便和其他饲料为食，人再以猪肉为食，这种医疗卫生条件你可想而知。

第二次是 1972 年，我去了大西北的张掖参加医疗队，那里医疗条件很差，我们就背着药箱去老乡家里看病送药；当地极度缺水，取水主要靠挖一个坑来收集雨水，人和牛羊都从里面取水喝，一年洗一次澡都算奢侈。这种经历很难忘，只有亲眼看到了，才明白是怎么一回事儿，体会很深。

刘：您在医疗队期间，结合自己的专业做了哪些工作？

叶：当时去医疗队，我就随身带了一些取样器①，想着有条件就做点研究。住在老乡家，就在炕头放一个玻璃片，去学校就把取样器放在操场上，去到哪儿就放到哪儿，随机取样后收集回来统一分析，发现好多问题。我们原以为西北地区寒冷干燥，细菌真菌和花粉数量较少，但实际上形形色色的霉菌孢子数量很多，甚至比北京地区还要严重。为什么呢？主要是农民的居住条件太差了，炕边堆放各种粮食：面粉、豆子、苞米等，很容易长霉，这些情况不深入基层是无法体会的。

继往开来：“变”的眼光看发展

刘：您曾受到周总理的接见，能谈谈当时的情况吗？

叶：1972 年的夏天，周总理在中南海小礼堂接见来自全国各地的二三十位医学专家，商讨有关气管炎的问题。有的专家说，气管炎冬天易犯，他们有特效中草药，治疗效果很好。轮到我发言时，我分析了过敏性气管炎的发病情况，这种气管炎不单是冬天犯，只要有过敏原刺激，其他季节也可能犯，发病的时间不绝对。谈到气管炎的治疗，当时比较重视对咳、痰、喘的对症治疗，我认为更应当注意针对病因的治疗。后来，周总理特别指示说，大家回去后不要等到冬天才开展气管炎防治工作，要抓紧时间办。

自从周总理接见以后，变态反应科在大家心目中好像起了一些变化，这就相当于肯定了变态反应科的地位，这是很有意义的。

---

① 指叶世泰自己发明的便携式花粉及真菌孢子取样器，用于标本采集。

刘：您觉得变态反应学最大的特点是什么？

叶：变态反应学科最重要的就是一个"变"字，环境千变万化、地域千差万别，时空一改变，过敏现象就完全不同。我们曾做过全国性气传花粉调查、真菌调查等，这些调查数据很珍贵也很重要，可供后人参考。但是，大家一定不能躺在这些数据上，以为万事大吉，一定要根据当下的变化，重新调查和论证。

举个典型案例，中国过去最具特色的致敏原之一是中国漆，它非常容易引起过敏反应，好多老百姓都怕它，要是有人去世了，家里人漆好了棺材办丧事，对漆过敏的人去逝者家走一趟，便会变成"肿脸"、呼吸困难、浑身起疙瘩，大家往往以为是"鬼上身"，其实就是漆过敏。反观现在，由于丧葬文化的改变，漆棺材的中国漆已经很少见了，漆过敏也就少了很多。

刘：您觉得应如何建设有中国特色的变态反应科？

叶：我一直主张，中国的变态反应科要有中国特色，其中，既包括协和特色，也包括各个地域特色。因为各地物产不一样，生活习惯不一样，肯定有当地特殊的过敏原。我们有了全国范围的过敏谱后，才能说建立了中国特色的变态反应学。相应地，中国特色变态反应也离不开中医药宝库。像屠呦呦①能把青蒿素推广到全球，对全世界病人作出贡献，值得敬佩和学习。我们古老的医书上记载过很多对哮喘病、荨麻疹的治疗方剂和疗法，值得我们用科学方法加以研究，这将是专属于中国的特色疗法。

---

① 屠呦呦，1930 年 12 月出生，浙江宁波人，著名药学家，中国首位诺贝尔医学奖获得者。

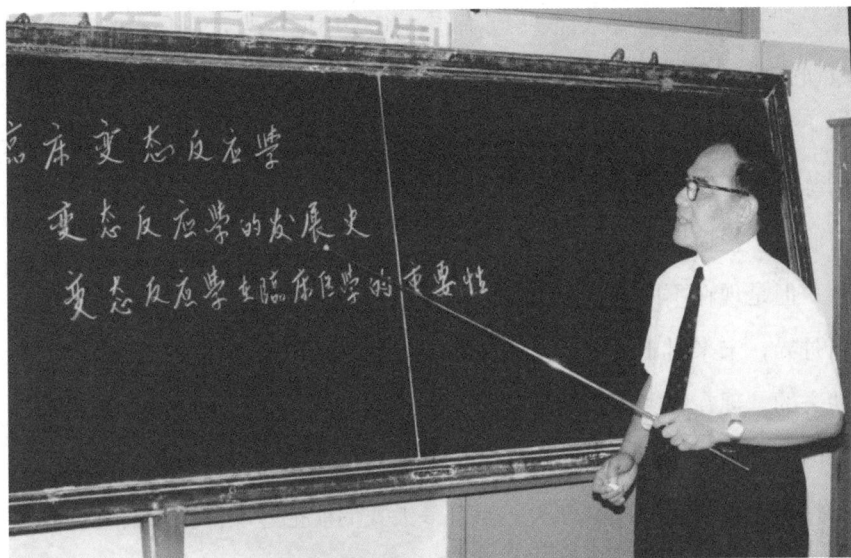

▲ 1982 年，叶世泰在老楼阶梯教室讲课

展望未来：与时俱进无止境

刘：协和在中国变态反应学科发展中起到哪些作用？

叶：在过去几十年，协和既是变态反应科的创建者也是引领者，我们一直希望推广这个学科，在全国范围内铺开，在各地建立起像样的变态反应科，而不是我们一家独揽天下。因此，我们已经开了几十届变态反应学习班，目的就是培养更多专业的变态反应工作者。现在国内很多省市的医院都已经成立了变态反应专科，这非常值得高兴。

刘：回顾您从事变态反应工作的几十年，您有哪些感悟？

叶：感慨很多，现在回想起来，变态反应病的发生主要有两大因素，第一个是遗传因素，即过敏体质的人更容易发病；第二个是环境因素，当过敏体质的人在衣食住行的环境中接触到过敏原，就可能引起过敏。我这一辈子从事变态反应工作，主攻环境因素，对后天因素的考察研究投入很多，却很少在遗传基因上做研究。为什么会有这种局限？其中客观原因是，我们在遗传基因、分子生物学层面的学识积累和专业训练太少，以至于虽然意识到先天因素的重要性，却没有能力来从事相关研究，很遗憾。

但是现在不同了，人类基因测序取得突破进展，基因技术的发展日新月异，未来对于基因与体质关系的探索，是值得变态反应工作者下大功夫的。现在大家很关切转化医学和精准医学，国际上应该也开始重视基因与过敏体质的关系，我们就更应该抓住这波潮流，从基因层面找到治疗变态反应病的根本方法。当有一天我们能把过敏体质的问题彻底改变了，那才叫祛除了过敏的病根子。

总之，变态反应工作非常有趣、引人入胜，假如再让我当一次医生，我还是想当变态反应科医生，因为还有很多工作值得我花毕生的精力做下去。

（本文内容节选自叶世泰教授2次访谈记录）

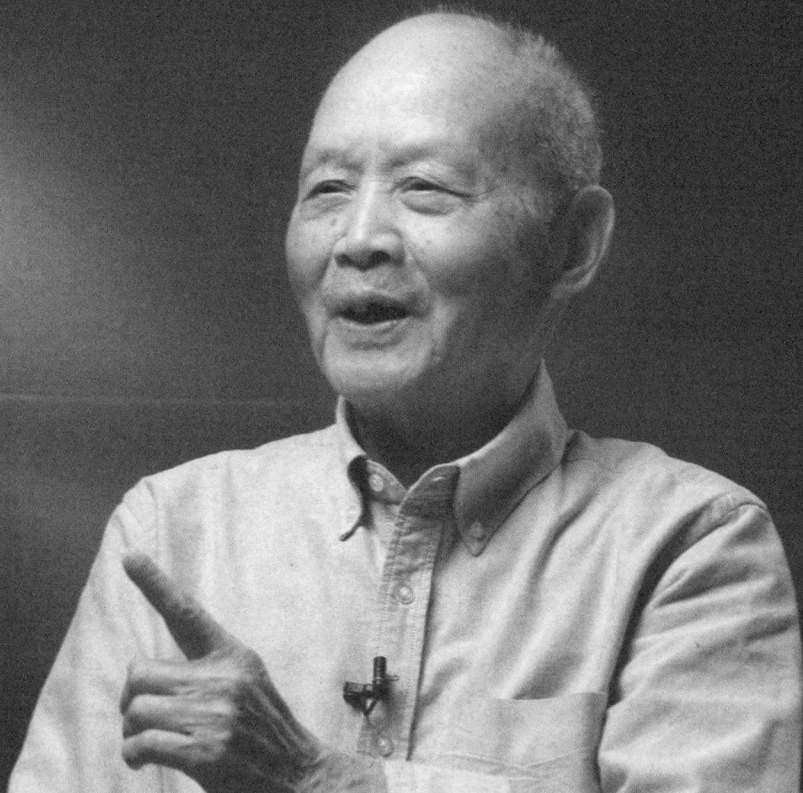

医生要一身正气　把病人放在首位

王直中，1926年11月出生于四川乐山，著名耳鼻咽喉学专家，北京协和医院耳鼻喉科教授。1946年考入上海国立同济大学医学院，1951年毕业后分配至北京协和医院工作。1976—1993年任北京协和医院耳鼻喉科主任。1981—1982年赴美国加州大学访学，考察学习人工耳蜗技术。

20世纪70年代，在国内较早开展经鼻、蝶窦垂体瘤切除术。1977年，在国内率先开展耳蜗电极埋植治疗感音神经性全聋。"经唇、下鼻中隔、蝶窦垂体区微小肿瘤手术"获1981年卫生部科技进步二等奖。"插座式人工耳蜗植入重建语后全聋病人听觉的研究"获1982年卫生部科技进步一等奖。"单导感应式人工耳蜗研究"获1988年卫生部乙级科技成果奖。与内分泌科等科室合作的"激素分泌性垂体瘤的临床及基础研究"先后获1991年卫生部科技进步一等奖、1992年国家科技进步一等奖。

1991—2001年任中华医学会耳鼻喉头颈外科分会第五、六届主任委员。曾任《中华耳鼻咽喉头颈外科杂志》主编，先后编写《耳鼻咽喉头颈外科手术彩色图解》、《人工耳蜗植入：原理与实践》等专著。1995年获中国医学科学院"协和名医"称号，2010年获北京协和医院杰出贡献奖，2019年获中国医师协会耳鼻咽喉头颈外科医师分会杰出贡献奖。

王直中教授访谈视频

口述：王直中

采访：董　琳

时间：2019 年 10 月 23 日、24 日、25 日

地点：江苏常州·王直中教授家中

整理：董　琳

学医既保护自己又能救死扶伤

董琳（以下简称"董"）： 请谈谈您的童年生活和求学经历。

王直中（以下简称"王"）： 我是四川乐山人，出生在大佛脚下，家里几代人都生活在乐山铁牛门的下王村，我父亲是做买卖的。

看到我爱动，父母给我取名叫王学涵，意思是要学涵养。王直中是我哥哥的名字，后来因为考中学时我找不到自己的文凭了，就拿他的去考，学校也稀里糊涂，只要有个文凭就算，于是我就成了王直中，哥哥后来改名叫王瀛洲。

上小学前，我念了两年的古文。父亲在家里开了一个私塾，找了十几家人一起，出钱请了一位老师，教我们背《古文观止》。父母有些"守旧"，很重视祖上留下来的东西，我从小就念《三字经》。传统文

化是有好处的,《三字经》里三个字、三个字下来,几千年的文化都在里面。

我家隔壁是一所天主教小学,叫公信小学①。小时候我坐在家里门槛上晒太阳,能听见学校那边敲鞭子的声音。一敲鞭子,我就知道又有学生挨揍了。那个时候老师很严厉,拿鞭子打学生,不听话都挨打,我也被打过。那小学很正规,男女分校,初小四年,高小两年。我到乐山县中学读初中时已经快 12 岁了,中学在城外,离家很远,我就住校了。

董:日本侵华战争给您的生活带来哪些影响?

王:日军轰炸弄得大家不得安宁,飞机一来,这边就放警报,大家就疏散,跑到田里头躲飞机。最严重的一次把乐山半个城都炸

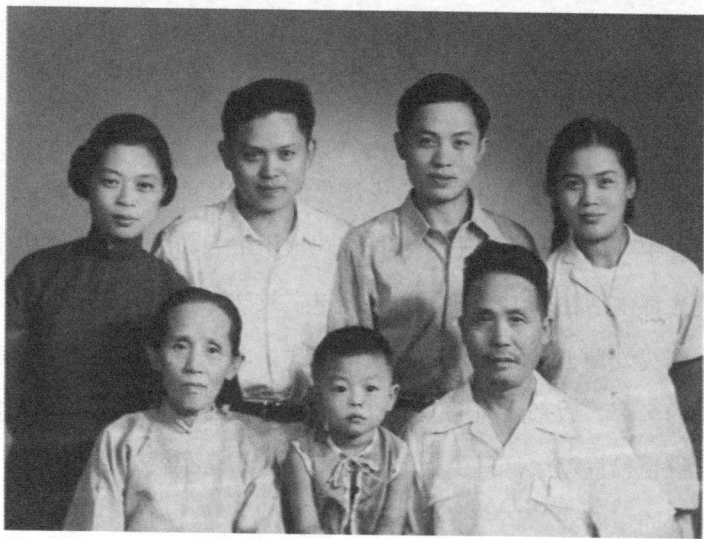

▲全家福,后排左二为王直中

---

① 乐山公信小学由天主教主办,地跨三条街,分男女教学区。

完了①，学校也炸掉了，死了很多人，衣服、尸首都挂在树上，很惨的。日军轰炸的都是人多的地方，我们住在城南，飞机从城南边上飞过去，没有被炸到。有一次轰炸，我躲在床底下，炸完了出来一看，老房子的尘土落了厚厚一地。

董：您为什么选择学医？

王：我家里人都喜欢医生，因为孩子生了病，总是背着去看医生，当时在乐山找医生还是比较困难的。所以说学医，既保护自己，又救死扶伤、保家卫国，对大家都有好处。1946年，我在重庆参加统考，考到了同济大学医学院，那时候同济还在四川宜宾②。等我入学时，同济已经迁回上海，我一个人单枪匹马去报到，就离开家乡了。当时医学院搬到了虹江路的同济工学院里，我们在江湾那儿住了一段时间。1949年新中国成立的时候，我们还在工学院参加庆祝晚会。后来，医学院又搬到了善钟路③。

因为同济是德国派，所以医学院第一年要学德文，生理学老师都是用德语讲课。教耳鼻喉学的李宝实④老师对我影响很大，他为人很好，讲课很有意思，加上耳鼻喉学的内容很丰富，往上可以到颅底、垂体，往下到口咽部，还可以到耳咽管，所以当时我想，以后我也要当耳鼻喉大夫。

---

① 1939年8月19日，日军出动36架飞机轰炸乐山，炸毁半个城区，炸死838人，炸伤380多人。

② 1937年，因抗日战争，国立同济大学内迁，辗转多地，于1940年迁到四川宜宾李庄。抗战胜利后，1946年5月，同济大学迁回上海复校。

③ 善钟路，现上海常熟路。

④ 李宝实（1900—1987年），字学濂，吉林梨树人，中国耳鼻喉学先驱之一。

三个分配志愿都填了协和

董：您毕业后就分配到协和了吗？

王：快毕业时，同济大学医学院又搬到了武汉①，我在医学院附属医院实习，主要还是在五官科转，没过多久就毕业分配了。毕业分配要填志愿，三个志愿我都填了协和，就是下定决心要来协和。1951 年 9 月，我正式到协和工作，当时协和耳鼻喉科有张庆松、徐荫祥、刘瑞华三位泰斗。

进了协和，我很高兴，先后在口腔科、外科轮转。协和很严格，比较重视基础，实习大夫要亲自给病人做血常规、大小便的化验，通过这

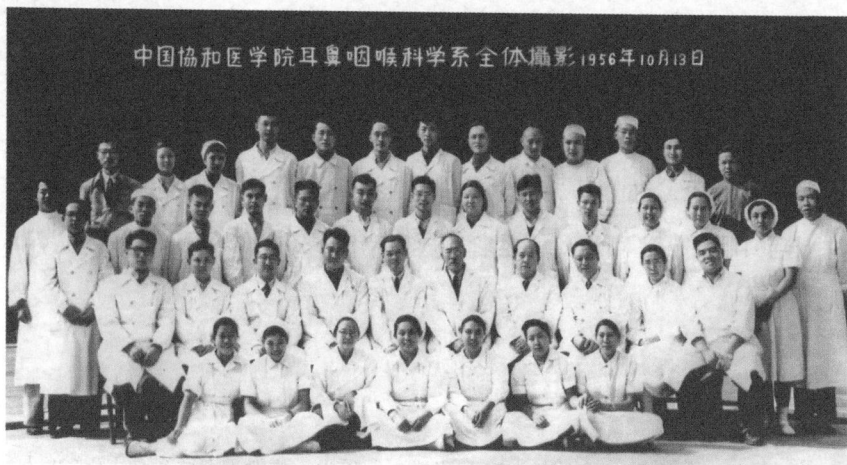

▲ 1956 年 10 月 13 日，协和耳鼻喉科工作人员合影。二排左起：屠规益、王直中、哈献文、薛善一、张庆松、刘瑞华、徐荫祥、邹路得、单又新、叶世泰

---

① 1951 年，同济大学医学院迁往湖北武汉，成立武汉同济医科大学，现为华中科技大学同济医学院。

个过程去和病人接触，掌握第一手资料，确定病人的基本情况，而不是直接去看报告。亲身学到的东西是很宝贵的。

那时候耳鼻喉科病人住在老楼 7 号楼 3 层和老楼 8 号楼 1 层的两个综合病房，与神经科病人住在一起，男病人和女病人是分开的，老楼 7 号楼 3 层有七八个病人，老楼 8 号楼 1 层有十几个病人，我每天楼上楼下跑。我们都在医院住着，很少回家，也就是所谓的住院医生。因为病人的病情随时可能发生变化，你不在医院守着，就看不到第一手资料。每天除了看书、看病人、写病历，还要准备查房。查房不是简单地把病历、化验结果念一念，而是要多接触病人，汇报病人每天病情有什么变化。虽然累，但是有收获，这是对一个医生基础的培养。

董：您曾担任协和耳鼻喉科主任长达 17 年时间，期间主要开展了哪些方面的工作？

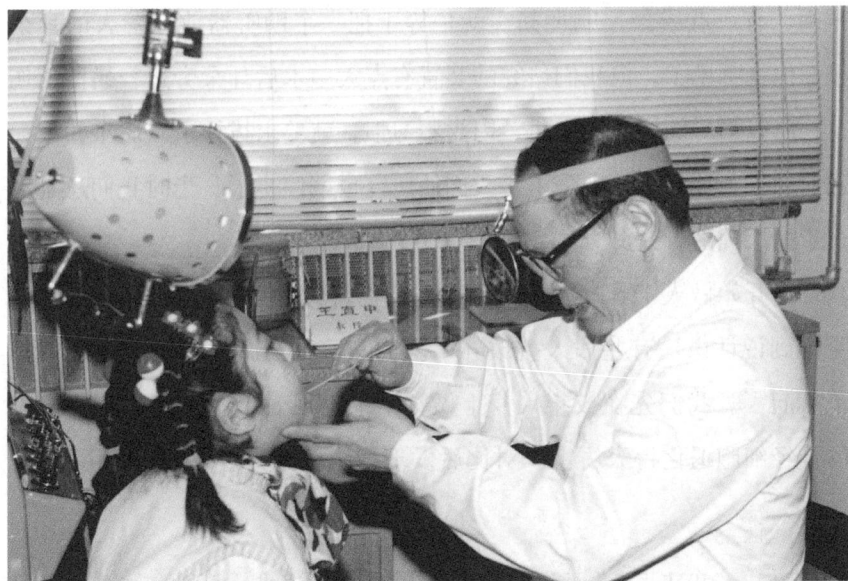

▲王直中在门诊为患儿查体

王：耳鼻喉科初创时期，医生耳、鼻、喉三方面的疾病都看，比较全面。我做科主任的时候主要抓了三件事，一是人工耳蜗，二是喉癌病人的发声重建，三是垂体瘤。人的精力有限，不能搞太多。

到耳鼻喉科我先做的是喉，那时候喉癌很多。慢慢我发现，一部分喉癌病人可以只把半喉切除，这样还保留一个声带，经过发声重建，声音还可以出来。中耳炎我也研究了一段时间，搞鼓室成形术，当时我做得很细致。由这个开始，我又搞了人工耳蜗，从耳结构一直搞到耳神经。人工耳蜗是神经发音，如果中耳腔都破坏了，那就从神经上面下功夫。

帮助聋人改善听力大有可为

董：您在帮助耳聋患者改善听力方面做了哪些工作？

王：20世纪70年代，我和医科院基础所的陈仁堉① 一起研究人工耳蜗，有一点成果，原理其实就是等于把一个助听器放在聋人的耳朵里，他就听见了。但我们研究的装置有点大，术后耳朵旁边容易留下伤口，所以第一例病人做完后，因为不习惯，就要求拔掉了。后来，澳大利亚的人工耳蜗研究出来了，我们的研究也就停止了，当时我们还是太过于追求理论研究。

最开始做人工耳蜗，病人不少，我们说做完以后可能只听见声响，听不到说话声，有些病人就放弃了。但其实在当时，能听见声音就很了不起了。我们先在成年人身上做，结果发现效果并不好，因为成人的神经细胞退化得太厉害。对比后发现，小孩的神经细胞还是活跃的，

---

① 陈仁堉，1921年出生于湖北安陆，中国生物医学工程学科创始人之一，曾任中国医学科学院基础医学研究所生物医学工程室副主任。

于是研究重点就慢慢地转移到小孩身上去了。先对聋哑儿童进行测听，检查他们的听神经残留多少，然后根据听神经的情况安装分离式的人工耳蜗。

当时的人工耳蜗是贴在耳朵外边，一直震荡，实际上就是把一个共鸣器放在耳朵那儿，因为耳聋的人听觉神经还在，如果安装了振动器，调整好频率，就可以听见声音。后来就是埋植型的，埋在骨头上，增加骨传导，实际上是一回事。再后来，就是在骨头上打钉子，钉子上加个

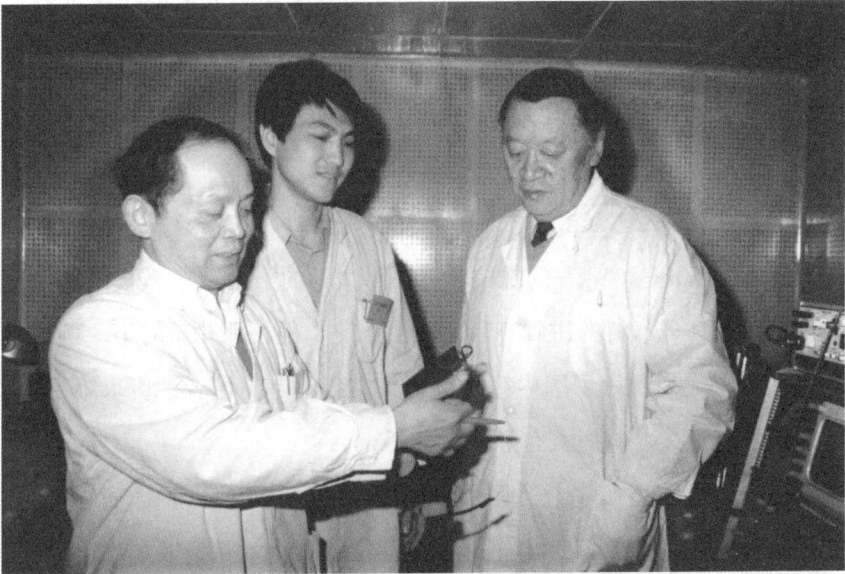

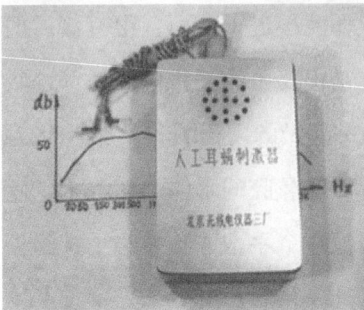

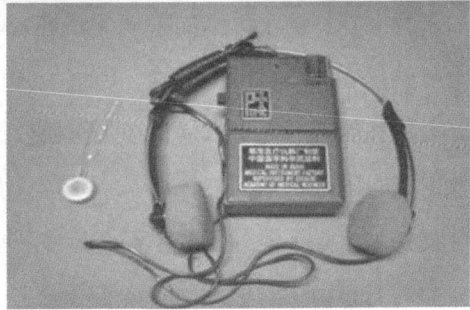

▲ 1982 年，王直中等研制的人工耳蜗

助听器，各种各样的人工耳蜗就都出来了。所以说，帮助聋人改善听力，还是大有可为的。

董：您还做过职业性耳聋的调查，调查的目的是什么？

王：要做耳聋的研究，就要知道耳聋的发病率是多少。所以我们到聋哑学校去，看看聋哑儿童到底有多少，也参加他们的教学活动，各方面都了解一下。另外，我们还进行了家庭走访，主要是北京地区的调查。后来，上海、广州等地也参照北京的方式进行了调查。最后发现，受传染病、环境等多方面因素的影响，中国的聋哑发病率比国外高得多。另外，一些先天性疾病得不到及时治疗，也是致聋的重要原因。我们把这些数据跟相关管理部门汇报后，也成为卫生部门工作的一个参考。后来，全国还成立了一个聋哑学会。

董：有文章说您做了国内第一例蝶窦垂体瘤的切除术。

王：其实不是。第一例是白求恩医科大学的卜国铉[1] 教授做的，他原来是协和耳鼻喉科的讲师，后来去了东北，他在那儿做的第一例。有的人误会了，说我做了国内第一例，其实我不是。再者，讲求第一例、第二例没有意义，对病人有好处就行了。

原来的垂体瘤切除术，是将额骨打开，经前颅底到垂体病变部位，这段距离很长，血管多，出血也多，并且开颅手术对病人的伤害太大。后来我发现，这个手术如果从鼻腔进去，那就很近了，而且很直接。但重点就是看你做得准不准确，所以说定位是很要紧的。

协和的第一例手术是我和张庆松教授一起做的，很顺利，那是 1974年。当时国外也在开展，那是一阵风，都做经鼻腔的垂体瘤切除术。垂体瘤切除术是神经外科的手术，后来我就把这个手术方法教给了神经外

---

① 　卜国铉（1918—1998 年），河北易县人，著名耳鼻喉学专家。

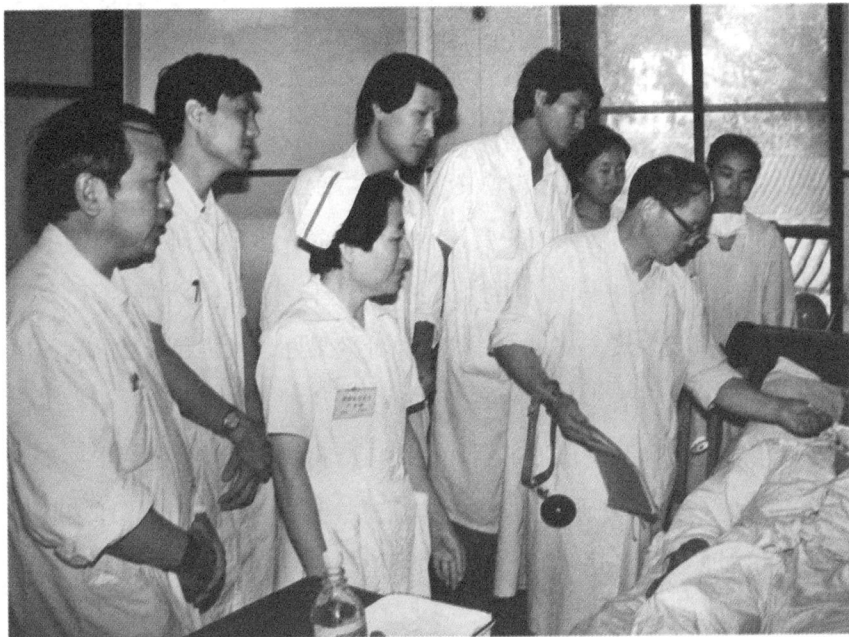

▲王直中（右二）在查房

科王维钧 ① 、尹昭炎 ② 他们两个，他们的病人多。我做手术他们来看一次，他们做手术我帮一次，然后他们做手术我再看一次，经过这三次，我就全教给他们了。他们的术式改进也很快，后来鼻撑器也用上了。

学医首先要全心全意对病人

　　董：您怎么看待医疗、教学和科研的关系？

---

① 　王维钧（1924—2017 年），辽宁北镇人，神经外科学专家，北京协和医院神经外科教授。

② 　尹昭炎（1922—2008 年），河北武安人，神经外科学专家，北京协和医院神经外科教授。

王：医疗、教学和研究要三合一，搞医疗不搞研究，那医疗就没基础了；搞医疗、搞研究但不搞教学，那就后继无人。所以要把这三方面都搞好，其中医疗是最重要的。

董：每个时期的研究方向您是如何确定的？

王：主要是根据病人的需要，看喉癌的病人多，就研究喉癌；中耳炎病人多了，就看中耳炎。当然，也要结合科室的整体发展，耳、鼻、喉三个方向都要发展。如果中耳炎的治疗效果好，从协和康复的病人出去一说，那来协和看中耳炎的病人也就多了。有了病例资源，研究工作也就好开展了。从鼓室成形术到耳蜗埋植，我们的研究也是一步一步从简单到深入，边学边研究。人体的构造很奇怪，嘴巴吃饭、耳朵听声音、鼻子闻味道，各司其职。中耳的结构看似简单，但也不简单，一个耳咽管到现在还研究不透。

耳鼻喉科的患者比较特殊，有的说话说不清楚，有的听不见你说话，所以你得加倍努力让他了解自己的病情。当然，很多时候是家属来帮病人说话。对病人不要有偏见，要耐心地跟他说话，因为病人就是冲着你这个大夫来的，你找个学生给他看，那怎么行？所以说医生的培养，最重要的还是医德。协和的办院理念说要待病人如亲人，要看一个大夫有没有前途，就看他对病人的态度。如果病人一进门跌了一跤，你上去扶一下，那是好大夫；如果看病人穿戴不好，从心里看不上病人，那说明医德有问题。

董：您对自己的学生也是这么要求的吗？

王：应该这么要求。学医首先要全心全意对病人，一个医生好不好，任何时候都会表现出来。有一次查房，科里一位年轻大夫跟在后面，我看他嘴巴一动一动的，就问他在吃什么，结果是在嚼口香糖。我说，查房为什么吃口香糖？他答不上来，说他错了。我说对，你就是

▲ 1991年，王直中（右一）在喉全切除术后发音钮的研制及临床应用鉴定会上发言

错了，查房的时候吃口香糖，说明你心不在焉，那你不必查房了，到门口那儿待着去吧。查房是很严肃的事情，病人的生死存亡都在你手里，你还若无其事地吃口香糖，那就不好了。我这样纠正了他的错误，其他人看到了他被惩罚，那以后就没人敢在查房时吃口香糖了。

董：在您数十年的从医生涯中，有没有印象深刻的病人？

王：20世纪60年代，有一个自杀的病人被送到急诊室，他是用刀片把颈内动脉切开了，来到急诊时已经晕过去了。当时急诊一位姓苏的女大夫一把抓住出血位置，赶紧往手术室送，她用手紧紧抓着，血暂时止住了，病人稍微恢复点意识，开始挣扎，结果又开始出血，还没上手术台就死了。那个病人很年轻，我当时也参与了抢救，没能把他救活，感到很遗憾、很懊恼，假如能再快一点送到手术室，可能就能救活。每一个救治失败的病人，都是一个很深刻的教训。

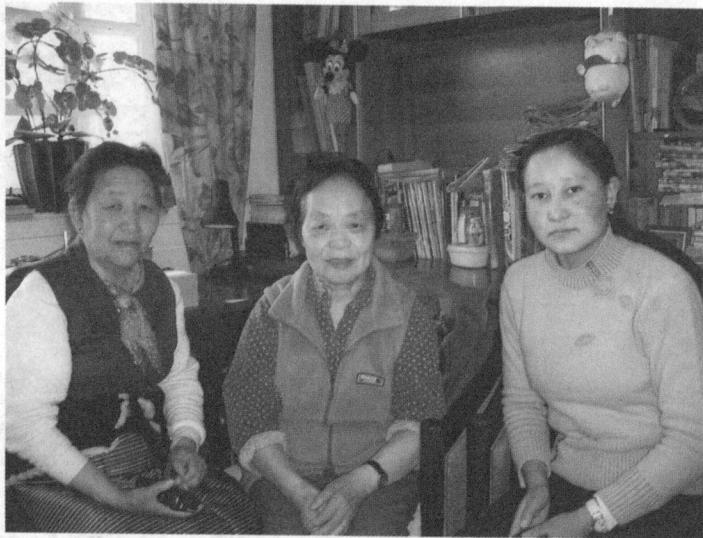
▲ 2008 年 3 月，王直中的爱人谢婉若（中）与西藏患者家属在家中合影

还有一个西藏人，她的丈夫得了喉癌，第一次手术后又复发了，我给病人做了第二次手术，很成功，现在还活得好好的。她每年都给我送哈达，有一次还专门到北京来感谢我。但我内心感觉很惭愧，因为没有能一次把她丈夫治好，让病人做了两次手术。

掌舵学会促进耳鼻喉学科发展

董：您担任中华医学会耳鼻喉头颈外科分会主任委员期间，为推动中国耳鼻喉学科发展做了哪些工作？

王：当时我干得不错，就"稀里糊涂"干了十几年。后来就和临床脱离了，专门搞学会活动、国际交流，主要是在各省市间举办学术会议、指导工作，拉齐各地之间的学术水平。当时每年至少要开一次全国的耳鼻喉科学术大会，通过全国大会的带动，各地区的学术会议也热闹起来。这样一来，中国耳鼻喉科的学术水平就整体提高了。

国际交流中有一位日本学者让我印象深刻，他叫中野富夫①，他还有个中文名字叫钟杰夫。中野富夫很喜欢中国，曾在东北待过一段时间，他说中国人很善良，帮助过他，所以他给中华医学会捐了一些钱，用于给聋人购买助听器。刚开始与日本交流，主要是人工耳蜗方面，还有"三炎"：鼻窦炎、中耳炎、咽炎，以经验交流为主。后来随着友谊加深，学术交流也慢慢变深入了，开始互派交换生，我也把自己的学生送到日本去。

从全国跑到全世界，我也就不看病了。现在想来有点后悔，医生还

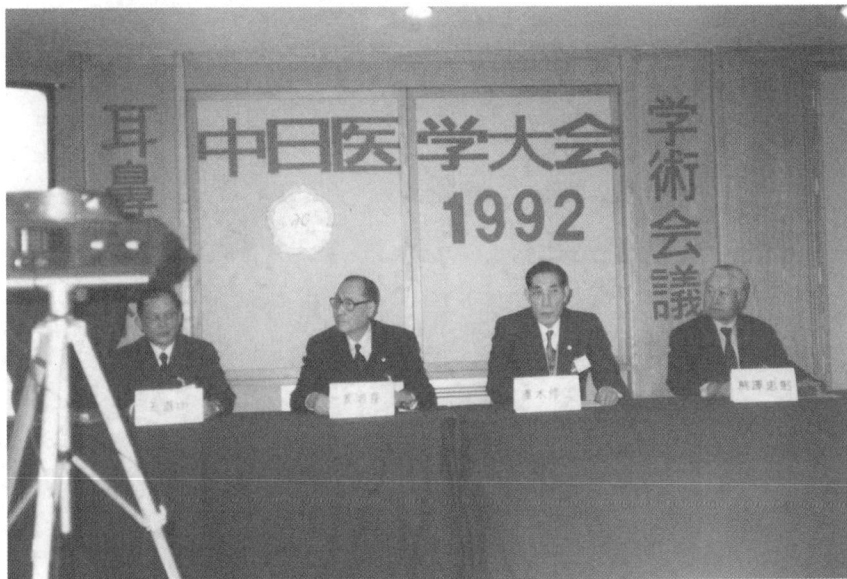

▲ 1992 年，王直中（左一）出席中日医学大会耳鼻喉科学术会议

---

① 中野富夫，日本耳鼻喉学专家，著有《图说耳鼻科学》一书。

是看病好，不看病就没有新发现，没有思路。

医疗队的经历宝贵又难忘

董：请您谈谈参加医疗队的经历。

王：1971年，我跟随医疗队到了江西省星子县①，待了一年。当时卫生部给的任务是研究血吸虫病，我们在田野里走，走几步，挖一个坑，把里面的钉螺掏出来，统计钉螺的分布情况，写调研报告。钉螺里边有尾蚴，钻到人的皮肤里，就容易得血吸虫病。

星子县有一个叫作蓼南的地方，产瓜子。听说医疗队来了，有老乡

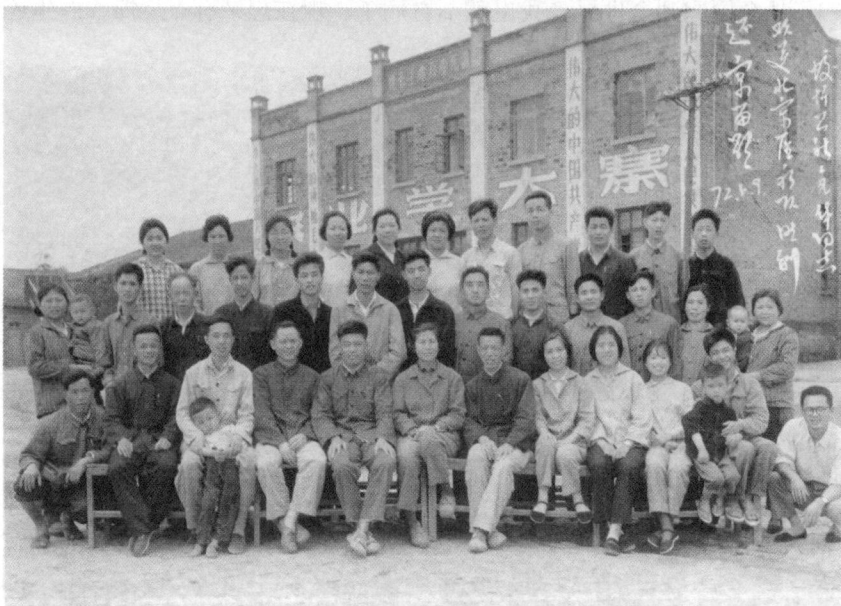

▲ 1972年，江西省星子县蛟圹公社全体同志欢送北京医疗队返京。前排左四为王直中，左六为连利娟，左七为王述武

① 现江西省庐山市。

就挑了两三挑瓜子送来，可见农民的那种心情，他们很需要医疗。因为有任务在身，不能下乡，我们就在县里办学习班，每个村的赤脚医生都来学习。另外，我们也抽时间看病，一般的鼻子手术，我帮着当地大夫做，外科的王述武①、妇产科的连利娟，他们也开展手术，做了不少工作。

当时我们住在一个地主家腾出来的房子里，条件比较艰苦，吃得最好的就是红薯。当地的领导很照顾我们，到处去找肉，隔几天就给我们打牙祭。所以如果不好好治病，真是对不起人家。这段时间很宝贵，也很难忘。

要一身正气做一个好医生

董：离开工作岗位之后，您是如何安排生活的？

王：我爱人是常州人，我们就把家搬到常州来了。没有什么特别安排，就是和家人在一起，生活优哉游哉。我喜欢游泳、放风筝，但是现在老了，跑不动了。看到女儿去游泳，我只能"望水兴叹"。我也想回乐山生活，那里有很多小时候的记忆。

董：您的书法写得特别好，是从什么时候开始练习的？

王：我7岁时，父亲就教我们写毛笔字。当时乐山有座山的土是红色的，我们就把土挖回家泡在水里，搅拌后变成红色的水，用来写字。那个时候都是写大字，四川有个叫赵熙的书法家，我就照着他的字帖练习，所以写出来的字跟他的有点像。有条件的话一定要教孩子写字，这是中国的传统文化。

董：协和即将迎来百年华诞，对协和的年轻人您有哪些想说的话？

---

① 王述武（1926—2008年），北京协和医院基本外科教授。

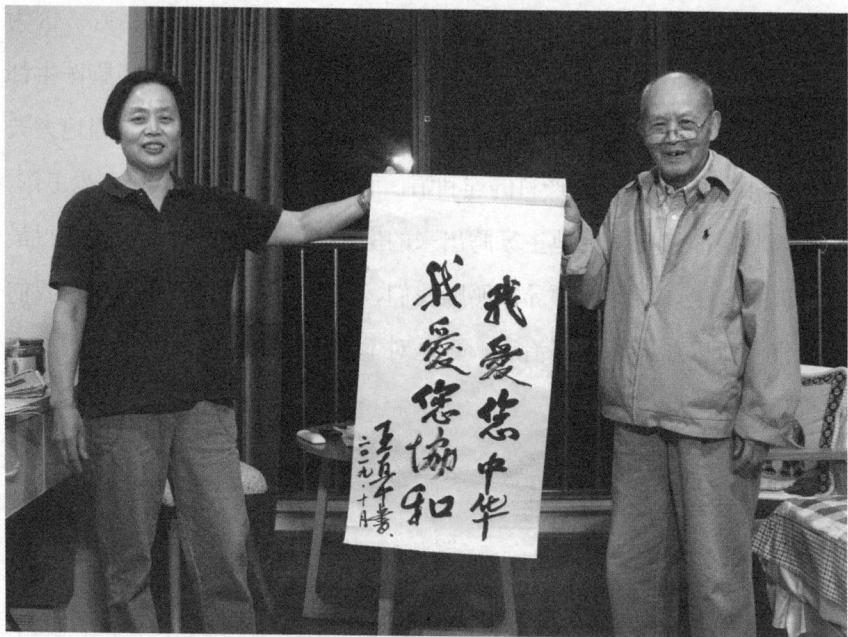

▲2019 年 10 月 24 日，王直中与女儿王勤手持他的题词合影

王：主要还是把病看好，好好读书，好好看病。看好病也不简单，要把病人当亲人，要把病人放在首位，这是很要紧的，能做到这一点，就很了不起。要看病，就必须多读书，不钻研是不行的。英文书、德文书，要看原版，所以一个医生的外语必须好，有了控制语言的能力，才能进入开放的世界。

另外，协和医院还搞教学，老师如果不好好教，那学生也受影响，病人也受影响，后患无穷。医生要一身正气，否则歪风邪气就来了。协和医院还是比较正派的，医生都想把工作做好。如果训练一个年轻医生能在吃饭的时候还忘不了病人，那就差不多了。事在人为！

（本文内容节选自王直中教授 3 次访谈记录）

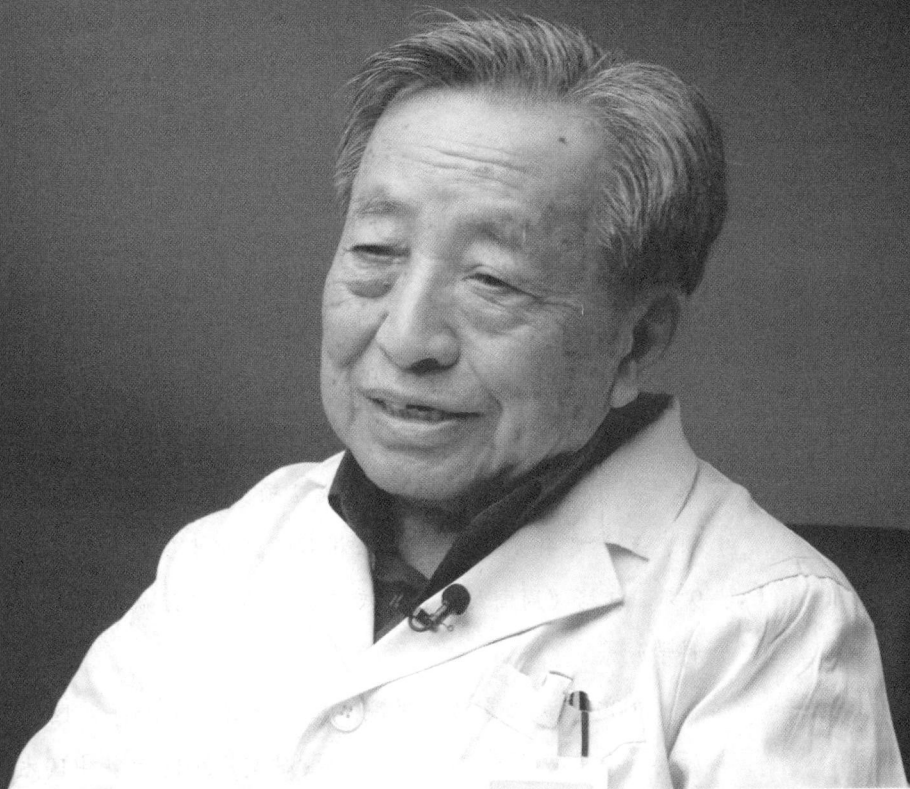

躬耕神经病理学事业

郭玉璞，1928 年 1 月出生于吉林九台，著名神经内科学专家，北京协和医院神经科教授。1952 年毕业于长春第三军医大学医疗系，1953 年 8 月分配到北京协和医院工作。1981—1984 年赴澳大利亚西澳大学皇家珀斯医院神经病理科和悉尼大学神经内科实验室从事神经病理、周围神经病理和肌病病理研究工作。1987—

1991年任北京协和医院神经科主任。

郭玉璞擅长应用神经病理、肌病病理、周围神经病理诊断和治疗神经系统疾病。曾任《中华神经科杂志》第一届总编辑,《中华神经精神科杂志》、《脑与神经疾病杂志》、《中国实用内科杂志》副总编辑,卫生部全国脑血管病防治研究领导小组副组长,中华医学会第20、21、22届理事,国际神经病理学会会员。曾获国家科技进步二等奖1项、三等奖2项;卫生部科技进步二等奖2项、三等奖4项;北京市科技进步二等奖1项。主编、参编论著9部,包括《周围神经系统疾病》、《临床神经病理学》、《现代内科学》等。

2009年获北京协和医院杰出贡献奖,2016年获国家卫生健康委脑卒中防治工程委员会卓越贡献奖,2018年获中国杰出神经内科医师终身成就奖。

郭玉璞教授访谈视频

口述：郭玉璞

采访：戴　毅

时间：2018 年 11 月 6 日

地点：北京协和医院院史馆

整理：郭　晶

到协和工作是一个"意外"

戴毅（以下简称"戴"）：请谈谈您的求学经历。

郭玉璞（以下简称"郭"）：我小时候在农村长大，念了两年私塾以后就到城镇的小学，毕业以后，又到吉林的省会中学。初三的时候，正赶上 1945 年日本投降前夕，苏联红军就打过来了，学校不能上课了，我就坐火车回家了。回家没几天，日本就投降了。当时社会混乱，那半年就没有上学。

1946 年，我到长春一中继续读初三，毕业后在市高中上学。1948 年，长春解放，解放以后学校停课了。那时候哈尔滨的学校来招生，家里不希望我去外地读大学。不久，兴山医大搬到长春，起名叫作军医大

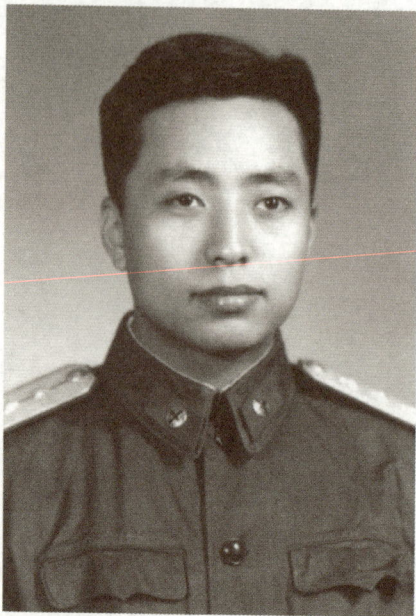

▲身穿军装的郭玉璞

学，就是长春军医大学①。我们考试也很容易，十一前我就入学了。校舍就用了原来伪满国务院、伪满军事部和伪满交通部的楼，伪满国务院那个楼作为基础教学楼，伪满军事部的楼作为内科教学楼，伪满交通部的楼是外科楼。

入学以后，学校开始进行政治思想教育。老师、教员都很好，当时没有教科书，主要是他们手写的讲稿、讲义，有的时候他们在黑板上写，我们抄。当时很强调形象教学，老师们一边拿着标本给大家看，一边讲课，这四年的学习很有收获。

1952年10月，医学院政治部来找我谈话，说接到军委卫生部的通知，我被选入留苏预备班，要去北京学俄文，然后去留苏。当时这对我来讲是意外，从来没想过。

戴：您后来是怎么来到协和的呢？

---

① 1946年7月至1948年11月，中国医科大学迁到黑龙江兴山（现鹤岗市）办学。1948年长春解放前，东北民主联军卫生部发出迅速扩大医学教育的动员令，决定由中国医科大学接收原长春大学医学院，组建长春军医大学。1951年学校更名为解放军第三军医大学；1954年并入第一军医大学，隶属中央军委；1958年划归吉林省，更名为吉林医科大学；1978年再次更名为白求恩医科大学，现称吉林大学白求恩医学部。

郭：我上学时知道有协和，但是了解不多。在北京学俄文的一年中，我就对协和比较熟悉了。俄文得学两个学期，1953 年夏天，军委卫生部通知我们这些留苏预备班的学生联系接收学校，有的联系上了学校，有的没联系上。没联系上学校的要等着，有机会就去，没机会不一定能去。我是没联系上的，当时把我安排到航海医学院。可是我是从农村来的，对海军也不了解，我就没去。军委卫生部的陈干事说到协和很容易，协和是军委编制①，另外我回学校也没问题。我到北京以后觉得协和是很好的单位，而且我原来学校的教务长到协和教育处工作了，他也介绍协和的好处。所以我一想，还是到协和来吧。

戴：您当时为什么选择神经科呢？

郭：1953 年下半年，我到了协和。到内科以后，张孝骞教授来接待我们。他说话非常客气，很欢迎我们来，说有什么困难都可以来找他。他安排我们先在内科病房实习两个月，那时候内科专科不多，各科都由教授带领查房，当时带我的住院大夫是罗慰慈。

两个月以后，正赶上军委卫生部让协和给军医大学培养师资，要开办培训班，让各科加强对年轻医生的培养，在这种情况下，就要重新分配科室。当时神经科叫脑科系，精神科病房和神经科病房是分开的，我觉得神经科查房挺好的，我也学了俄文，正好学了巴甫洛夫②，所以就选了神经科。

---

① 1952 年 1 月 1 日，协和划归军委建制，受军委和地方双重领导，仍担任部分地方医疗工作。总政、总后选派大批干部和战士到医院，协和进入军管时期，担负为全军培养高级师资和提高医务干部水平的任务。
② 伊万·彼德罗维奇·巴甫洛夫（1849—1936 年），俄国生理学家、心理学家，高级神经活动生理学奠基人。

戴：当时神经科是什么样的情况？

郭：我到神经科正赶上 1954 年的毕业班实习，当时许英魁①教授生病了，没有上班，接待我们的是副主任冯应琨②教授。冯教授要求很严格，他教我们病理标本怎么采取，病历要写些什么，还亲自修改。当时 24 小时值班制是很严格的，实习大夫和住院大夫不能离开医院。病人的三大常规、胃液分析等化验都要大夫自己做，每个病房外面都有一个化验室，设备非常齐全。查房、检查、化验做得不合适，提出问题后都要重新再做。

许英魁主任上班以后，带着助教匡培根③大夫做脑解剖标本。匡大夫给我们讲尸体解剖和定位诊断，布置我们给每个标本画解剖图，半年下来画了 100 多张图。标本摆在神经科办公室的走廊里，方便大家学习。

这段学习经历对我的触动很大，因为我刚到协和，看到自己从基础到外语学习都不如协和的大夫好。我小学时期赶上日本统治，学了几年日文。中学学了不到两年英文，等到军医大学时学的是俄文，每个都不深入，都学了那么一点。所以，我就下决心，从头学起，神经解剖、定位诊断……我把解剖课的脑组织切片借来，利用晚上和周末在化验室用显微镜看。我还开始自学英文，复习解剖课程，再做临床，很快就有进步了。

---

① 许英魁（1905—1966 年），河北饶阳人，著名临床神经病学家和神经病理学家，北京协和医院神经科教授，中国神经病理学奠基人。

② 冯应琨（1908—1992 年），广东广州人，著名神经病学专家，北京协和医院神经科教授，中国临床脑电图学奠基人。

③ 匡培根（1924—2011 年），江苏无锡人，著名神经病学专家，解放军总医院创始人之一。

戴：许英魁教授和冯应琨教授都是我们非常景仰的老主任，您能讲讲他们的情况吗？

郭：许英魁教授是 1934 年从协和毕业的，毕业以后就在协和做住院大夫。他分到神经科后，当时的科主任叫雷曼①，因为许英魁肯学，雷曼很重视他，很早就和他一起发表了几篇文章。1938 年，雷曼把许英魁教授送到德国慕尼黑神经精神医院去学神经病理，不到一年，他就学得很好了。结束以后，许教授转到美国芝加哥一个精神病院学脑神经肿瘤病理，在那儿学习了 9 个月。

1939 年 10 月 1 日，许教授回国，那时候日本人已经把中国许多地方占领了。他是坐船回来的，下船以后，大家都要给挂着的日本太阳旗鞠躬敬礼。他不敬礼，日本兵打了他一个耳光。许教授受刺激很大，本

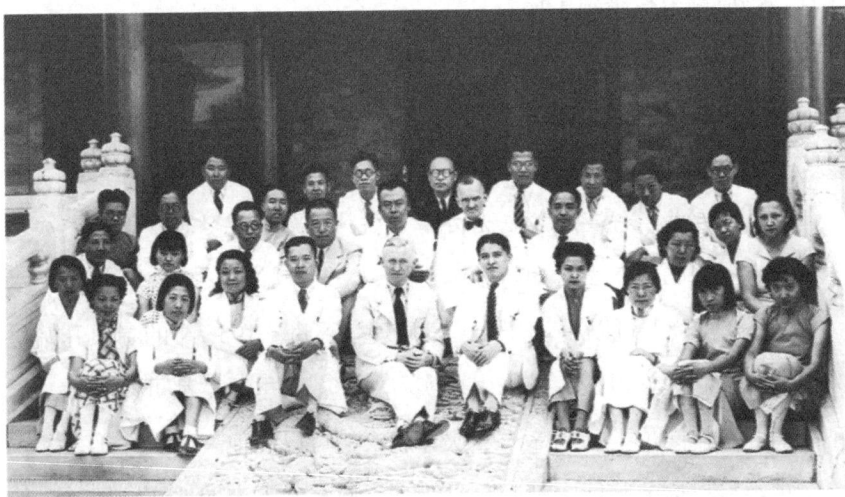

▲ 1936 年，北京协和医院神经精神科医务人员合影。二排左六为雷曼，二排左五为许英魁，前排右五为冯应琨

① 理查德·雷曼（Richard S. Lyman），毕业于约翰·霍普金斯大学医学院，1932—1937 年任北京协和医院神经精神科主任。

来他家中就有抑郁症遗传病史，他就觉得当亡国奴了，回来以后就犯病了，休息了半年才回到协和继续工作。

1941年底，太平洋战争爆发，协和被迫关门。当时许英魁教授和冯应琨教授就失业了。许教授没有找工作，他小孩多，家里负担重，也很困难。1942年，北大校长要补充北大的力量，没有神经科，就把许教授请到北大开创神经科。冯教授没有小孩，自己就开了一个诊所，两年后也跟着许教授到了北大。

1948年协和复院，两人一起回到协和。不久冯教授去了美国芝加哥的一个医院进修，学习脑电图，之后又学了精神科的电休克治疗。当时美国要聘他做神经科的主治医生，他做了大概10个月，最后还是选择回来了，1949年十一前回来的。回到协和神经科后，许英魁教授是主任，冯应琨教授是副主任。

亲历神经科发展壮大

戴：1955年，许英魁主任开办第一届神经病理学习班，您也参加了学习班，能回忆一下当时的情景吗？

郭：许教授上班以后就开始筹备病理学习班。1955年的春天开始第一期的神经病理学习班。进修生、实习医生、科里医生都可以听课，但不能离开工作岗位，一周2～3次，脱产的可以和他一起看片子。

神经科尸检的脑标本都归自己管，许教授会不定期地切脑标本，他把大家都叫来，一边切、一边讲，然后把这些标本都留起来备用。许教授讲得头头是道，给我留下了深刻的印象，更加深了我对病理的兴趣。我和舍友经常在晚上和周末到实验室看片子。所以我虽然没有脱产学习，但是学习得很深入。这个学习班对我非常有意义，我从那时就下决

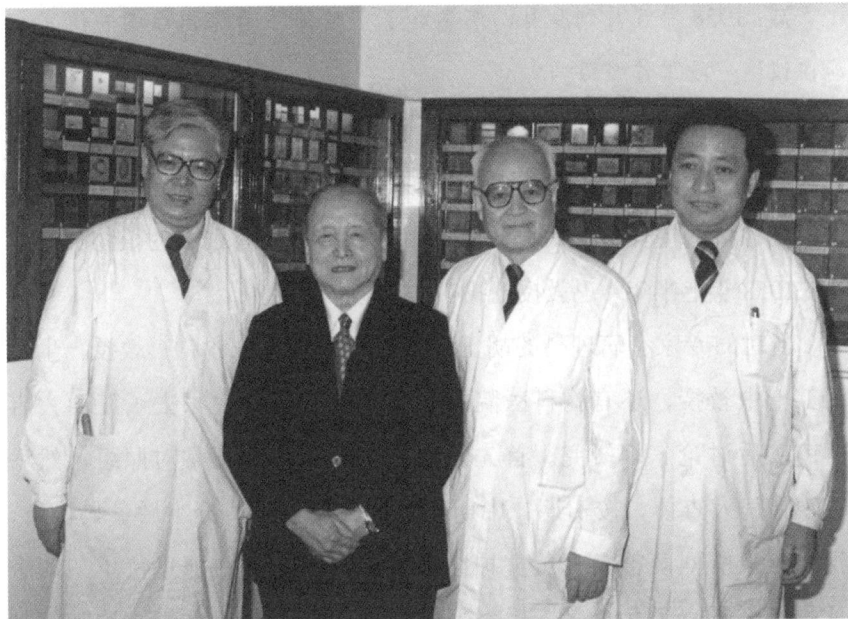

▲神经科四位教授合影。左起：谭铭勋、冯应琨、赵葆洵、郭玉璞

心，要好好学习脑组织切片。

戴：1955 年，神经科拥有了中国最早的脑电图仪，冯应琨教授开办了第一届脑电图学习班，您参加了第二届学习班，请您谈谈当时学习班的情况。

郭：1955 年，国家给协和进口了一台英国脑电图仪。1956 年，冯应琨教授带着王积钻大夫一起做脑电图，就把脑电图室建起来了。1957年上半年冯应琨教授就开始办学习班，每班人数挺多，本院大夫也可以参加。但是只讲 3 个月，讲完以后准备开下一个班。我旁听了一部分的课，到下半年再开学习班的时候，他让我脱产跟他学习脑电图，目的是给他描图。当时我和北京医院的蒋景文教授一起脱产参加学习班，轮班描脑电图，描完以后写报告，冯教授批改后再发出去。学习班结束了以后，蒋景文教授回北京医院了，我继续描图。

戴：1958 年 5 月到 9 月，您参加了"矽肺防治综合性调查研究"，能谈谈这一段工作经历吗？

郭：1958 年是"大跃进"时期，当时号召专家下乡去为病人服务。正好劳卫所① 有一个难题，矽肺的病人很多，他们借此机会到协和医科大学找各科的主任一起研究矽肺。因为矽肺病人有很多的植物神经症状，1958 年上半年，冯教授把我叫去跟他一起筹备。

当时的专家有病理科的胡正详教授、生理系张锡钧② 教授、生化系王士中教授，还有胸科医院的蔡儒升院长等。大家去了江西大吉山钨矿后讨论怎么研究。首先是选择 120 人作为正常对照组，然后给矽肺病人查体，按初期、中期和晚期分成三组。分组后各科检查，我跟劳卫所刘荫曾大夫负责神经系统检测，一共在那里待了三四个月，回来研究了几个月。后来冯教授帮我们总结，并把《矽肺的神经系统研究》论文翻译成英文，分别发表到《中华神经科杂志》和《中华医学杂志（英文版)》。这件事增强了我对研究工作的兴趣和信心。

戴：20 世纪 60 年代您参加了湖南湘阴农村巡回医疗队，当时在农村是如何开展工作的？

郭：1965 年 9 月，我参加了农村巡回医疗队，被分到湘阴县一个公社里面，在洞庭湖边上。那时候号召培养赤脚医生，到基层去巡回医疗，我跟着当地卫生院的医生，一起去巡回医疗看病。那时候也很简单，主要是看病人，给病人治疗方案。

---

① 即中国预防医学科学院劳动卫生与职业病研究所。

② 张锡钧（1899—1988 年），天津人，生理学家、中国科学院院士。

引进国外先进技术和设备

戴：改革开放后您曾去澳大利亚学习神经病理，这个机会是怎么得来的？

郭：当年香港大学的黄震遐①教授来参观我们实验室，黄教授跟我讲，你应该出去学习，你们实验室主要是尸检的病例，可还没有神经活检和肌肉活检。他在悉尼大学学习过，说给我介绍。

1980年，冯应琨教授去澳大利亚访问，在悉尼大学碰到了 J. G. McLeod 教授，他是悉尼大学大内科主任和周围神经病理实验室主任，非常欢迎我去进修。这个实验室主要做神经活检、肌肉活检，是当时世

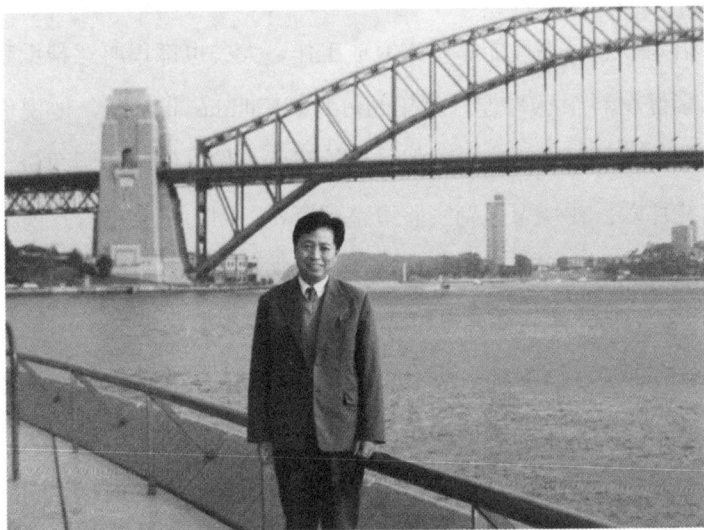

▲ 20世纪80年代初，郭玉璞在悉尼留影

① 黄震遐，1939年出生于新加坡，祖籍广东梅县，香港脑神经科专科医生，香港脑科基金会主席。

界上三个最好的实验室之一。

冯教授到西澳珀斯讲学时还遇上了搞病理的 B. A. Kakulas 教授，他是从美国哈佛大学学的神经病理，回去以后在澳大利亚成立了神经病理科。这个科做得很大，澳洲附近的疑难病例都送他这儿来。Kakulas 教授问冯教授，你们有没有搞病理的，能不能到我们这儿学习，我们这儿标本挺多的。冯教授就向他推荐了我。

戴：在西澳大学有哪些深刻的印象？

郭：我从 1981 年 7 月到 1982 年 12 月在西澳学了一年半。到了珀斯以后，我被安排为工作人员，而不是进修大夫，工资按总住院医师的水平，年薪 2 万 6 千澳元，那是很多了。珀斯的病例很多，每个礼拜都有几个脑标本送来。每个礼拜由 Kakulas 教授带着大家一起切脑标本，切完以后做记录，然后包埋、制片、看片并讨论。我那时候读和写还可以，口语差一点，不过能够基本完成工作，大夫也都很愿意帮助我。我对这么多好材料很感兴趣，就拍幻灯片。Kakulas 非常好，他说你可以照幻灯片，还可以复印病历，但是要给我留一份，你照片照两份，钱我付。我礼拜六、礼拜天都到实验室整理资料，因为机会难得，所以我很刻苦，把近百例的病理都照了幻灯片带回来。

戴：在悉尼大学主要学习哪方面知识和技能？

郭：珀斯学习结束后，从 1983 年初到 1984 年 6 月，我到了悉尼大学。他们主要是做神经活检和肌肉活检，我从取活检到制片，跟他们学习了两个月。了解以后，我就开始做报告、出报告。这时候 McLeod 教授给我出了个题目，就是把尸检病人的迷走神经查一下。我选择了糖尿病的病人和酒精中毒的病人，把这些病人的迷走神经取下来与出血死亡、交通事故死亡等非病死亡的人进行对照观察。我对照了 3 例酒精中毒、3 例糖尿病、4 例外伤交通事故。做完以后非常受鼓舞，还发表了

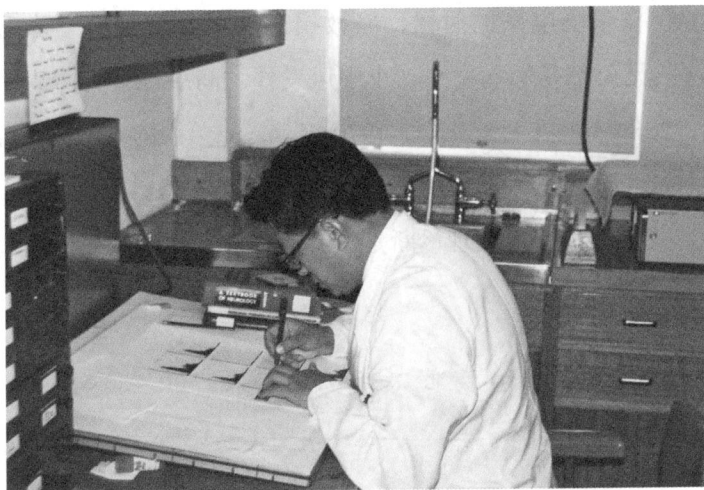

▲ 20 世纪 80 年代初，郭玉璞在悉尼大学

文章。

回国前，我把悉尼大学病理实验室所有使用的药品、幻灯机、投影仪、相机和小仪器等都买来，整整装了 2 大箱，带回协和。有了这个基础，回来以后，神经活检、肌肉活检很快就在神经科开展起来了，大大地促进了实验室的发展。接着就申请了"七五"课题 2 项、"八五"课题 2 项、"九五"课题 1 项，卫生部重大课题有 3 项，博士点课题多项。

确诊国内首例 MELAS 综合征①

戴：我们多次听过您讲"姜氏三兄弟"的故事，非常震撼。请您谈谈如何追踪一个家族 20 余年，从而在国内首先确诊一种新型罕见病家系的。

―――――――――

① 即"线粒体脑肌病伴乳酸血症和卒中样发作"。

175

郭：我在学脑电图的时候，冯教授讲课就经常说有"姜氏三兄弟"，这三兄弟都是癫痫发作、小中风发作、间歇性智力障碍，十几岁发病，20 岁左右在我院死亡。1970 年，三兄弟中的老二去世后，谭铭勋[1]大夫就动员做尸检，这是三兄弟的第一个尸检。尸检后有很多不同意见，我当时的临床病理诊断是家族遗传性多灶性缺血性脑病，性

▲ 1971 年，"姜氏三兄弟"中老三的死亡记录。63 岁的冯应琨教授在特殊时期作为住院医师亲笔记录了该患者的诊治及抢救过程，并完成死亡记录

---

① 谭铭勋（1925—2011 年），山东掖县人，北京协和医院神经科教授。

质待定。我在澳洲学习时发现法国发了一篇文章，他报告的是 MELAS 综合征。我觉得那个临床病理报告和咱们这个病例非常相似。三年后回国，我就找到这个病历反复地看，越看越像，可是没有线粒体的直接证据。

1993 年，三兄弟的外甥来看病了，跟他三个舅舅的病是一样的，都是癫痫、消瘦、反应迟钝，我就建议给他做肌肉活检。但家属不同意，我说我们用针给他穿刺行不行？家属同意了。在电镜中观察活检穿刺取的肌肉，我们发现了线粒体异常，证实了之前的推测，北京协和医院确诊了国内首个线粒体脑肌病 MELAS 型家系。

戴：请谈谈您担任《中华神经精神科杂志》副总编时的工作。

郭：1955 年，许英魁教授开办《中华神经精神科杂志》，他是主编，冯应琨教授是副主编。1986 年，我回国以后进入学会当委员、编委。

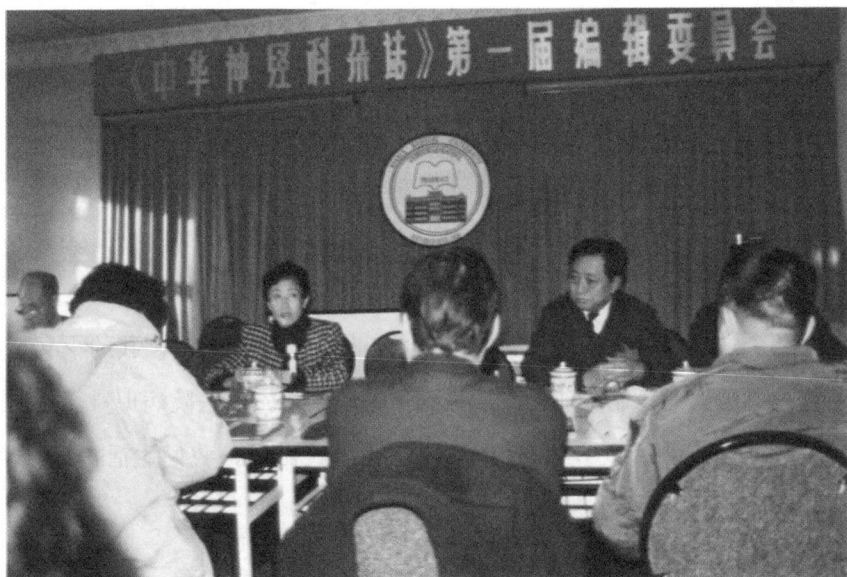

▲ 1996 年，郭玉璞（右二）参加《中华神经科杂志》第一届编辑委员会会议

1991年，在天津开会时把我选为副主编。精神科那部分由陈学诗[1]主编来组织定稿会，神经科这块儿由我来组织，一直做了六七年。1996年，《中华神经精神科杂志》分开，我开始担任《中华神经科杂志》第一任主编。

戴：您回国后，连续获得脑血管病攻关项目"七五"、"八五"和"九五"等课题，并接连获得卫生部科技进步奖，还被卫生部聘任为全国脑血管病防治研究领导小组副组长。请谈一下您在脑血管病防治方面的工作。

郭：我出国前就做脑血管病的病理研究工作，从澳洲回来以后，申请"七五"攻关课题。从"七五"开始，我就被聘为卫生部脑血管防治组副组长，天坛医院王忠诚[2]是组长，脑防病办公室在天坛医院。在这个期间我还做过脑血管病的研究、蛇毒降纤酶对照研究。在全国组织很大的分组治疗，做了五六年，还是取得了一些结果。

我的保养秘诀是不断学习和工作

戴：医院工作非常繁忙，您又把大部分精力放在了工作上，家人对您理解吗？

郭：老伴对我很好，她就照顾家，我就来干我的活。我有三个女儿，两个学法律的，一个在美国芝加哥，另一个在温哥华。我的小女儿是白求恩医大七年制毕业的，后来到了哈佛大学妇产医院病理科，做神经皮肤病理专科。我爱人现在88岁，还给我做饭，我们生活得挺好。

---

① 陈学诗（1917—2006年），江苏无锡人，著名神经精神病学专家。
② 王忠诚（1925—2012年），山东烟台人，著名神经外科学家，中国工程院院士，中国神经外科事业的开拓者和创始人之一。

孩子们通过网络、电话联系，她们每年都定期休假回来。

戴：您退休后的生活是怎么安排的？

郭：我现在每周还有两次门诊、一次查房，每月去301医院1次、天坛医院1次、宣武医院2～3次，参加会诊。周四上午从301医院回来紧接着参加协和神经科大查房。我这样做既帮助别人也帮助自己。要是不工作、不动脑、不学习，难免要痴呆的。临床是实践科学，每次去会诊中心看四五位病人，几个专家一起讨论疑难病例，过去学的东西都能够用得上。现在至少有六七种杂志还给我寄来，我能从杂志上看世界的进展。我愿意参加会，只要能参加的都去参加，能多了解一些情况。

戴：您今年91岁高龄，仍然工作在临床第一线，思路清晰、思维敏捷，保持良好状态的秘诀是什么？

郭：不断地学习，不断地工作，不断地活动。我不抽烟、不喝酒。

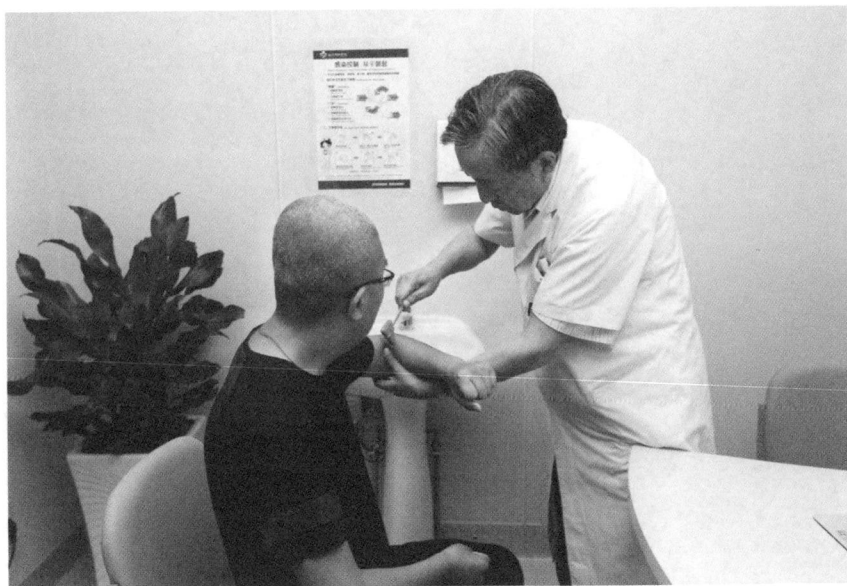

▲2017年7月19日，郭玉璞在门诊为病人查体

老年病是有的，每年定期复查，不影响任何工作，所以我自己也没有负担，平时该干什么干什么，自己走得慢一点，注意安全，得承认年老这个问题。我查房时也很注意有没有讲错话，有没有离题。你们要是看到我什么时候确实是不行的话，告诉我一下，我现在还是争取帮助别人。

戴：协和即将迎来建院百年，对协和的百年华诞，您想说些什么？

郭：虽然医院学科名次排在前面，但我们的文章做得还不够，要鼓励大家结合临床做科研，要发表文章，这样才能把协和真正维持下去。要发扬协和老传统，重视临床、重视实验室、重视培养干部。一定要把现在的科学和临床病理结合起来，病理虽然是古老的，但它是疾病诊治的基础，只有这样才能使我们的病理长期发展下去。

（本文内容节选自郭玉璞教授 1 次访谈记录）

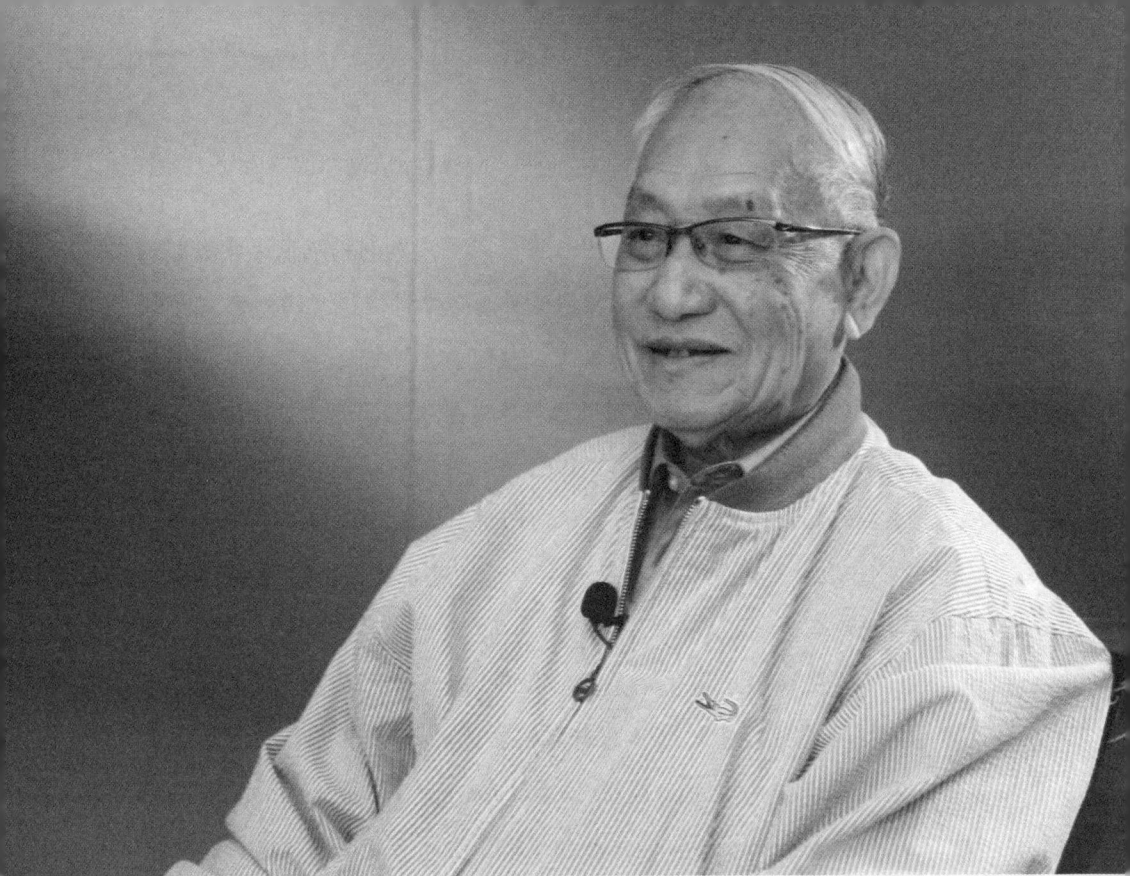

陈寿坡

医生要设身处地为病人着想

陈寿坡，1928 年 5 月出生于浙江余姚，著名消化内科专家，北京协和医院消化内科教授。1949 年考入燕京大学生物系医预科，1952 年转入北京协和医学院，1957 年毕业后留在北京协和医院工作，1962 年考取著名内科学家张孝骞教授的首批研究生。1969—1976 年，受卫生部派遣到桂林南溪山医院参加援越医疗任务,任内科主任。1979—1981年,赴美国加利福尼亚大学洛杉矶分校溃疡病研究中心和梅奥诊所胃肠病学科访学。1983年起历任北京协和医院消化内科副主任、内科学系副主任。

1981年,在国内最早开展胃肠激素研究,建立了胃泌素、胰多肽等放射免疫测定技术。1983年,在国内率先开展幽门螺杆菌感染的相关研究并提出有效根治的用药方案。1985年获卫生部乙级科研成果奖,1992年获卫生部科技进步奖,1993年获国家科技进步二等奖。

曾任《临床消化病杂志》常务编委,《中华内科杂志》、《中华消化外科杂志》、《临床肝胆病杂志》、《中国药学杂志》、《美国医学会杂志(中文版)》编委,*Journal of Gastroenterology and Hepatology*、*Pancreas* 杂志特约编委。主编《胃肠病临床药理学》、《内科临床和进展》、《现代胃肠病学》等专著。2012年获北京协和医院杰出贡献奖。

陈寿坡教授访谈视频

口述：陈寿坡

采访：董　琳

时间：2018 年 11 月 1 日、2 日、3 日

地点：北京·陈寿坡教授家中

整理：董　琳

学医是一种朴素的想法

董琳（以下简称"董"）：请谈谈您的童年生活和求学经历。

陈寿坡（以下简称"陈"）：我 1928 年出生在浙江宁波余姚，家乡靠近海边，算是鱼米之乡。我们兄妹四人和祖母、母亲一起生活在乡下。我父亲在上海工作，我们见面的时间不是很多。我六岁的时候，父亲把我们全家迁居上海，让我去念小学。我们住在南市区，小学叫明诚小学。中学我读的是育才中学。

董：您父亲在上海做什么工作？他对您有哪些影响？

陈：他是一家染布染料商店的职员，推销他店里的染料商品。他很勤劳，也很辛苦，老早就起来上班去了，晚上很晚才回来。父亲也很节约，那个时候要供我念书和维持全家的生活，经济上不是很宽裕。他那

件做生意要穿的长衫，一回家就脱掉了，因为比较贵嘛，所以要穿好几年才换一件。我父亲的中文水平挺好，字也写得很好，他喜欢古文、写字，有时候还画画，从小他就教我写毛笔字。

董：您是什么时候萌生出学医这个念头的？

陈：这个念头很小就有了。我在农村生活的时候，那里根本没有正规的医生，老百姓一生病，很无奈的。我小时候一到夏天就犯疟疾，发病开始时冷得哆哆嗦嗦，抖得厉害，祖母就给我盖上被子，裹上以后不久，接着就高烧。那时农村也没有什么好的治疗方法。父亲知道以后，从上海托人带来金鸡纳霜丸（奎宁）给我吃，但是夏天蚊子多，还是经常犯。

因此，我知道得病后没有医生是很苦恼的。所以我很小的时候，就觉得医生很重要，没有医生不好，"当医生"这种很朴素的想法自然而然产生了。

后来高中快毕业了，父亲问我，如果念大学想念什么专业，我把想学医这种想法告诉他，他说那好啊，学医很好，有条件的话，你就去念医学院，咱们家从来没有人当过医生。

董：上海也有不错的医学院，为什么选择来北京？

陈：有了学医这个念头以后，我经常问别人，中国哪个医学院最好。好多人跟我说，最有名的就是北京协和医学院，是美国人办的。所以我慢慢地形成印象，学医就要去协和。

1949 年，我中学毕业，上海是 1949 年 5 月解放的。一解放，北京燕京大学到上海来招生，我看到招生单上写着生物系有医预科，念三年转到北京协和医学院。我想这个好，就报考了燕京大学。一考就考上了，我就一个人提了个小箱子，到北京来了。

那个时候交通非常困难，火车很慢，还没有长江大桥，从江南到江北，火车要摆渡，那是费了半天劲，从上海到北京足足走了三十多个

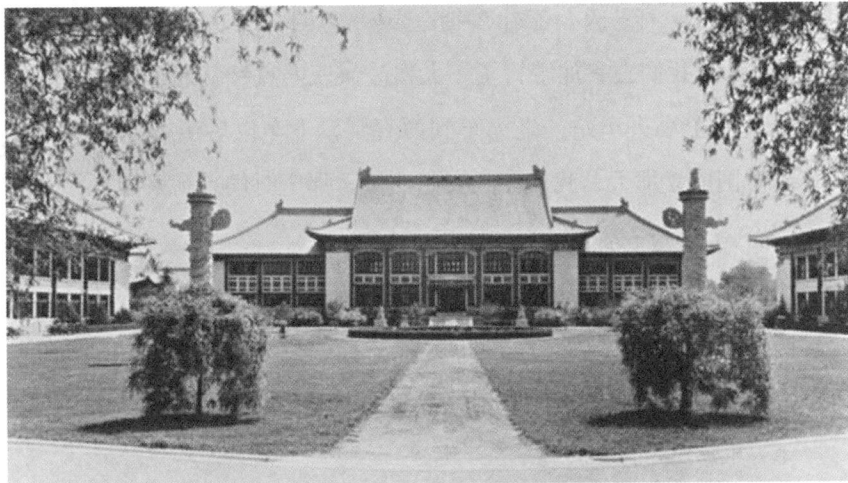

▲燕京大学

小时。

我是 1949 年 8 月末到的北京，入学时，燕京大学还是私立学校，每年要交学费，交得还不算少。刚解放，交学费不是用现金，而是交小米，比如以 200 斤、300 斤的小米作为一学期的学费。父亲虽然经济条件不是很好，但是他尽量地省吃俭用来供我念书。

等我念了一两年以后，父亲曾经给我写信，说经济上有点承担不了了，当时我心里也挺着急。这时，正好政府接管了燕京大学①，接管以后，学费基本上就不要了。对我父亲来讲，经济负担就解决了。

现场感受开国大典

董：1949 年 10 月 1 日，中华人民共和国成立，当时您已经是燕京

---

① 1951 年 2 月 12 日，中央人民政府正式接管燕京大学，燕京大学成为公立学校。

大学的学生了，那一天您有什么印象吗？

陈：那天我们去参加游行了，大概凌晨三四点钟就起来了，在清华大学附近有个小火车站，坐火车到西直门，下车以后步行到天安门广场。新中国成立那天，我就在天安门广场，那个时候兴高采烈，大家都非常兴奋。

董：看到毛主席了吗？

陈：看见了，我们老远看见的。当然看得不是很清楚，毛主席在天安门城楼上，我们在下头，但是隐隐约约可以看得到。

董：那时候是什么心情？

陈：很激动。国家新生了，当然心里头高兴，当亲耳听到毛主席发出中华人民共和国成立了的豪言壮语时，全场参加庆祝大会的人的那种兴奋激动真是难以忘怀。说实在话，我在上海时不怎么关心政治，光念

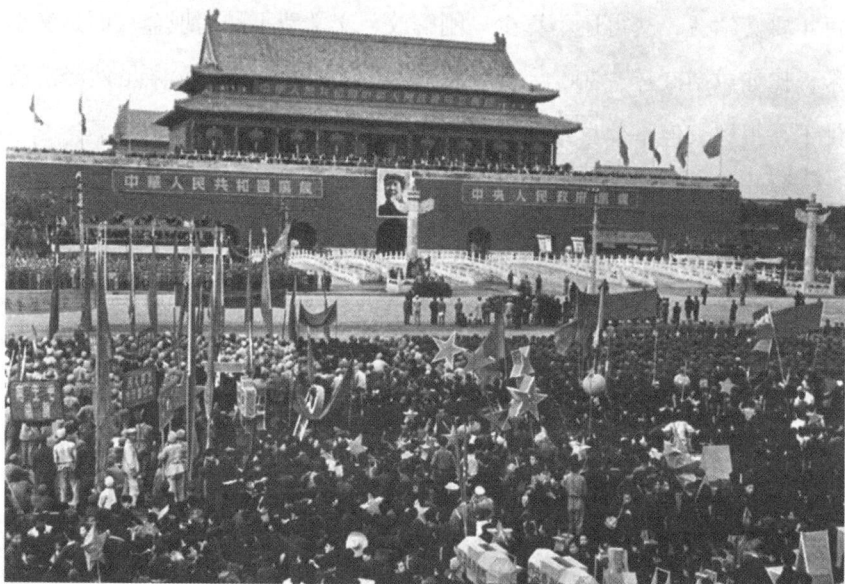

▲ 1949 年 10 月 1 日，开国大典

书了，但我也是平民，对老百姓的艰苦生活是比较了解的，老百姓受"三座大山"压迫，感性认识我是有的。现在解放了，大家心情高兴，这是自然而然发生的。我接受进步思想是比较快的，到北京以后，1950年我就入了团，慢慢地接受党组织的教育，1954年我就入党了。

年轻医生要打好基本功

董：您第一次到协和是什么时候？

陈：第一次来协和是 1952 年 9 月。我们刚进医预科的时候，学生很多，大概 100 多个。到第三年末要来协和了，只剩了五六十人，淘汰挺厉害的。我们是最后一批从燕京大学念完三年医预科到协和的，那时候协和医学院可能要停办一段时间。刚到学校，我很兴奋，因为要正式开始学习医学课程了，解剖、生化、生理、药理等。

董：您是如何确定自己的专业和方向的？

陈：1957 年，我当实习大夫的时候，开始考虑毕业以后到底去内科、外科，还是妇产科。那个时候实习，我们各个科都要去轮转。我心里是想学内科，我觉得我的个性比较适合学内科。

内科的上级大夫听说我想学内科，他们来找我谈，其中张之南[①] 大夫来找我，他那个时候是高年住院大夫，他说陈寿坡你来，咱们一块儿到图书馆看看。他带我到图书馆，说如果我觉得哪本内科杂志的哪一部分内容比较好，他就教我。我曾数次当他的实习大夫，他经常认真具体地指导我怎样处理临床工作，对我影响挺大的。

---

① 张之南（1929—2014 年），江苏武进人，著名内科学专家，北京协和医院血液内科教授，曾任北京协和医院血液内科主任。

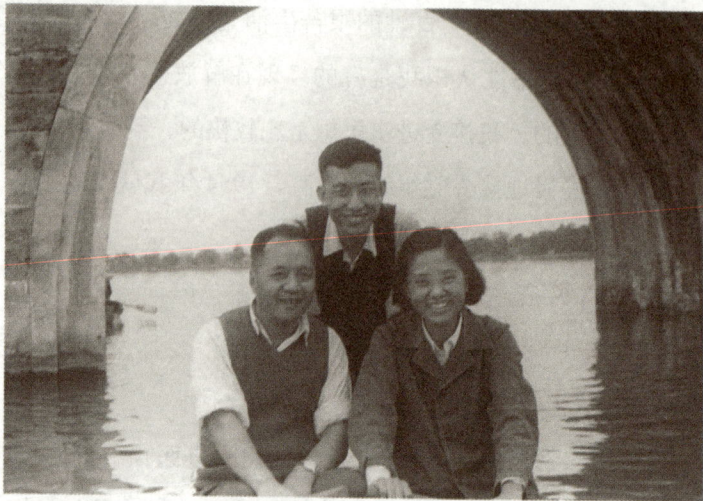

▲ 1955 年 9 月，陈寿坡（中）与蒋明（右）、李仲勋（左）同游颐和园

董：您是同届最早做总住院医师的，当时总住院医师是怎么选的？

陈：总住院医师一般任期是一年，我当总住院医师时，总住院医师同时有三个，这三个人选，是由科主任跟支部书记一块儿讨论来决定。

总住院医师的任务是什么呢？一般早晨 9 点钟，主治医生查房，大概两个钟头左右查完。主治医生离开病房以后，从中午一直到第二天主治医生再来查房，这期间就由总住院医师负责了。如果科主任不在，总住院医师也代表科主任处理问题，所以那个时候我们常说，总住院医师就是科主任的影子。

我是 1962 年当的总住院医师，跟我一起的有纪宝华[①]大夫、陈元方[②]

———————

① 纪宝华，1932 年出生，湖北黄梅人，著名心内科专家，北京协和医院心内科教授，曾任北京协和医院副院长。

② 陈元方，1930 年出生，江西遂川人，著名消化内科专家，北京协和医院消化内科教授。

大夫。那时我们三人有分工，一个是行政，一个负责医疗，还有个是管教学，我是专门管行政，事儿比较杂、比较多。

总住院医师是 24 小时负责制。我那时候忙到什么程度呢？该吃饭时，我常常不太想吃饭，就想到床上去躺一会儿，实在是很疲劳，因为什么事都要找你，那个时候也不乘电梯，整天在这楼梯口跑来跑去，可以说是不停的。总住院医师是很辛苦，但是反过来也锻炼人，什么事儿都处理，这一年过来，内科的那些事基本上都掌握了。

董：内科大查房中有让您印象特别深刻的病例吗？

陈：有一个病人给我印象比较深刻，也体现了老教授考虑问题比较全面。那个病人总是有点低烧，但找不到原因，诊断不明确，后来就拿到大查房来了。大家听完病例汇报后，觉得确实很难判断。张孝骞主任说，我们再看看病人。我记得很清楚，张主任给病人查体后说，他觉得好像心脏有点杂音，但不是很明显。心内科的大夫也去听，当时方圻大夫也在，说他也听到有杂音。后来大家一讨论，认为这个病人有心脏病。张主任问做过血培养没有，主治大夫说没有。张主任怀疑可能是风湿性心脏病的并发症——亚急性心内膜炎。心内膜炎一般不难诊断，但这个病人因为他就是个低烧，心脏杂音不是很明显，所以都忽略了。

经过讨论以后，张主任让做血培养、照心脏 X 线，结果血里面确实就培养出细菌，心脏 X 线显示心脏稍微大一点，所以确诊就是风湿性亚急性心内膜炎，是比较危险的一个病。后来经过静脉点滴青霉素治疗，病人的低烧慢慢就消掉了。

协和强调年轻大夫一定要打好基本功，什么是基本功呢？体格检查就是基本功的重要一部分。张主任是一定要亲手、亲自查体，不是只听汇报，他要亲自动手去听、去摸。张主任常常讲，病人是个人，人是个整体，你看病不能局限在一点。病人可能跟你说肚子疼，但是他除了

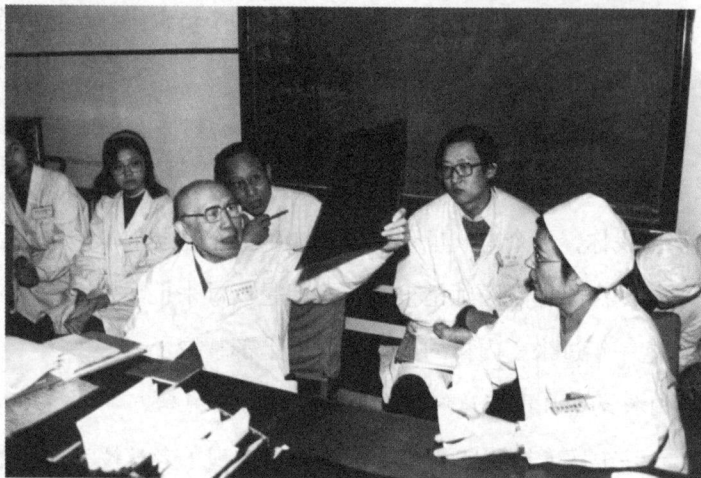

▲张孝骞（前排左一）参加消化内科病例讨论，后排左三为陈寿坡

肚子的问题以外可能还有别的问题，一定要想到别的地方去。

张孝骞教授的首位研究生

董：请您谈谈考取张孝骞教授研究生的这段经历。

陈：1962 年，那个时候我正在当总住院医师，跟张主任接触得比较多。一听说医院的老教授开始招研究生了，我就跟张主任说想报考他的研究生。张主任对我笑笑，说："欢迎啊，陈大夫，那你就报考吧。"

考试那天，我记得主任出了几个题，是笔试。一个是病例分析，另外出了大概两三个问答题。我花了两个多钟头，就交上去了。过了一些天，有领导通知我，说我是张孝骞教授正式的研究生了。

我读研究生以后，那时候张主任有个想法，他思想还是蛮先进的，他觉得内科应该成立一个医学遗传组。他征求我的意见，问能不能侧重于医学遗传那个方面去深入学习，我说听主任的安排，所以那个时候我的方向就定到医学遗传专业上了。做遗传必然要做很多的实验室工作，张主任为了让我打好基础，帮我联系到上海的中国科学院生物化学研究所去学习。1964年，我去上海进修了一年，主要学习他们的实验方法。

后来，在特殊的历史时期，医学遗传实验室的工作没有进展下去，所以我没有完成张主任的这项设想。

董：您去上海进修的时候，张主任提出了什么要求？这段经历对您有什么影响？

陈：张主任跟我说，我不是叫你到生化所去搞一个课题的研究，我叫你去的目的，一个是科研怎么做，第二个是学习实验研究的方法。临去之前，张主任给我提了这么两个要求。

从上海回来后，张主任给我定了一个研究题目，叫"血清结合珠蛋白"，我利用在上海学到的实验方法，在一年的时间内，收集了上千份

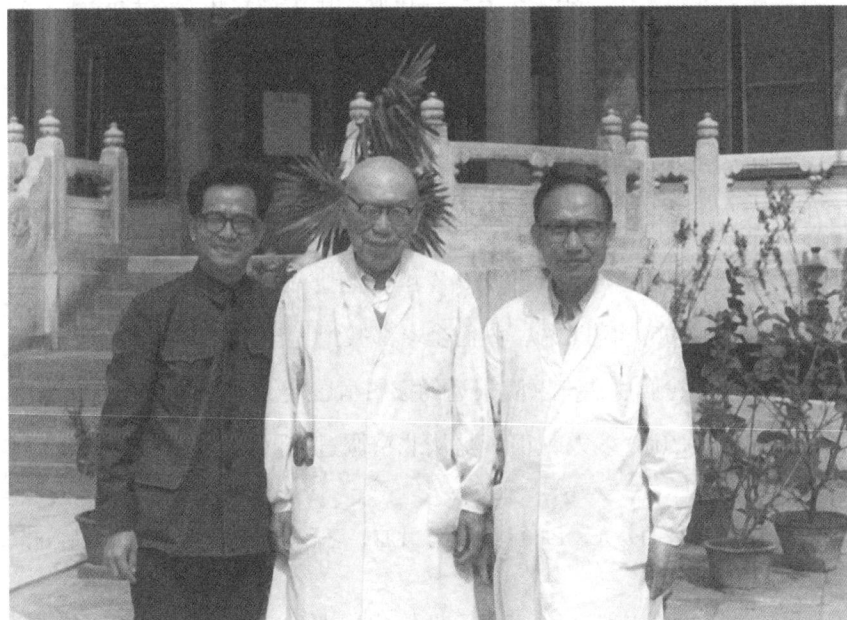

▲张孝骞（中）和陈寿坡（右）与美籍华裔医师施作榕（左）合影

人血清标本,测试中国人结合珠蛋白的血清电泳分析的分型,建立了人血清结合珠蛋白定量测定的方法,以及观察多种疾病患者的这一蛋白含量的区别。后来写了一篇论文,题目是《中国人血清结合珠蛋白的型别、含量及其临床意义》,发表在《中华内科杂志》。这段经历为我以后的研究工作打下了很好的基础。

难忘的六年援越工作

董:20世纪70年代,您曾在桂林南溪山医院工作过,请您谈谈这段经历。

陈:那时候越南跟美国打仗,越南条件很艰苦,伤病员很多,希望中国援助他们,在越南建一所医院,把医院盖在越南本土。当时,美国飞机轰炸越南很厉害,很不安全,所以咱们国家就提出来在桂林建一个医院,专门收越南的病人。医院附近有一座南溪山,所以定名叫桂林南溪山医院,院长是当时协和医院的院长林钧才。

林院长去了以后,他感到医疗技术力量不够,就向卫生部提出要再从协和调一些医生到那儿去,其中就包括我和蒋明[1]。蒋明是独生女,当时我岳父蒋汉澄[2]先生已经70岁了,把他一个人留在北京,我们不放心。所以,1969年11月,我们全家都搬到了桂林。

在桂林,我们住在离医院很近的家属宿舍楼。当时医院有600张床位,工作人员1000多人,很多是从北京调过去的。有内科、外科、神

---

[1] 蒋明,陈寿坡的爱人,1930年出生于北京,著名风湿病学专家,北京协和医院风湿免疫科教授。

[2] 蒋汉澄(1900—1989年),江苏苏州人,我国医学摄影创始人,1936年在北京协和医院组建了我国第一个医学照相绘图室。

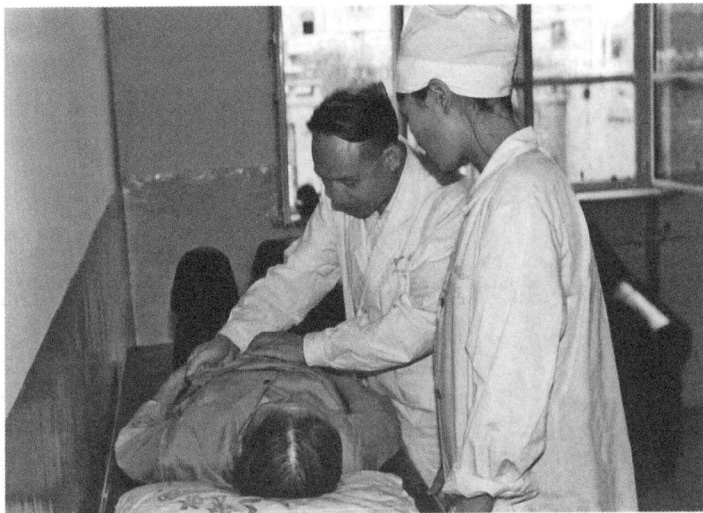

▲ 1970 年，陈寿坡（中）在桂林南溪山医院为越南病人查体

经科、眼科，还有放射科、理疗科、检验科等辅助科室。医院接收的病人都是需要后期治疗的伤病员，危重病人不多。内科以慢性病为主，像肝硬化、慢性腹泻、胃肠道功能失调，这类病人很多。

我和蒋明都在内科工作，但在不同的病房。刚去的时候，让我管一个病区。一年后，就任命我为内科主任了。那时候工作任务比较单纯，就做临床工作，但我们自己觉得这个责任还是蛮大的，因为毕竟是我们援助他们，履行国际主义义务。所以我当科主任以后，一再要求各个病房的医生、护士要认真，绝对不能有医疗差错，更不允许事故了。

那时候整天就在医院里待着，因为也没别的地方去，家就在医院旁边。所以早晨 7 点多吃完早饭，我就进病房了，一直待到吃中饭，中午稍微歇会儿，下午又到病房。1976 年 4 月，任务基本上完成了，我们全家就又回到北京来了。

工作中敢于"吃螃蟹"

董：请您谈谈改革开放后到美国学习的经历。

陈：改革开放以后，国家选派技术人员以访问学者的身份到国外去学习，张主任帮我联系到加州大学洛杉矶分校（University of California, Los Angeles, UCLA）胃肠病系的溃疡病研究教育中心。1979年11月，我到了美国，开始的一年半，我就在UCLA的实验室里学习，那个地方纯粹是搞研究。我想，我是个临床医生，我回去还要做临床工作，所以我要看看美国的临床工作的情况，学习一下。后来，我又到梅奥诊所学习了半年。

董：当时国内与国外相比，医学上的差距主要是哪些方面？

陈：我觉得临床上跟他们的差距不大。第一个差距是对疾病的理解可能不如人家；第二个，新的检查方法、诊断方法不如人家，比如核磁

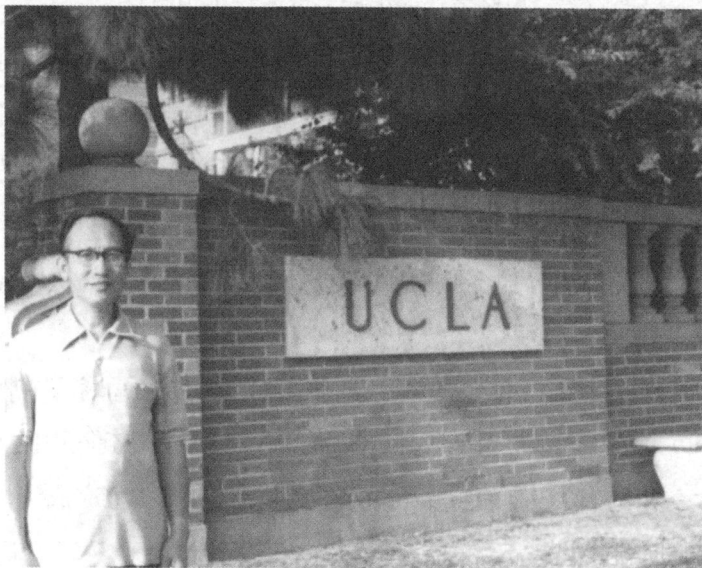

▲ 20世纪80年代初，陈寿坡在UCLA学习期间留影

共振、CT，我们出去之前也知道，但国内不那么普遍，觉得收费很高，当时美国已经非常普遍了；第三，一些比较新的药，我们国内没有。我觉得差距最大的是基础的东西，我们比较薄弱。

董：这次去美国，张主任又给您提了什么要求？

陈：张主任跟我说，主要还是看美国医学的一些进展，要比较全面地了解，不是局限在一点上。当时胃肠道激素的研究比较流行，我们国内根本还没有，他说你去侧重看看人家在怎么做，做到什么程度，有没有可能引进来，咱们也来研究研究。

所以我开始在胃肠激素的实验室待了比较长的时间，学习他们的方法。回国以后，我也开始做这方面的工作，我们协和做胃肠激素方面的研究是比较早的，在国内算是第一家。我跟陆国钧[①]一起，他主要是做实验室工作。比如说胃肠激素的放射免疫测定，我们是国内第一个建立起这个方法的。

董：您是一个勇于探索新事物的人。

陈：我到国内外参加学术会议，比较注意有没有新的东西报道，有新的，我能够引用的，尽量把它引进来用，我希望把人家好的经验、好的研究结果引用到我们自己的工作里面来。

1983 年，我从学术会议上了解到了幽门螺杆菌，它与好多慢性胃病都有密切关系。因为我主要侧重搞胃方面的问题，所以对这个也比较敏感。我就开始做幽门螺杆菌的工作，建立了一些检查的方法。因为幽门螺杆菌很难培养，消化内科那时没有这个条件，我就去找当时检验科的陈民钧[②]主任。正好她也想做这个，我们俩一拍即合，她来创造条件

①　陆国钧（1931—2015 年），浙江余姚人，北京协和医院消化内科主任技师。

②　陈民钧，1933 年出生于湖南长沙，著名临床微生物专家，北京协和医院检验科教授。

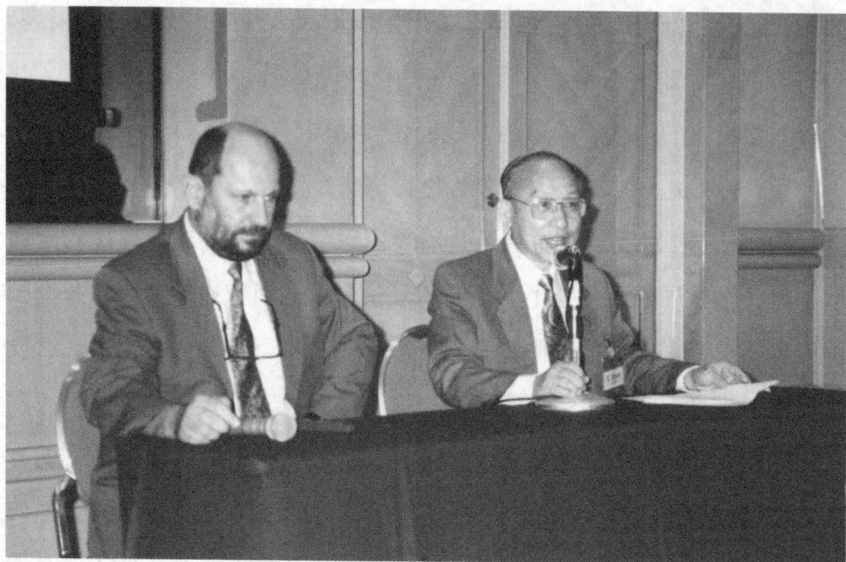

▲ 1996 年 9 月 20 日，陈寿坡（右）主持在香港大学举行的胃肠病学国际学术会议

做培养。就这样，我们医院里也能培养幽门螺杆菌了，还有其他的检查方法。所以协和可以说是在国内最早做幽门螺杆菌工作的单位。

董：回顾您的从医生涯，有哪些人或者事对您产生过重要的影响？

陈：影响最大的是张孝骞主任，因为我跟他很密切地接触好几年。张主任他跟谁都不叫名字的，都是张大夫、陈大夫，而且一叫吧，还带点笑容，觉得挺可亲的。但是他骨子里面对你的要求很严格。

除了张主任之外，我对方圻大夫的印象特别深。方大夫平易近人，是个好大夫，是我学习的榜样。你去找他，他总是说好好好，我马上就来，一点架子都没有。另外，不是因为你找他了，他就来一下，他确实是希望来帮助你。他会很详细地跟你讲，这个病人大概是什么问题，用什么药比较适合。方大夫可能觉得我这个人也比较随和，对我印象也不错，所以后来他当内科学系主任的时候，点名让我当副主任。

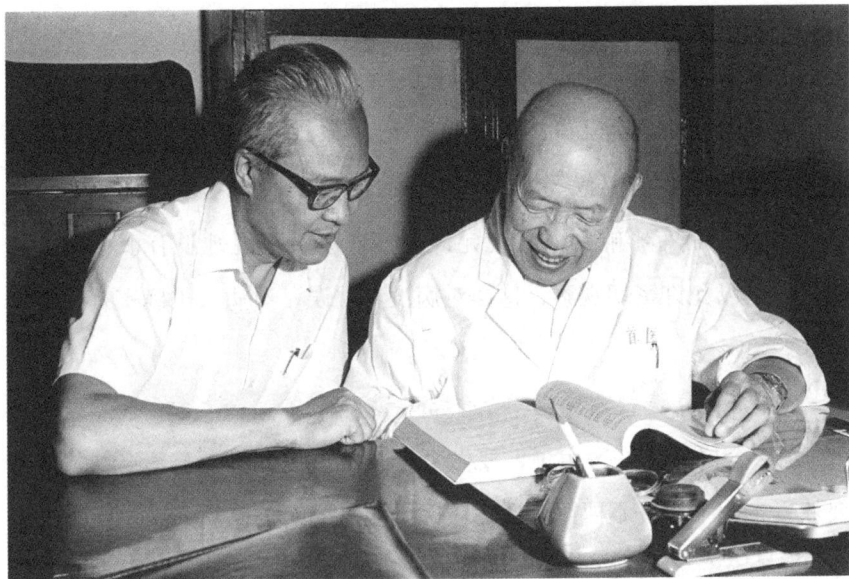

▲张孝骞（右）和方圻（左）一起研究工作

要设身处地为病人着想

董：从医这么多年，您有没有印象深刻的医患故事？

陈：有一个姓张的女病人，她有慢性胃炎，开始看的别的医生，让她做个胃镜，取黏膜活检，病理报告显示有中度不典型增生。过去一般的概念认为不典型增生是胃癌早期的一种病理改变，所以那个大夫就积极地主张她手术，把大部分胃切掉。结果那个病人不愿意做手术，挂了我的号来找我。按照协和的病理标准，如果是报告重度不典型增生，那就表明可能是个早期胃癌，就必须做手术。我跟她说，你是中度不典型增生，可以观察观察，每三个月做一次胃镜，你愿意不愿意？她一听可以不做手术，就说愿意。结果过了一年，她确实没什么事，所以她也很高兴。后来我说，胃镜不用做得这么勤了，可以半年做一次。这个病人就一直挂我的号，来门诊复诊，她一直跟我保持联系。2018 年 2 月，她的女儿给我打电话，说老太太活到 96 岁，已经去世了。

我觉得医生有时候要替病人考虑。病人不愿意手术，确实切掉胃以后对消化是有影响的。我说允许观察，但不是说她没有事，她是有事，但可以允许密切观察，这样对病没有耽误，对病人也确实有一定的好处。

董：您觉得怎样才算是一个合格的协和人？

陈：合格就是好医生了，要做个好医生，我觉得一个基本的条件是要热爱本职工作，不要好高骛远。医生服务的对象是病人，要把病人服务好，首先你得自己有本事，你必须要掌握好医学知识。热爱本职工作以后，自然而然就把自己的力量化到本职工作里去了。

第二，要有意识地去不断提高技术，怎么办呢？看书、参加学术会议，吸收人家好的经验。另外要总结自己的工作经验，要花点心思做一些科研、做一些病例分析，写写文章。

最后，对病人的态度很重要，也就是我们的服务思想。张主任经常跟我说，要跟病人交朋友。你如果看见病人只有几句话应付过去了，人家病人还没说完呢，你处方都开好了，那病人首先对你的印象就不好。设身处地替病人想一想，我觉得这也很重要。

（本文内容节选自陈寿坡教授 3 次访谈记录）

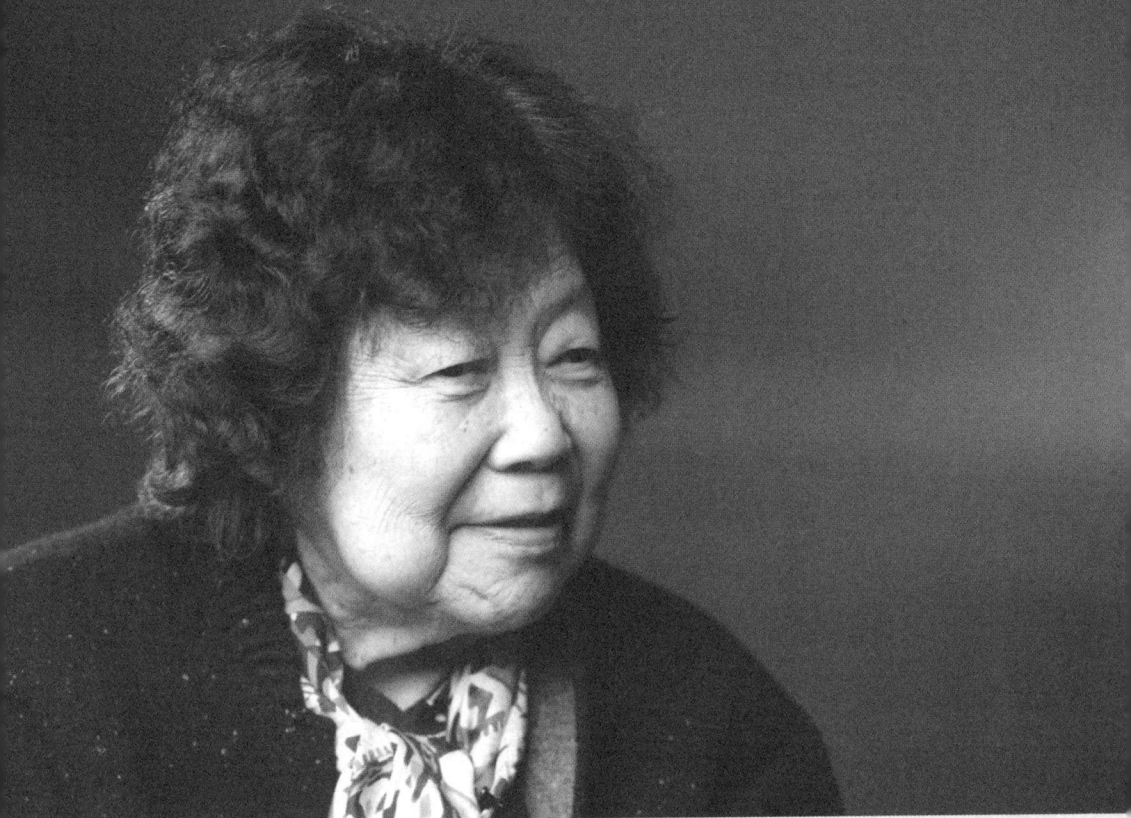

李纯

情系护理事业的一生

李纯，1928 年 5 月出生于湖南湘潭，著名护理学专家。1948—1950 年就读于湖南省立长沙高级护士、助产职业学校，毕业后分配至湖南军区医院（现中国人民解放军第 163 医院）工作。1952 年调至北京协和医院工作；1953—1958 年历任外宾病房副护士长、内科病房副护士长；1958 年参加北京协和医院护士高级进修班；1971—1981 年任供应室护士长；1981—1985 年先后任护理部副主任、主任。曾任中华护理学会内科专业委员会委员、北京护理学会理事。

1954 年荣立三等功一次，1976—1978 年连续三年被评为北京协和医院先进工作者，1977 年被评为中国医学科学院先进工作者，1981 年被评为北京协和医院、中国医学科学院、卫生部优秀共产党员，1996 年被评为北京协和医院优秀共产党员。

李纯老主任访谈视频

口述：李　纯

采访：李苑菁

时间：2019 年 4 月 18 日、19 日

地点：北京协和医院院史馆

整理：李苑菁

结缘协和：从湖南到北京

李苑菁（以下简称"菁"）：请谈谈您的成长经历。

李纯（以下简称"李"）：我是湖南人，早年住在湘潭的乡下。我从小就失去了父母，也没有兄弟姐妹，主要是跟着奶奶，到念书的时候就在家里读私塾。6 年私塾以后我才进小学，那我年龄就比较大了。因为我有念古书的基础，学习成绩一直比较好，所以老跳班。小学毕业以后我考上了含光女中①，读了不到一年，日本侵略中国，就停学了。后来我在湖南私立新群中学② 念完初中，1947 年毕业。

---

① 湖南私立含光女子中学创立于 1921 年，由著名教育家文启泉、刘宗向创办。

② 湖南私立新群中学创立于 1921 年，由湘潭籍校友毛泽东、黄笃杰等 7 人募资创办，是湘潭市第二中学的前身。

协和记忆
—老专家口述历史

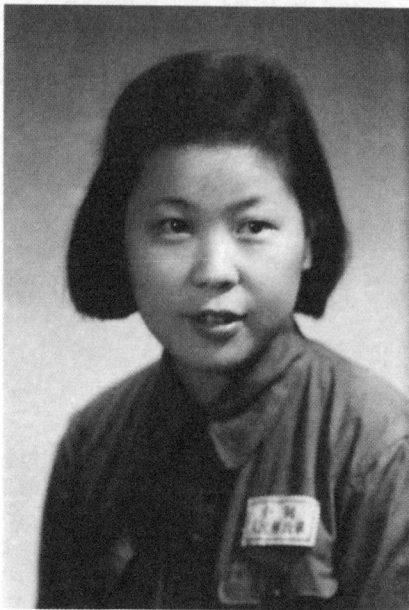
▲ 20 世纪 50 年代，身着军装的李纯

我念护校是在 1948 年，当时奶奶已经去世了。我想学医，没能进医学院，就跟几个同学一起考上了护校——湖南省立长沙高级护士、助产职业学校①。1948 年中国人民解放军接管了湖南，学校就改成军区护校，所以我们都变成军人了。

1951 年，我从护校毕业以后，被分配到湖南军区医院手术室。一年多以后，北京协和医院也军管②了，军委卫生部接管了协和，协和需要从全国各地调一些护士。我就在 1952 年 4 月 4 日到了北京，当时高兴极了，从此就成为协和医院的一个成员了。

菁：来协和之前，您对协和有了解吗？

李：基本没有，就听说协和医院好。协和医院具体怎么个好法，协和医院是个什么模样，不知道。所以来了以后，看到宏伟的建筑激动得掉眼泪。

菁：您初到协和，在哪个科室工作？

李：正式上班，我被分配到了志愿军病房。协和医院当时有一个志

① 湖南省立长沙高级护士、助产职业学校创立于 1924 年，原称长沙仁术护病学校，1949 年国家接管后更名，是湖南医药学院的前身。
② 1952 年 1 月 1 日，协和划归军委建制，受军委和地方双重领导，仍担任部分地方医疗工作。

愿军病房，在老楼 6 号楼 2 层，我在那儿工作了一年多。

照护志愿军战士：难忘的工作经历

菁：听说您曾见过周总理，请聊聊这段特殊的经历。

李：这是我在协和上班以后，令人难忘的一件事情。那时我在志愿军病房工作，有一天，外科支部协理员①叫我去，给了我一张票。这是一张宴会的邀请函，当时抗美援朝胜利了，周总理在北京饭店宴请对抗美援朝有功的人员。协和医院只有一张邀请函，给了我，我特别高兴。

宴席设在北京饭店，那天下午我穿上了军服，是连衣裙，走到了北京饭店，我的席位是进门的第三桌。大家一起唱着"雄赳赳，气昂昂"的《中国人民志愿军战歌》，在那儿等着。一会儿，周总理来了，大家热烈地鼓掌。周总理点头微笑，到每一桌和大家敬酒。

这对我是一个鼓励，每次想起这件事，我就想更好地为志愿军服务，严格要求自己。

菁：当时医院唯一的一张邀请函给您了，有什么特殊原因吗？

李：我也不知道。在志愿军病房，病人对我比较满意。我在完成护理工作之后，不喜欢在办公室待着，我愿意去病房巡回，病人有事我可以随时帮忙解决，还可以和他们聊聊天。病人对我的评价特别好，护士长也喜欢我，我表现不错，可能是因为这个原因。

菁：志愿军的护理工作，有什么需要特别注意的？

李：我们有几个病人，脸伤得厉害，有的缺一只耳朵，有的嘴巴是

---

① 协理员，即政治协理员，是中国人民解放军中的上级政治机关派到团以上单位的机关（部门）的政治干部。当时协和处于军管时期，故各支部也设有协理员。

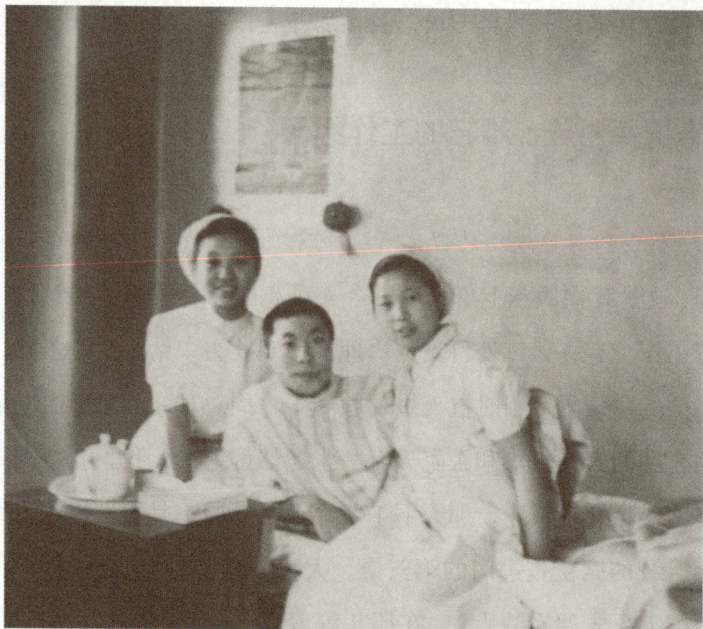

▲ 李纯（右一）、志愿军病房护士长李象棠（左一）与志愿军患者合影

歪的。他们情绪变化很大。有个满脸是疤痕的志愿军，一到查房他心里就不舒服，特别是有吴蔚然①大夫参加的大查房。吴大夫查一次房，他就闹一次情绪。他看见吴大夫长得那么帅，再看看自己的样子，心里难过。

每个志愿军病人都有一个小镜子，放在枕头底下，喜欢拿出来照照自己。所以查房以后得给他们做思想工作，作为护士，要多去看看，安慰他们。

菁：这段护理志愿军的经历对您有什么影响？

李：那就是一句话，要全心全意为病人服务，多体会他们的情况。志愿军太不容易了，他们是为了祖国，为了人民。所以我从来没有对病人发过脾气。

———————————

① 吴蔚然（1920—2016 年），江苏常州人，著名外科学家。

轮转多科室：小护士的成长之路

菁：您还轮转过哪些科室？

李：1953 年，由于工作需要，组织把我分配到老楼 5 号楼的病房，当时的护理领导是林雨①。在老楼 5 号楼病房工作了一年多以后，我被调到老楼 7 号楼地窨子②的内科病房，还是由林老师领导。有一段时间，老楼 14 号楼地窨子开了一个简易病房，林老师又把我调到简易

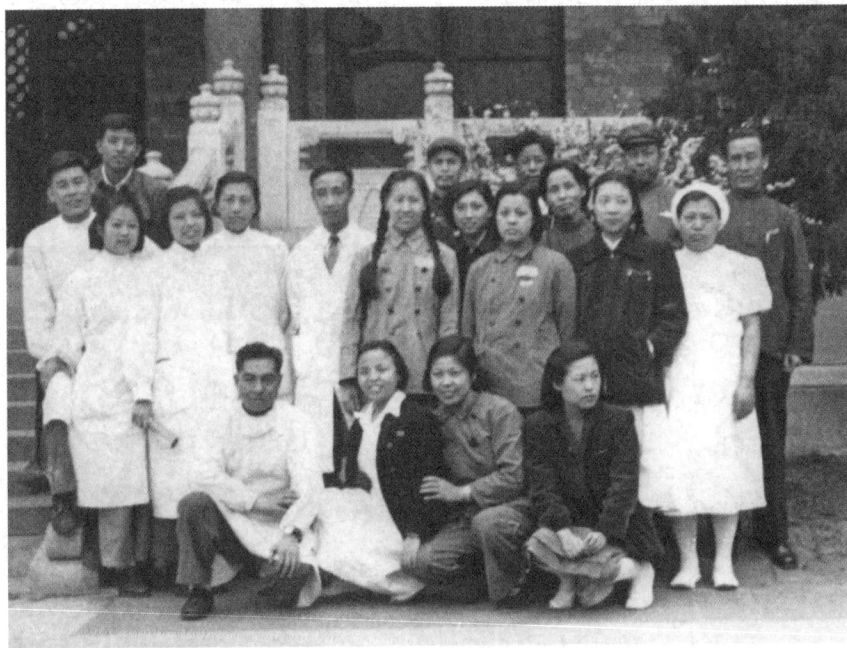

▲李纯（前排右二）与老楼 7 号楼内科病房同事合影

---

①　林雨（1917—1992 年），福建长乐人，著名护理学专家，曾任中华护理学会及北京分会理事、北京协和医院护士学校名誉校长。

②　过去协和员工用"地窨子"指代协和老楼 0 层，即地下 1 层。

病房去了。

我就跟林老师说："我刚刚到一个地方熟悉一点情况，您就把我调走了，您怎么不给我长一点的时间？"林老师就跟我说："我调动你，不仅因为你是副护士长，你还是一个共青团员。我这么频繁调你，就是想让你起起作用。"

1958 年，卫生部委托协和医院办一个护士高级进修班，主要由内科、外科的一些教授，或者主治大夫、住院大夫来授课，讲授一些医疗护理方面的知识，提高大家的业务水准。我也参加了这个进修班，班主任是林雨，党支部书记是潘孟昭[1]。我们班一共有 44 名学员，3 名男生，41 名女生。

进修班结业以后，我就调到护理机关了，做护理干事。当时陈坤惕[2]是我们的护理部主任，林宝善[3]主任也在。

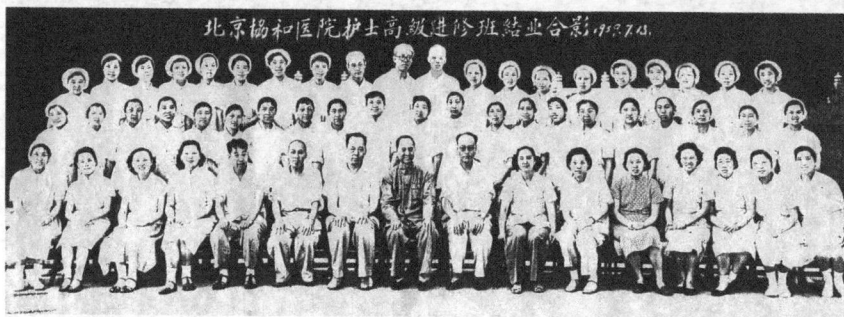

▲ 1959 年，北京协和医院护士高级进修班结业合影，前排右二为李纯

---

[1] 潘孟昭，1927 年出生，北京人，为 1986 年中国协和医科大学恢复高等护理教育后的第一任护理系主任。

[2] 陈坤惕（1914—2009 年），贵州贵阳人，曾任北京协和医院护理部主任、第十八届中华护理学会理事长。

[3] 林宝善（1914—2004 年），福建同安人，曾任北京协和医院护理部主任。

菁：您到护理部之后，在医院管理方面有什么记忆深刻的事情？

李：我在机关工作以后，到了 1960 年下半年，大约是在秋天，协和医院的院领导换了，董炳琨来当副院长了，主管医教研。一起来的还有林钧才，他是我们的院长兼党委书记。

董院长来院以后，我们护理恢复了夜班制度。董院长抓得比较紧，每天早上他要亲自听取夜班工作汇报，有什么问题马上就作出指示。我是护理干事，董院长提出问题，我就要去了解情况、解决问题。

菁：您对这两位院领导的印象如何？

李：书记和院长确实德才比较好。他们来院以后，医院的工作都起了变化。专家、教授的任用，病房管理的要求等，各方面的工作都抓起来了。他们的基础知识、领导方法、待人接物、群众关系，这些方面都很好，所以大家都挺满意，医院的面貌也逐渐改变了。

菁：20 世纪五六十年代，协和的护理工作开展得怎么样？

李：当时是一种功能制护理的情况。三级护理，根据病人的轻重程度分一、二、三级，一级是最重的，二级差不多能够自理，三级是比较轻的，能够活动。

管理方面，简单地说就是一个"严"字，严格。跟其他医院的病房工作完全不一样，要求很严。当时的护士长几乎都是协和毕业的，她们在训练的时候就四个字：勤、慎、警、护。护校的校徽上就刻着这四个字，怎么做一个好护士，内容全在这里头，协和的护士长真是按照这四个字培养出来的。

像老楼 7 号楼地窖子的护士长许蕙萱，工作踏实、能干，要求特别严格，说话轻、走路轻、开关门也轻，真就是协和模子里头出来的。我有时说话声音比较大，她就摆摆手，让我小声点。

护理管理初啼：身教言教大改风貌

菁：后来有一段时间，您在供应室工作？

李：1971 年，那会儿协和医院有一个比较不好办的部门——供应室。那是供应全院消毒物资的部门，病房里的各种穿刺器材、敷料、注射器全是由供应室消毒供应，是很重要的。但在特殊历史时期，供应室不团结，有些工作都没法进行。医院就得派人去，谁都不愿意去。后来军代表找我了，要我去，那种情况我不能不去，总得有人干。我这人比较直，脾气也大，看不惯的事就得说。但是到那儿去我不能着急，得一步一步地改进。

1971 年到 1981 年，我在供应室一直干了 10 年。那么一个不受大家欢迎的地方，1977 年以后却连续 5 年被评为全院的先进单位、先进集体，完全改变了情况，服务思想提高了，服务质量也有改善，这算是我得到安慰的地方。

菁：您去供应室之前有没有犹豫过？

李：我 1950 年入团，1953 年 11 月入党，作为共产党员，做事应该不讲代价。这些都是党的事业，所以我自己把思想问题解决了，没有犹豫。没人去的话，那医院工作、供应工作怎么办？

菁：刚到供应室时，那里是什么情况？

李：那时候太苦了，一般护士长是不推车收送器械物品的，可是我的同事身体比我还弱，我就出车，出车还能了解病房的情况。有些病房物资破损率特别高，我就问护士长怎么老打破这么多东西，就把情况了解了。供应室人少，任务重，我作为护士长，其实也是紧张的。供应室没有一定的编制，在相当长的时间里，护士都特别少。基本是靠人手工操作，纱布是一块一块地叠，棉棍要一根一根地捻。

菁：面对供应室的种种困难，您做了哪些工作？

李：首先抓思想政治工作，解决不团结的问题。另一方面，要全心全意为第一线着想。不管别人怎么看，我们自己要清楚供应室是非常重要的部门，要为第一线着想，坚持送物上门。

还有，要以身作则，言教身教相结合，我认为身教胜于言教，对方不仅听你怎么说，更看你怎么做。比如迟到早退的问题，护士长就得带头早来。比如过年过节值班，大家都愿意年三十回去，年初一不值班，那我就大年三十和年初一争取多值班，自己先参与其中。护士长既要说又要做，我更多的体会是做应该多于说，做比说效果好。

菁：在供应室工作期间，有什么印象深刻的事情吗？

李：1975 年的一天，供应室出现一个大问题，许多病房给我来电话，反映病房里发现热原反应。输液以后病人抖啊，发生各种情况。两天以内好像就有十七八例病人热原反应，急死我了。

同样的人，同样的操作，同样的条件，怎么会出现这个事？我就赶快找器材库，分析这些天出去的乳胶管的情况，最后发现可能是器材库一种新到的乳胶管有问题。当天晚上我们就把所有这个颜色的乳胶管取回供应室，全部换成原来的乳胶管，热原反应就控制住了，把这个问题解决了。

菁：您后来又如何回到了护理部？

李：1981 年，日本邀请中国医学科学院的林士笑①书记带队参观他们的护理工作、病房工作，协和医院选我到日本去参观，其他医院去的都是护理部主任级别的，就我一个护士长。

回来以后没过多久，就任命我为护理部副主任，到 1983 年，又任

---

① 林士笑（1917—1996 年），陕西汉中人，曾任中国医学科学院党委书记。

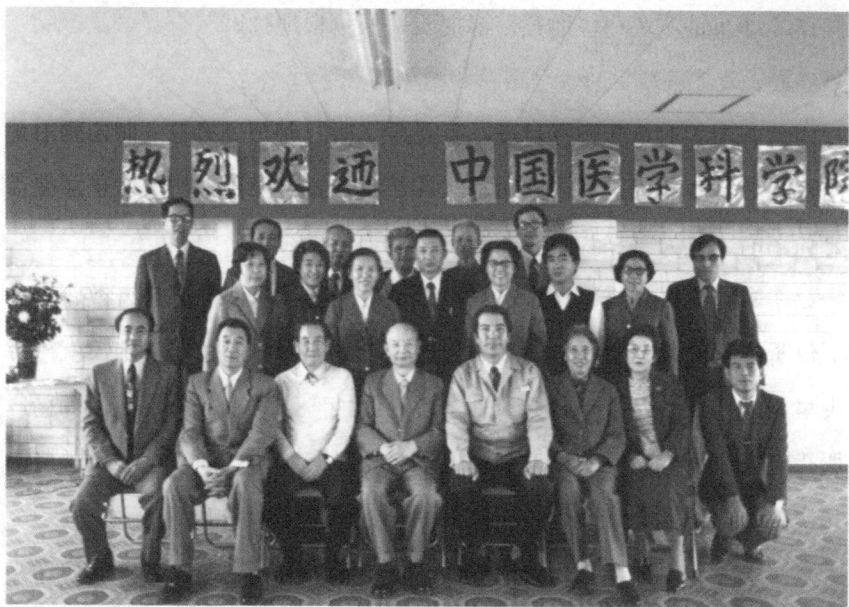

▲ 1981 年，中国医学科学院赴日本访问团与日方人员合影（二排左一为李纯）

命我为护理部主任。这时，黄人健① 院长垂直领导护理工作。

护理工作：病人永远是第一位

菁：您担任护理部主任期间，有哪些开拓性的工作？

李：这一点我特别惭愧，我觉得我没有做什么。我们抓得最多、最紧的就是陪住率。一开始陪住率高达 16%，100 个病人有 16 个陪住者。我们就狠抓，分配名额，每个病房只允许几个人陪住。我们天天去检查，白天查，晚上也查，看有没有人不应该陪住的却陪住了，研究怎么

_____

① 黄人健（1936—2019 年），江苏苏州人，曾任北京协和医院护理部主任、副院长。

解决，后来把陪住率压到了 6% 以下。

1983 年以后，开始推行责任制护理，就是对病人全面负责。我记得苗文娟①主任那时还去南方专门学习责任制护理，回来以后我们就进行贯彻。

菁：您是如何看待护理工作的？

李：我觉得护理工作对医院来说，是非常重要的组成部分，必不可缺。不管在大病房还是小病房，如果护理工作上不去，其他工作都要受影响。没有人去好好地完成这方面的任务，医疗质量怎么提高？抓护理工作一定要严，严字当头，没有严格的管理，护理质量难以提高。

菁：您护理过的病人之中，有印象特别深刻的吗？

李：病人挺多，但是印象最深的、老是不能忘的是一位女病人。她得了绒癌，脑转移了，双眼看不见，生病让她很痛苦。她丈夫对她不好，从不来看她。她有一个女儿也见不着，家人没带她女儿来过，所以她心里是非常痛苦的。

她爱喝水，想喝水就叫我们。只要她一打铃，我们就赶紧给她送水。给她的水既不能凉也不能热，热的她喝不了，凉了她不爱喝，就要喝温水。我比较注意她的特点，也同情她。所以只要她一打铃，我就拿着壶到厨房去打水，兑到合适的温度，赶快送给她。

久而久之，她也特别喜欢我，她叫我李姐，一再跟我说"李姐，我去世以后，你一定要参加我的解剖"，不知道说了多少次。她一提这事我就不愿意，不想让她伤心。最后我们真是成了好朋友。

我接触的病人很多，最亲密的就是她。从我学护理的时候开始，包括后来一直受到的教育，都告诉我医院应该是全心全意为病人服务，病人第一。所以我不只是对哪几个病人好，而是对所有的病人都好。

_____

① 苗文娟，1927 年出生，天津人，曾任北京协和医院护理部副主任。

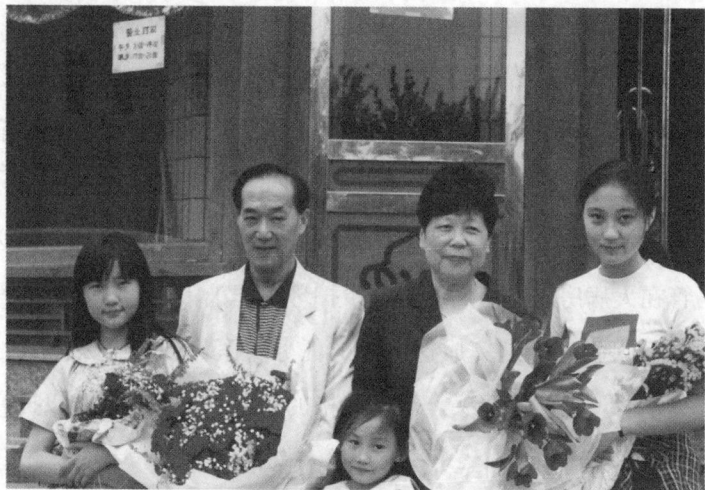

▲李纯夫妇与外孙女们的合影

菁：您为了工作肯定牺牲了很多陪伴家人的时间吧？

李：我和老伴家里都没有老人。我结婚以后生了三个女儿，家里住的地方小，也就 10 平方米，既不能把保姆请进家，也没有老人来家照顾，所以我三个孩子都是托管在一个街道积极分子家里，由她帮我抚养长大的。我每个月把钱送去，一切由她帮我安排，孩子在他们家吃饭、睡觉，周末有时间的话就去看看她们。我平常没时间，回去又晚，有时候甚至不回家。所以三个孩子就一直这样，直到我最小的孩子长到 12 岁，我才把她们接回来。

这个帮我照看孩子的人非常善良，她家收入也有限。我们上礼拜还跟她家里有个聚会。

传承护理传统，展望百年协和

菁：请谈谈您接触过的协和护理前辈。

李：林宝善，我跟她一起工作的时间比较长。她为了事业一直没有结婚，整个身心就扑在医院护理工作上。她当护理部主任非常努力认真，深入基层了解情况。有什么事情她也告诉我，让我帮忙做一些。我们经常熬到夜里很晚，林主任有时晚上十一二点了才回到护士楼宿舍，我就睡在护理部办公室了。

林雨老师是我印象特别好的前辈，是我的楷模，我忘不了她，到现在我还在学习她。我想不起她不笑是什么样子，她总是面带微笑，那么和善，对所有人一视同仁，她是协和熏陶出来的。老协和第一条要求就是要"全心全意为病人、一切从病人利益出发"，林老师就是典型！

菁：您觉得协和护士最大的特点是什么？

李：协和护士的仪表、态度都不一般，基础医学和护理知识也很扎实，把老协和高标准、严要求的底子一直传下来了。全心全意为病人工作的思想，细致认真的态度……这些方面都有着老协和的味儿。

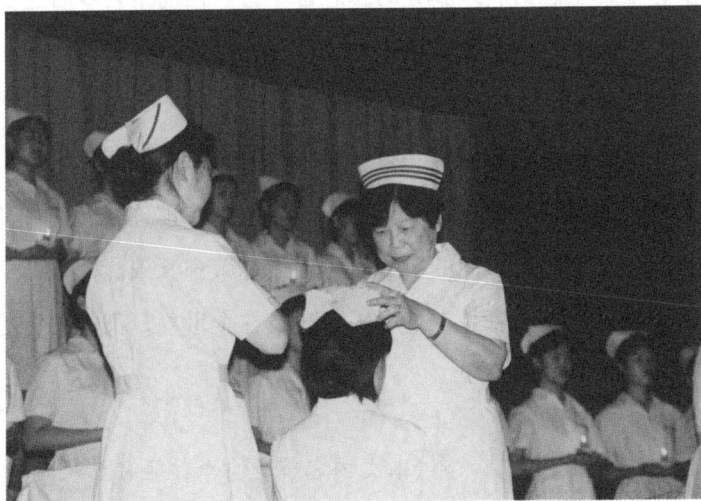

▲李纯（右）受邀为协和护校毕业生授帽

菁：您觉得老协和的护理传统应该怎样更好地来传承？

李：严字当头，严。现在对护士严到什么程度我不知道，但我觉得什么事情要做好的话，就必须对自己有个严要求。医院的工作者，应该一切为了病人的利益，为病人服好务，让病人满意。

过去一般除了主管护士要在办公室抄写医嘱、动动笔以外，护士有时间就去做巡回工作，看看病人，特别是危重病人和有特殊情况的病人。哪怕只是跟病人聊聊天，对病人也是个安慰。这一点值得传承。

菁：协和对您最大的影响是什么？

李：还是"一切为了病人、全心全意为病人服务"的思想，这一点我印象最深刻。离开了这个思想，别的什么也谈不上。

菁：对年轻的护士们，您有哪些嘱托？

李：现在的年轻人比我们那时候强多了，我们当时没有这么好的条件。我看见现在的供应室，真是过去做梦都不敢想。

希望年轻人德才兼备，全心全意为病人服务。没有本事不行，光有本事，没有全心全意为病人服务的思想也不行。往前走，今后还要继续前进。

菁：对百年协和您有哪些期待？

李：协和要一百岁了，这一百年协和医院对我们国家和人民来说，作出的是伟大的贡献，这一百年培养了多少医疗、护理方面的人员，这一百年医治了多少疑难重症的病人，可以说是荣誉满载。

我希望协和以后不管是在全中国，还是在全世界，都能够有更大的影响和更多的贡献！

（本文内容节选自李纯主任 2 次访谈记录）

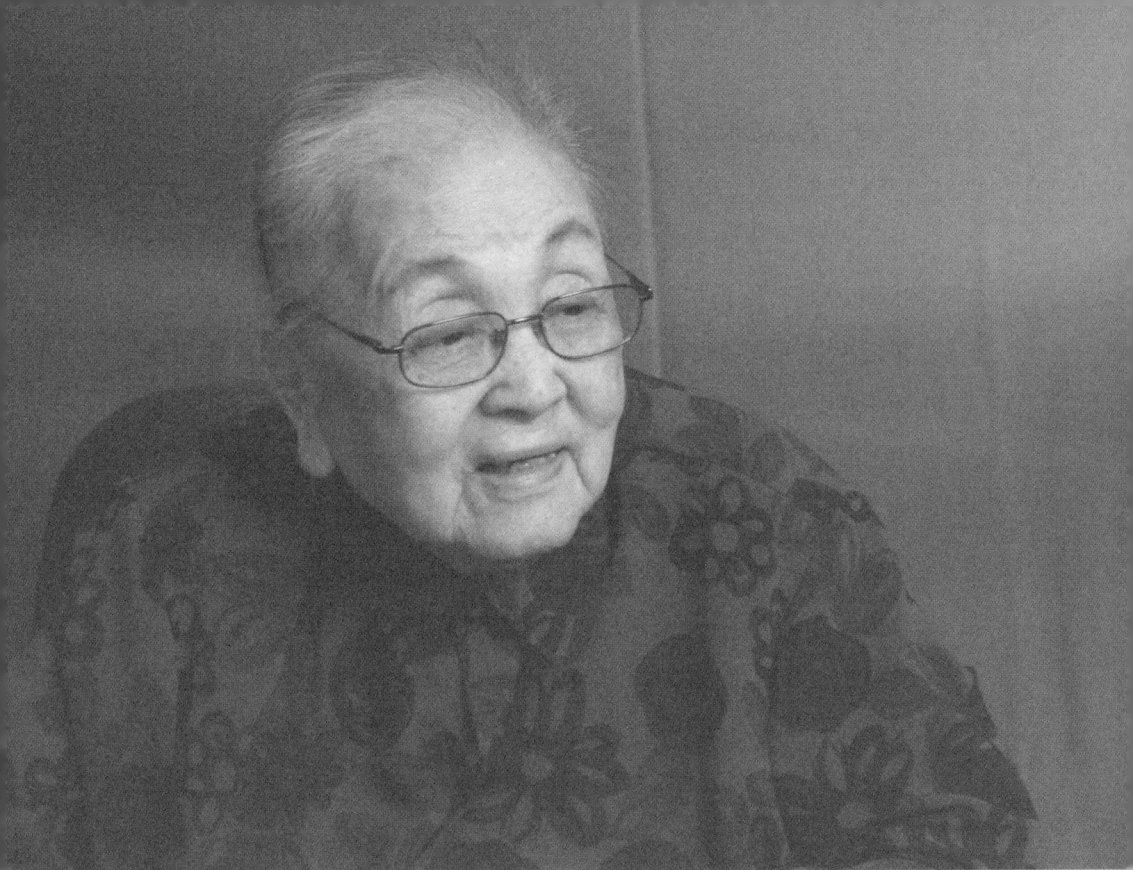

我的座右铭是锲而不舍

刘彤华（1929.11—2018.7），祖籍江苏无锡，中国工程院院士、著名病理学家，北京协和医院病理科教授。1947—1953年就读于上海圣约翰大学医学院，1952年在北京协和医学院病理系高级师资训练班进修，1953—1957年任第六、七军医大学（现第三军医大学）病理系助教，1957—1969年任协和医学院病理学系助教、中国医学科学院实验医学研究所病理系助教及助理研究员。1969 年，创办北京协和医院病理科。1978—1985 年任北京协和医院病理科副主任，1985—1995 年任病理科主任。1999 年当选为中国工程院院士。

刘彤华擅长淋巴结病理、消化道疾病病理、内分泌病理等的诊断，对胰腺肿瘤特别是胰腺癌的实验性基因治疗方式进行了深入系统的研究，开展了内分泌肿瘤的分子生物学和分子遗传学研究。由她主持完成的"胰头癌对胰内胆管环形壁内浸润"和"人胰腺癌细胞分子生物学及细胞生物学特性的研究"分别获 1985 年和 1993 年卫生部科技进步二等奖。"人胰腺癌细胞分子生物学及反义基因调控对其恶变表型的逆转"获 1995 年国家科技进步二等奖。

曾任中华医学会病理学分会常务委员，国际病理学会中国部司库，《中华病理学杂志》副总编辑，《中华医学杂志》中文版和英文版编委，*International Journal of Surgical Pathology* 编委。主编《诊断病理学》、《诊断病理学图谱》、《肿瘤病理学》等专著。

1995 年被评为全国优秀教师、北京市优秀教师，1998 年获卫生部"有突出贡献专家"称号，2003 年获首都劳动奖章，2005 年获中央保健委员会特殊贡献奖，2006 年获北京协和医院卓越贡献奖，2008 年获北京协和医院杰出贡献奖，2011 年获中华医学会病理学分会中国病理事业终身成就奖。

刘彤华院士访谈视频

口述：刘彤华

采访：董 琳

时间：2018 年 4 月 10 日、24 日，5 月 24 日、31 日，6 月 6 日

地点：北京协和医院、刘彤华院士家中

整理：董 琳 王 晶 庞钧译

波折求学 立志学医

董琳（以下简称"董"）：您的求学经历是怎样的？

刘彤华（以下简称"刘"）：我是 1929 年 11 月 13 日出生在无锡。小学三年级的时候，日本人已经轰炸到无锡了。我们从家里逃出来，跟我爸爸一起先逃到苏州，后来到上海待了很短的时间，又回到苏州。我在苏州省立女子中学念完高二上学期，又跟着家人到了上海。也不算逃难，我们运气还行，没有遭到太多灾难。

到上海后，我进了一所教会学校——上海启明女中①。我爸爸觉得

---

① 上海启明女中是一所教会学校，1904 年由法国天主教拯亡会修女马礼创办，校址位于上海徐家汇天钥桥路，上海市第四中学的前身。

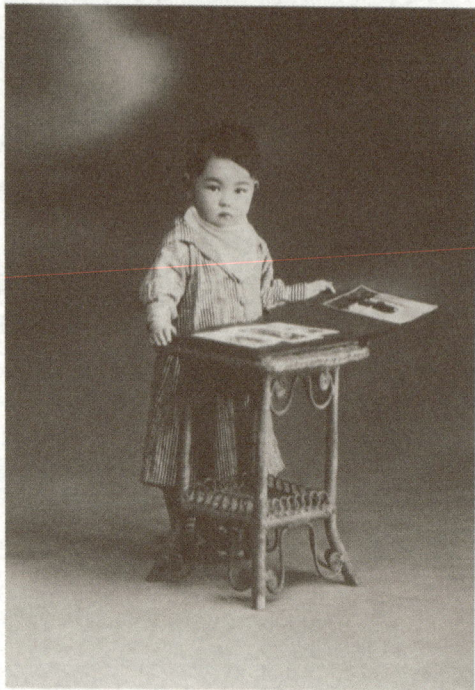

▲刘彤华 3 岁时在无锡留影

教会学校管理好，女孩子就要多管管。我的英文不好，硬着头皮进去了。我记得那个校长嬷嬷，一个美国人，简直凶极了，被她骂了好多回。后来总算慢慢努力，英文稍微好了一点。

董：辗转三地之间，加上生活波折，是什么动力让您一直坚持读书？

刘：主要是我爸爸要我去念书，他以前是美孚公司（Mobil）在无锡的一个小公司的经理，他自己没念过书，就希望子女能够念书。旧社会都希望生儿子，结果我是第一个孩子，是个女儿，但他觉得女儿也可以培养。

董：您是从什么时候开始想学医的？

刘：我从小就想学医，因为我小时候老生病，有一次背上贴了三个膏药，结果烫伤了，烫了三个大疤。所以我想自己学医，做个临床大夫，给自己治病也给别人治病。

董：当时考大学是不是有好多个志愿，为什么选择了上海圣约翰大学？

刘：我们那时候考大学不是说限定你只能考某一所，有多少学校招生，你觉得不冲突的话，都可以去考。我就选了个教会学校，我读的启明女中是教会学校，它是天主教的，圣约翰大学是基督教的，但是我自己不信教。正好圣约翰大学医学院录取了我，我就上圣约翰了，就这样。

结果呢，毕业的时候国家有规定，我这个年级毕业的医学生，只能报基础学科，不能做临床，就是去各个医学院校做助教。基础学科包括病理、生理、解剖、胚胎等。我想了半天，就选病理了，因为至少跟临床还有点关系。

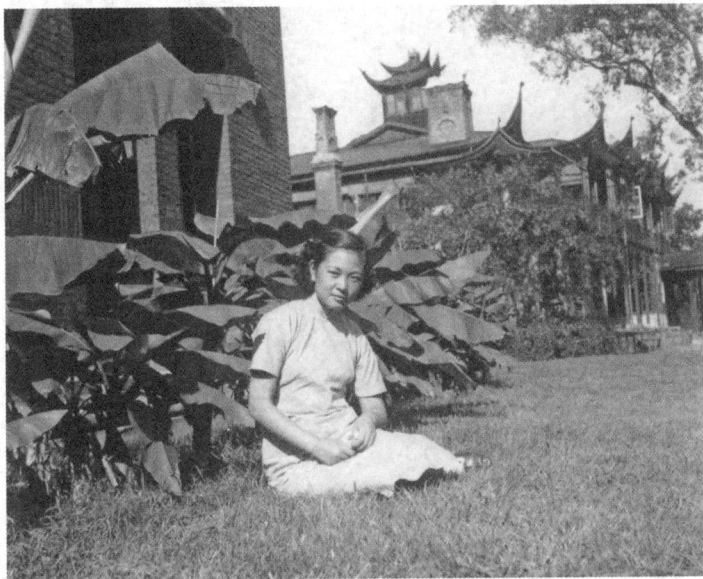

▲ 1952 年，刘彤华在上海圣约翰大学校园留影

结缘协和 得遇恩师

董：您在上海读书的时候，知道北京有个协和吗？

刘：我倒没有特别明确地了解协和。后来为什么到这儿来，就是冲着胡正详教授。那时候病理界有个说法叫"南梁北胡"，南边有梁伯强[1]，北方有胡正详，这两位是病理界的头儿。1952年来了以后，协和是军管的，所以我在高师班[2]学了一年以后，就被分配到军医大学去了。

董：高师班的学制是多久？一个班上大概有多少个学生？

刘：学制是1年，我们班好像是10个还是12个同学。当时病理系

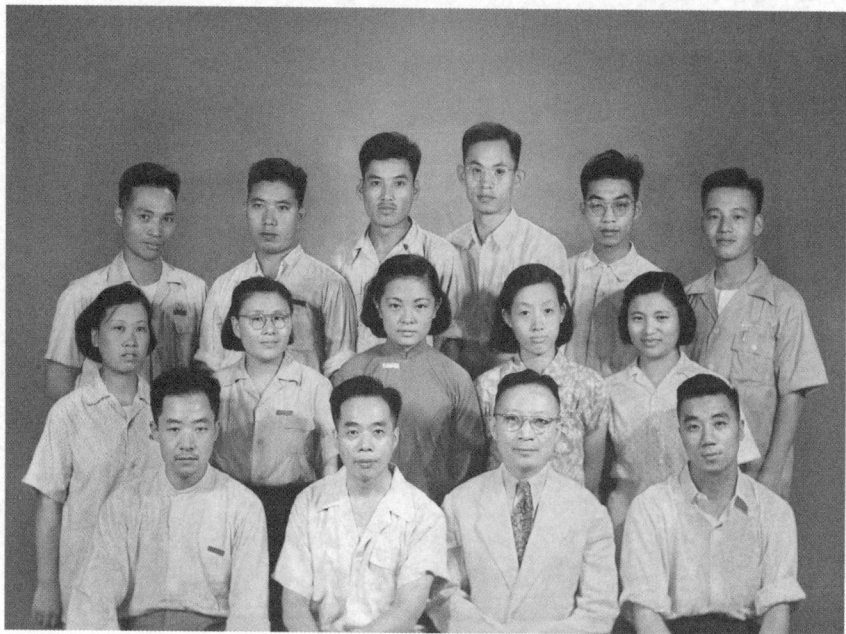

▲ 1952年，协和病理高级师资训练班师生合影。前排右二为胡正详，中排中者为刘彤华

---

① 梁伯强（1899—1968年），广东梅县人，著名病理学家，中国病理学奠基人之一。
② 高师班，即高级师资训练班。新中国刚成立时，百废待兴，医学领域缺医生，更缺专门培养医生的教师。因此，国家指示在有条件的医学院中抽调毕业生到全国各大医学院进修，以充实医学院校的教师队伍，称为"高级师资训练班"。

有两个班。比我高一班的有臧旭①、丁濂②他们，后来大概又收了一班。那个时候也很困难，教室就是协和老楼 9 号楼和老楼 10 号楼之间的过道，摆了好多桌子、书在那儿。南侧的南大屋、北大屋，有一间是上一班的教室，还有一间是切片室，房子很紧张。

高师班毕业以后，军管会把我们分配到各个军医大学，我先被分到江西的第六军医大学，后来第六军医大学跟重庆第七军医大学合并，我又去了重庆。

董：1957 年，您回到协和医学院病理系做助教，主要承担哪些工作？

刘：就是为胡正详教授讲课准备一些辅助的教材，他要看什么片子，我给他找片子，就类似于低年的住院大夫。

董：您眼中的胡正详教授是个什么样的人，他给您最大的影响是什么？

刘：其实胡教授这个人，他就是个学者。他跟我说，看片子要仔细啊，从头到尾应该全面地看。整个玻片在显微镜下要全面浏览一下，用低倍镜扫一遍，看清楚有什么问题再用高倍看，然后再低倍看，再高倍看，低倍、高倍这样来回、仔细地看。要不然拿一个片子给你，拿显微镜一放，随便抓一点，你只能看见一点东西，别的地方重要的病变没看到。我觉得我跟他学到的最重要的一点，就是怎么看片子，一个病理医生应该怎么仔细看片子。病理的片子虽然很小，但是这里头东西很多。

胡教授对技术员的染色要求特别高，他不是一个很暴躁的人，但也

---

① 臧旭（1923—1997 年），河北顺平人，著名病理学专家，北京协和医院病理科教授。

② 丁濂（1927—2014 年），江苏如皋人，著名病理学专家。

会发脾气，片子不好他就摔，片子的好坏确实跟诊断有很大关系。他觉得 HE 染色都染不好的话，他没法看。确实有这个问题，你染出来的颜色红不红、蓝不蓝的，确实是没法看。因为我们主要看组织、看细胞，那细胞核应该是蓝的，胞浆应该是红的。不是鲜红，是伊红，因为是苏木素染色，核是苏木素的着色。所以，染色分化清楚，片子才看得清楚，要不然连细胞都分不清楚，还诊断什么啊？

他和白希清[1]、刘永[2]三个人写的《病理学》，是全国最早的一本病理学教材，内容从基础到临床都有，我觉得他在这方面做了很多工作。另外他对疟原虫那些寄生虫也有很深的研究。

临床病理　密不可分

董：当时医院没有病理科，医学院病理系跟医院是什么关系？

刘：那时候医院的病理业务是由医学院病理系来管。后来，病理系搬到简阳[3]去了，我没去，因为我老伴[4]是军人，部队家属可以不去。

有一次我也胆大了，我跑到医院找张孝骞教授和曾宪九教授，说我想到医院来做病理，你们欢迎吗？他们很欢迎，我就跟两个老技术员

---

[1]　白希清（1904—1997 年），辽宁新民人，病理学家，曾任中国医学科学院党委书记。

[2]　刘永（1912—1986 年），江苏靖江人，著名病理学家、医学教育家。

[3]　1969 年底，中国医学科学院实验医学研究所迁至四川简阳，并入中国医学科学院四川分院。

[4]　刘彤华老伴即张卿西。张卿西（1926—1998 年），福建闽清人，放射医学与病理生理学家。

过来了。后来这两个老技术员陆续都走了，就来了王德田①，他来的时候才18岁。当时条件比较艰苦，我又当技术员又当大夫，我早晨起来帮他埋蜡，他切片，切完片我看片子发报告，完了以后再取材，就这样一套程序。

那时候也没钱买盖玻片，就把旧玻片上的盖玻片用酒精灯化一化，把它熔下来了以后，再用酒精把上面的胶泡掉，洗干净了再用，我跟王德田没少干这事。

所以我和王德田两个人白手起家，总算还是把病理科建起来了。那段时间虽然工作辛苦，但心里还是挺痛快的，我总算跟临床在一起了。

董：您觉得病理跟临床是什么样的关系？

刘：不可分割的关系。光做病理理论研究不结合临床，那不叫临床

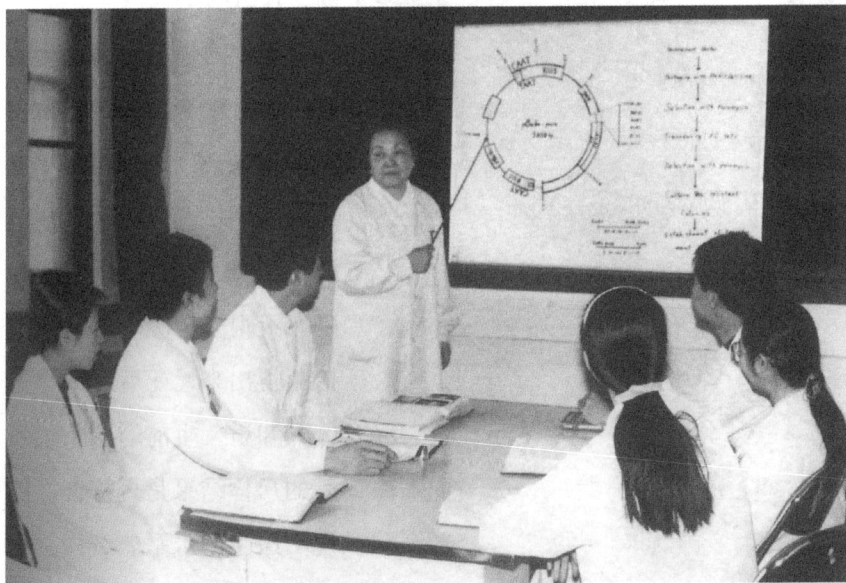

▲ 1985年，刘彤华在病理科研究组会议上讲课

① 王德田，北京协和医院病理科主管技师。

病理，这就是一般病理了。我愿意跟临床在一起，解决他们的问题，也是解决我自己的问题。有很多问题是我到了临床之后才慢慢搞清楚的。我记得以前老楼 10 号楼 223 教室经常有讨论会，尸检的临床病理讨论，或者是外检病理讨论，他们临床大夫在前面讲，讲完了我们病理医生就进去揭晓最后的结果，很受欢迎，特别是有尸检的时候更受欢迎。

董：临床病理讨论会是什么样形式的一个活动？

刘：临床上病人过世了以后，送到病理科做尸检，他临床是什么症状，尸检结果能不能符合临床诊断，或者说临床诊断能不能符合最后确诊的病因，需要各科一起讨论，叫临床病理讨论会。会上先是临床大夫介绍病情、病史，然后病理科的人把尸检的材料拿出来，跟大家解释一下，最后讨论，是什么诊断、什么结论。

最早的临床病理讨论会叫"Clinical Pathology Conference"（CPC），那时候尸检比较多，一年要二三百例。

这个其实很有用，因为临床上很多情况生前不一定诊断得出来，死后经过尸检才能知道。生前的诊断跟死后的尸检结果是否符合，能说明医生的水平怎么样。全院科室都爱参加这个讨论，临床大夫很愿意听听他的病人最后是什么结果。

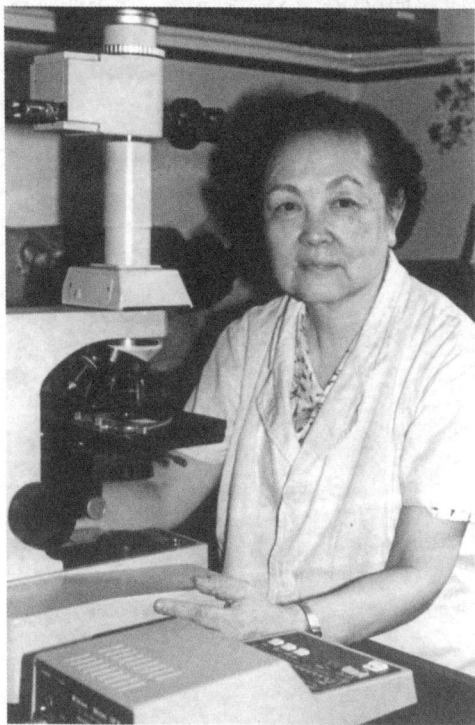

▲ 1993 年，刘彤华在显微镜前阅片

董：您做病理后的第一个研究是什么？

刘：我做第一个研究时胡正详教授已经走了。我先做的就是胰腺癌、胰腺肿瘤、胰岛素瘤，因为当时我跟陈敏章一起，跟着曾宪九教授一起做。曾教授的重点就在胰腺，胰岛素瘤。

董：在您和临床科室合作的过程中，有没有一些印象深刻的病例？

刘：外检里头我觉得一些病例还是有点意义的，譬如说我和内科血液组的张之南教授一起做了一个关于淋巴结的，那种淋巴结以前都诊断为淋巴瘤，好多病人都是放疗、化疗去了。后来我们在一起分析，我仔细看了片子，仔细看、来回看，觉得它跟淋巴瘤还是有不同的地方，它主要是很多组织细胞像碎片一样的坏死。我们以前认为淋巴结里有坏死就是恶性的，实际上有些坏死只是一个病毒感染或者是一个感染反应的结果，它等于有一个病变，过一阵它自己就愈合了，不用治疗，自己慢慢就恢复了。我们随诊了一些病人，预后特别好，所以得出了结论是个反应性增生。当时正是"文革"期间，等后来要发表[1]时，发现日本人已经报道了，叫 Kikuchi 病，要不然我们应该是第一篇。

还有一次，英国一位叫 Morson[2] 的教授说，中国人只有结核，没有 Crohn's 病[3]。我不信，我跟消化内科潘国宗教授两个人，就把以前保存的标本都拿出来看了，我从标本档案里找，他从临床找，检查了 60 多例吧，把所有的结核都除外，剩下的 40 多例没有任何结核的病变、病灶，但是病变跟 Crohn's 病一样，形态完全符合，国内还没报道过，我就写了一篇文章。后来 Morson 教授来医院访问时，我就把标本拿出来给他看

---

① 刘彤华、张之南、刘尔坤：《淋巴结反应性增生（30 例颈、腋淋巴结活检的临床病理分析）》，《中华内科杂志》1979 年第 18 期。

② Basil Clibbord Morson，英国 St Mark's 医院病理医师。

③ 中文译名为克罗恩病。

了。那时候年轻嘛，还是愿意花一点时间做一点工作，探讨一下吧。

曾宪九主任做胰腺主要做胰岛细胞肿瘤，胰岛细胞瘤多数是良性，也有恶性的。这个胰岛细胞瘤长得跟一个淋巴结差不多，在手术台上往往搞不清楚哪个是肿瘤、哪个是淋巴结。我从瑞典学了细针穿刺以后回来，就发现穿刺涂片后，很明确看出来淋巴细胞跟胰岛细胞不一样，涂片看得很清楚，所以不用活检做切片了，一穿刺就很容易知道哪个是胰岛细胞。

陈敏章教授是张孝骞教授手下的，我跟他很熟，因为年龄也差不多，我们可以说是校友吧，他也是上二医①的。内窥镜来了以后，我就跟他一起研究怎么能取到一块真正的病变组织。我一边看病理切片，一边和他在内窥镜底下研究，就发现这个取材很有问题。比如说胃溃疡吧，你要是光取表面的，可能都是坏死的东西，因为溃疡表面都是坏死物质嘛，你要取深一点，往里头抠一点，那个地方可能取出来是一个肉芽，也可能癌就在那儿。

所以我觉着跟临床在一起，特别有帮助，我对他们有帮助，他们对我也有帮助。病理不跟临床在一起，干不出什么东西。没有结果，你不能动态地来观察一个病人。

国际交流　开拓视野

董：您曾和曾宪九教授、陈敏章教授一起访问过英国？

刘：有一次，有两位英国的外宾来医院访问，一个叫 Morson，是病理

---

① 1952 年，全国高等学校院系调整，上海圣约翰大学医学院、震旦大学医学院、同德医学院合并组成上海第二医科大学。

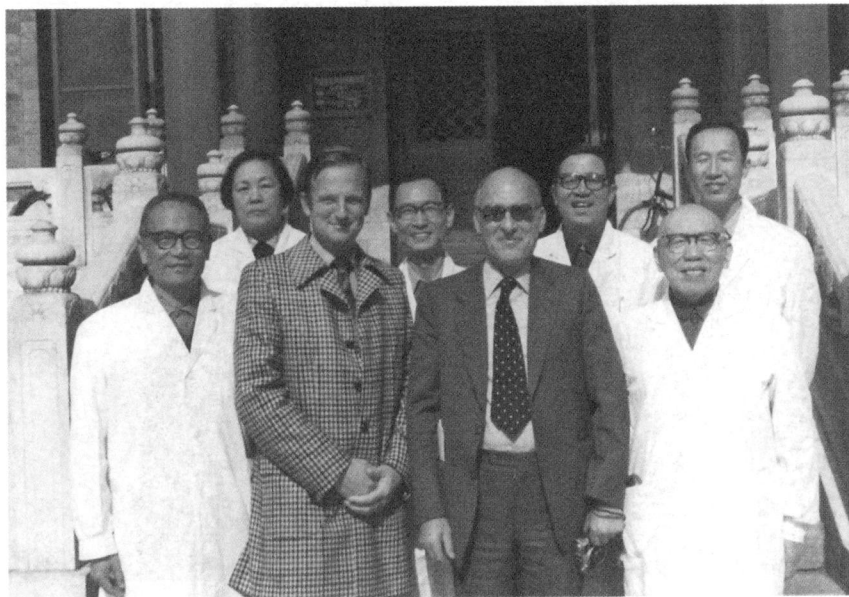

▲ 1979 年，英国医师来访协和时在医院西门留影。前排左起：冯传宜、Peter B. Cotton、Basil Clibbord Morson、张孝骞；后排左起：刘彤华、陈敏章、张铁梁、潘国宗

专家，一个叫 Cotton[1]，是内科专家。访问结束后，他们邀请曾宪九教授、陈敏章还有我，三个人去英国考察。我们跟着他们，从英格兰到苏格兰转了一大圈，真是开眼界。我们参观得很仔细，因为他们本地人领着去嘛，参观了很多医院。给我印象很深的一个特点是，他们老的医院从来不拆，新的医院就盖在旁边，所以很多医院都是新、老两个院区在一起。留着老院区一个是一种参考，另外也是一种纪念的方式吧。当时陈德昌[2] 教授正好在法国进修，我们也上法国去转了一圈。

　　董：这次英国之行，您最大的收获是什么？

[1]　Peter B. Cotton，英国密德萨斯（Middlesex）医院内科医师。
[2]　陈德昌，1932 年出生，浙江定海人，中国重症医学的开拓者，北京协和医院重症医学科教授。1984 年在北京协和医院创建中国首个加强医疗科并担任主任。

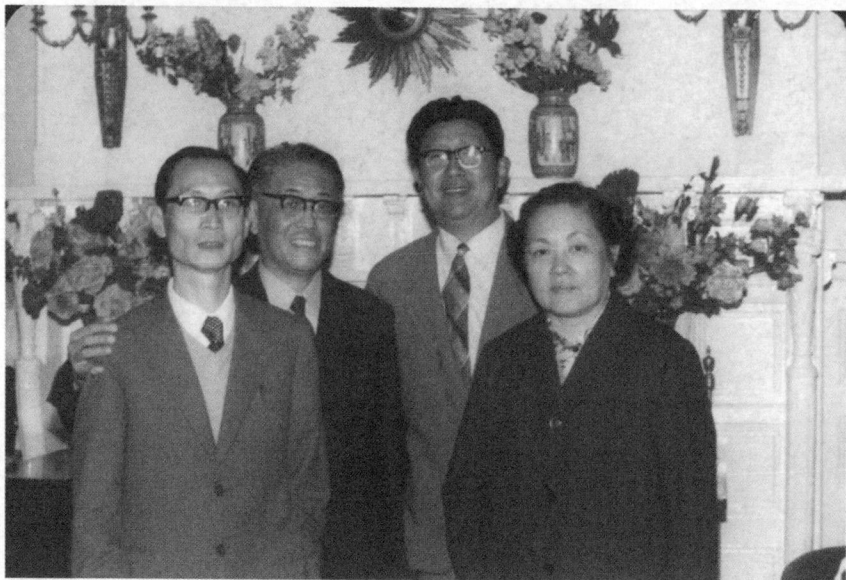

▲ 1980 年 10 月 1 日，中国驻英使馆商务参赞处国庆招待会。左一为陈敏章，左二为曾宪九，左四为刘彤华

刘：我去的时候，英国有一个叫 Polak[1] 的教授，她做免疫组化做得好，她把她的第一桶金就给了我，让我回国开展这个工作。所以，免疫组化是我最早在国内开展的，我从英国带回来的抗体。Polak 教授很厉害，但人特别好。出去总得要带一点东西回来，学一点东西吧。

人生锦囊　锲而不舍

董：您不管遇到什么疑难病例，总能通过各种方法把它最终确诊，有没有什么诀窍？

---

[1]　Dame Julia Margaret Polak，英国伦敦帝国学院组织工程学兼再生医学中心教授。

刘：我要先查查教科书，我有一个特点，一些学生在国外老是问我，回来给我带什么东西，我说你给我带本书回来就行了，所以那些新的教科书我都有。我也经常到图书馆去借一些杂志带回来看，像 *Surgical Pathology*（《外科病理》）、*Mordern Pathology*（《现代病理》）。我以前还有一些小卡片，看见好的文献，我就把那个题目写下来，内容简单写几句就行，放在盒子里头，简单分分类，以后需要什么，就查查这个卡片。卡片也不都是文献，如果哪本书上内容好，我也写个简单的东西，书上夹一个条，在卡片盒子写一张，以后查书也好查。

董：您怎么看中国病理学的发展现状？

刘：这几年我病了，我真是不太了解全国的发展怎么样，不过现在整个都是往分子病理发展了。当时我有一个想法，就是这个世界各种科学都在发展，病理也得发展，从细胞病理到分子病理，然后再进一步做什么我不知道了，引进人才我还是做了一些工作。

这几年我在家里休息，不知道以后会变成什么样。但是说到头，细胞病理还是基础，不能丢了。因为你不能凭空出来一个分子吧，你总得是在细胞的基础上。我以前还是想做很多工作，想做一些新的工作，学一点新的东西。

董：您有座右铭吗？

刘：我的座右铭是锲而不舍，就是我要做的事情一定要做。我现在病了，也锲而不舍不了了，做不下去了。我希望能够脑子再恢复一点吧。我想任何东西能抓住了不放，一直往下走，还是会有点成绩吧，不管怎么着。

董：您在病理学方面取得了非常大的成就，很多病理医生都把您作为榜样，想成长为像您这样的大家。您对他们有什么建议吗？

刘：我还送他们锲而不舍，要做什么事坚决做到底，而且不能停留。病理现阶段发展到分子病理，下一步应该做什么，要有明确的目标往前走。咱们不能什么也不做，停在那儿等人家发展。

董：在专业发展上，您每次做的决定、找的方向都特别准，特别前沿，是怎么做到的？

刘：也没有什么特别的办法，我就是想做新的东西，我老是想做新的东西。我以前就是人家做什么新的，国外有什么，我也想学回来做。有条件的我就去学，没条件的就通过间接的办法去学。我觉得自己老停留在一个地方，好像不太习惯。希望底下年轻人应该这样，他们应该是往前看、向前走。

董：对于您来讲，协和除了是一个工作单位之外，还有别的特殊意义吗？

刘：她是我工作的地方，我生活、工作差不多都在这儿，一辈子都

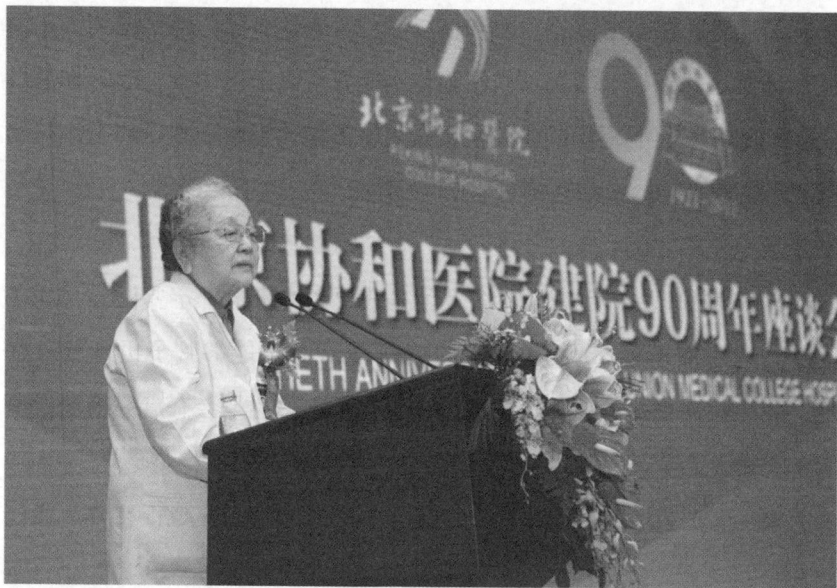

▲ 2011 年 9 月 16 日，刘彤华在北京协和医院建院 90 周年座谈会上发言

交给她了。我觉得挺高兴的就是，在协和认识了很多老教授，跟老教授的关系也比较好，所以还能做出一点成绩来，他们对我都挺客气、挺照顾的。能够在这个学术殿堂里过完我的一生，还是挺高兴的。因为我也就是从上海圣约翰来的一个普通医学生，没有什么特别的才能、特别惊人的表现，就是一个很普通的人，我能够在协和站得住脚，能得到一些老教授的认可，我也觉得很高兴了。

董：您觉得在协和建院一百年的时候，病理科应该发展成什么样子？

刘：分子病理应该发展得很全面了，当然现在他们已经做得不错了，能够进一步发展，要走在世界前面。我年轻的时候特别喜欢出去走走，看看人家什么是先进的，我都想学一点东西回来。第一桶金虽然是学人家的，但也还是在国内最早开始做了，譬如免疫组化，那绝对是协

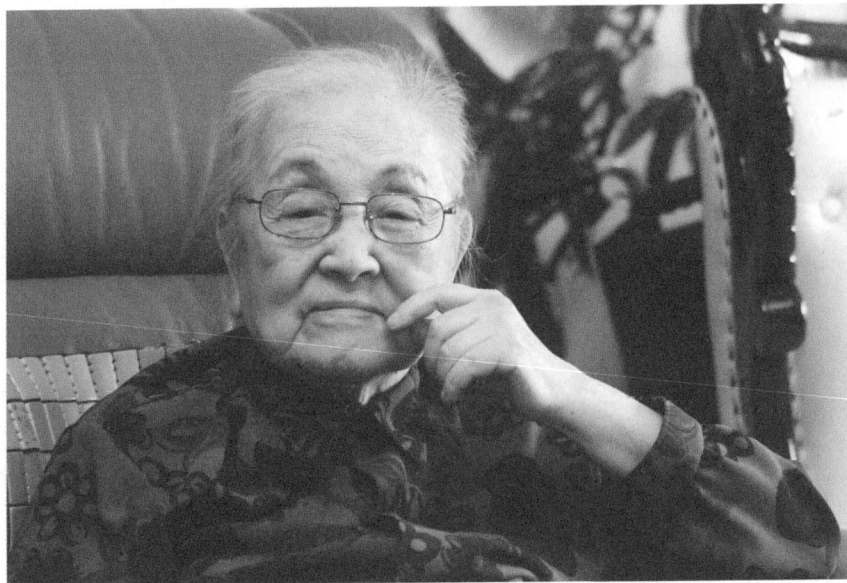

▲ 2018 年 6 月 6 日，刘彤华在北京家中

和病理科在国内率先开始做的。我们科里现在不是每年跟美国的梅奥诊所有些合作嘛，希望他们能在各方面做得更好，科里还是有力量的。

董：协和就要建院百年了，对一百岁的协和您有什么想表达的？您心目中的协和应该发展成什么样子？

刘：希望一百岁的协和能够发展得越来越大，在业务、人员，在各方面都有很大的发展。很不容易啊，协和，她应该是最好的医院，在医学、治疗、诊断各方面都是最好的。要做到最好，就要临床科室、辅助科室都能紧密地合作起来，做好自己的工作。要是大家都能够这样互相真诚地协作的话，我想协和会发展得更好。

（本文内容节选自刘彤华院士 5 次访谈记录）

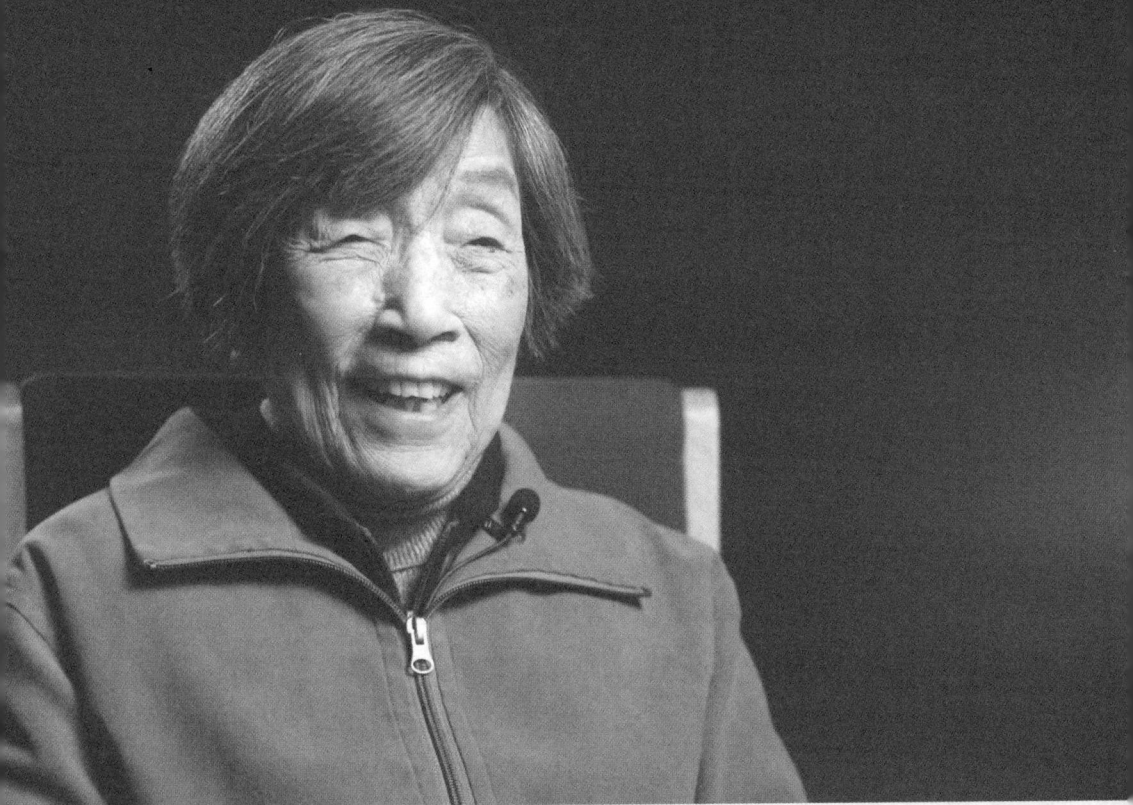

文昭明

学无止境　一生虚心

　　文昭明，1930 年 1 月出生于四川成都，著名变态反应学专家，北京协和医院变态反应科教授。1948 年考入华西协合大学医学院，1954 年毕业后分配至西藏日喀则地区人民医院，1956 年调至新疆维吾尔自治区人民医院，1980 年调入北京协和医院变态反应科。1994 年赴美国南佛罗里达大学医学院和南佛罗里达 James A.

Haley 退伍军人医院免疫和过敏反应科学习。

在国内较早开展婴幼儿变态反应的临床诊治工作。1982 年建立了变应性支气管肺曲霉菌病的特殊实验诊断方法，在国内首次诊断该病，先后建立酶联免疫吸附试验（ELISA）和免疫印迹技术（IB）检测特异 IgE 和 IgG 抗体的方法，使变应性支气管肺曲霉菌病的诊断达到国际先进水平。

编著《变态反应性疾病的诊治：从婴儿到成人》、《呼吸系统变态反应疾病诊断治疗学》、《解读过敏》，并参与编写《实用变态反应学》、《临床变态反应学》、《变态反应学》等多本专业著作。2011 年获北京协和医院杰出贡献奖。

文昭明教授访谈视频

口述：文昭明

采访：李苑菁

时间：2020 年 12 月 8 日，2021 年 2 月 7 日

地点：北京协和医院院史馆

整理：李苑菁

在抗战烽火中成长

李苑菁（以下简称"李"）：请您介绍一下自己和您的家庭。

文昭明（以下简称"文"）：我叫文昭明，是四川成都人。我是在一个大家庭里面长大的，爷爷奶奶以下有十几二十口人。我没有见过父亲，他外出求学后没有回家，母亲只有我一个孩子。长辈们对我和其他的堂姊妹同样对待，出去玩都带我们一块儿去。

我家里很重视教育，无论男孩女孩都念书。我的上一辈都是大学生，其中有两位是医生，姑姑是妇产科大夫，叔叔解放后还担任过四川省防疫站站长。小时候我得胃病，就是姑姑为我治疗，精心照顾我，用了半年的时间，我的胃病就好了。所以我后来学医，也是受到了他们的影响。

李：请谈谈您的成长和求学经历。

文：我的启蒙小学是成都益州女中附小。但我读到小学三年级的时

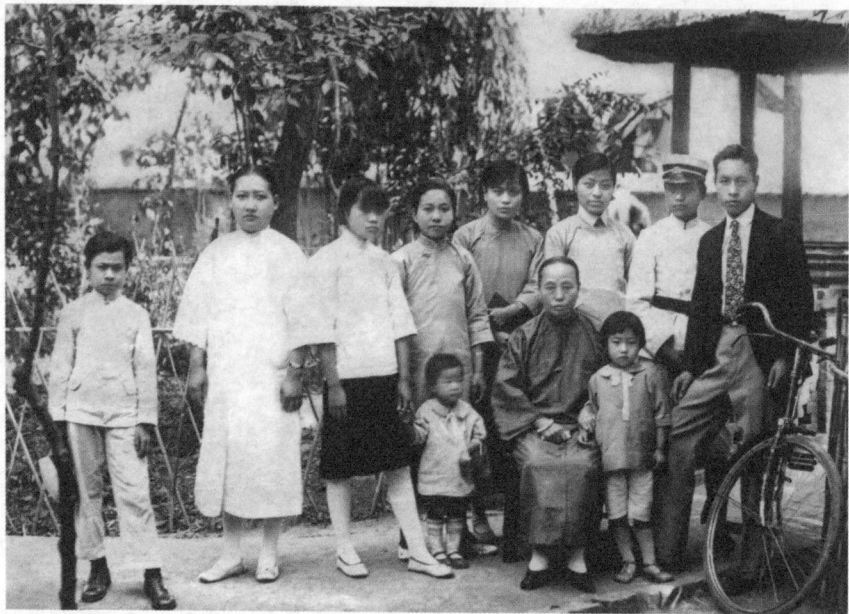

▲文昭明（正中幼儿）与家人合影

候，日机不断地来轰炸，城里面的很多人都疏散到乡下，我们也到了乡下。所以我读了好几个小学，北城小学、玉局庵小学等。

我能唱很多抗日的歌曲。"高粱叶子青又青，九月十八来了日本兵，先占火药库，后占北大营，杀人放火真是凶，中国军队有好几十万，恭恭敬敬让出了沈阳城"，这是在讽刺当时的军队不抵抗。"打仗不怕鬼子狠，吃辣不怕吃老姜。鬼子虽狠怕拼命，只有那汉奸没心肠，大汉奸抓来全家杀，小汉奸抓来喂狗狼，出卖自己还是小，出卖了民族没天良"，这是骂汉奸的。

我的初中、高中都是在成都县立女子中学①念的。1948年，我考上

_____

① 成都县立女子中学创办于 1930 年，1950 年并入成都县立中学，今成都市第七中学的前身。

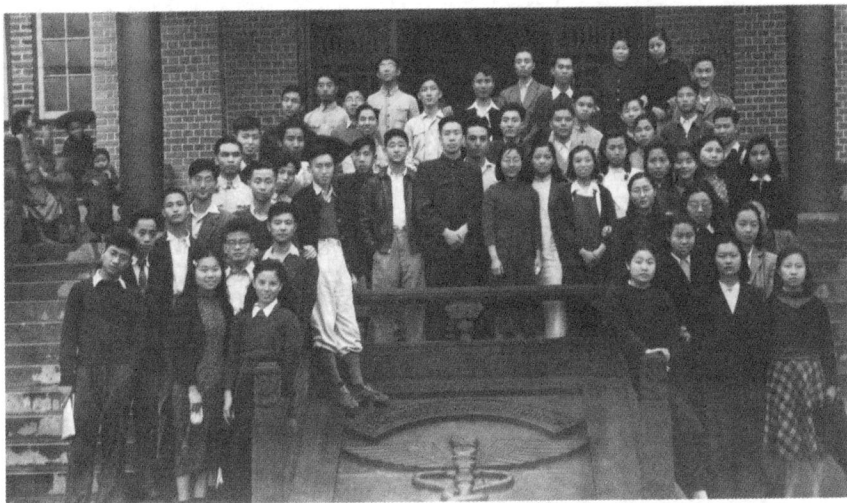

▲ 1949 年，文昭明（四排右一）与大学同学合影

了华西协合大学医学院，学的儿科。原来的学制是 7 年，解放后改为 6 年，1954 年我就毕业了。

李：您从小到大成绩都比较优异吗？

文：我是在 4 年级以后学习才变好的。高小①一年级，因为我学习得了第一名，老师给了我一个小小的能摆在桌子上的牌子。这个牌子上写了几个字，我终身难忘："学问之道，如逆水行舟，不进则退。"后来我考入成都县立女子中学，成绩都是在前十名，还可以。

在华西协合大学，有一次生物期中考试让看显微镜，我在前几个就答错了，把 3 号显微镜的内容写成了 4 号的，4 号的写成了 5 号的，一直错下去。最后得了多少分呢？八分半。生物是主要科目，不及格就要留级。我跟老师说我写错了，他说："对，你错了，但我们看出来你不是一点不知道。"最后给了我一个机会，让我期末考试好好考。我就

---

① 旧制小学一至四年级为初小，五至六年级为高小。

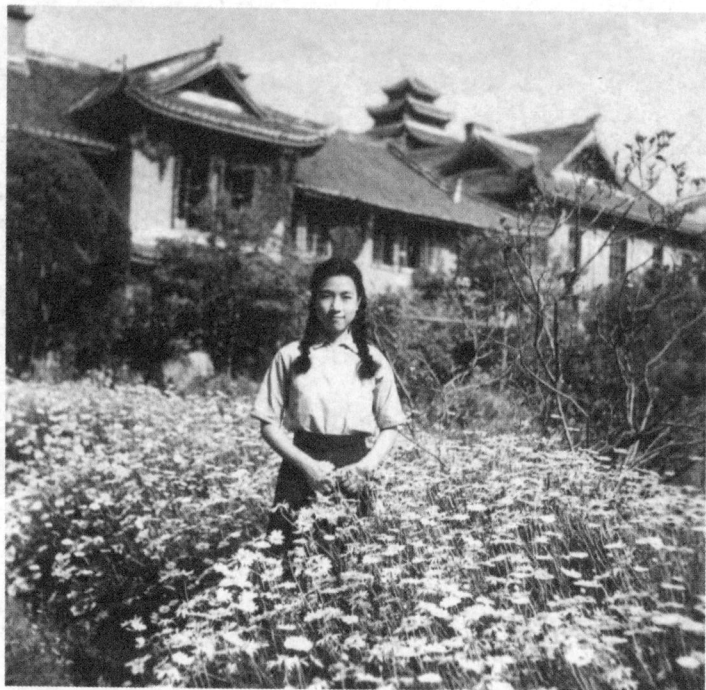

▲大学时期的文昭明

好好学习，几乎快倒背如流。期末算总分，老师给了我一个刚及格的分数，不用留级，我高兴了好几天。但这也是我做医生得到的第一个教训：一定不要粗心，必须避免这种错误。

坚决服从组织分配去西藏

李：您是怎么去西藏工作的？

文：国家分配，我就去了。我大学毕业是 1954 年 8 月，那时分配是保密的，就给你一个红纸信封，里面装着一张条子，写着你去的地方，不能跟别的同学说。

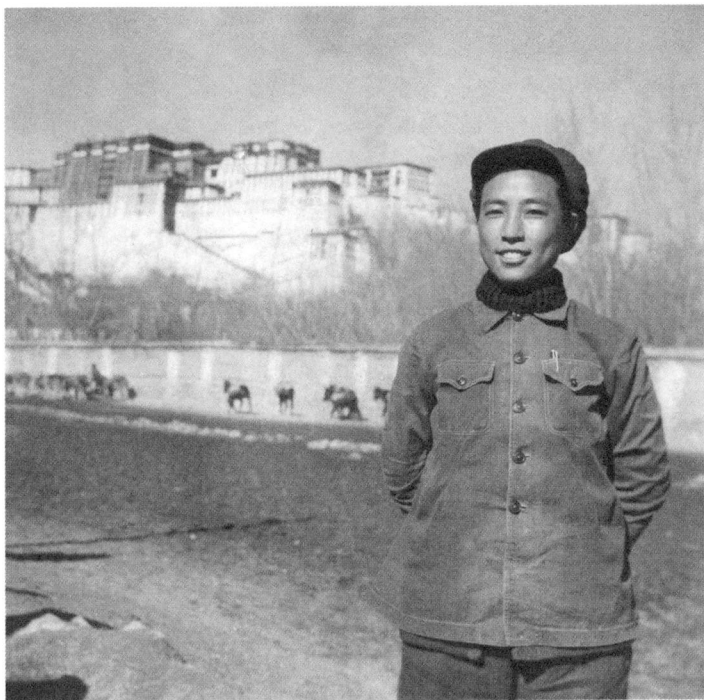

▲ 20 世纪 50 年代，文昭明在拉萨

　　我和另外两名男同学被分配到了西藏，组织给了我们一周时间准备，然后就出发了。一路上我们走走停停，因为前面在修路，只能等它修好一段，我们再乘车前行一段。直到 1954 年 12 月，我们才到拉萨。在拉萨时，我们参加了"两路"通车典礼，两路就是青藏公路和川藏公路。那时内地去的文工团很多，白天、晚上都表演节目，热闹非凡。

　　我在拉萨待了五十多天后，被分配到日喀则。从拉萨到日喀则没有公路，只能骑马，要骑十几天。这十几天，我们都住在藏民家里，他们很欢迎我们。我还写过一首诗——

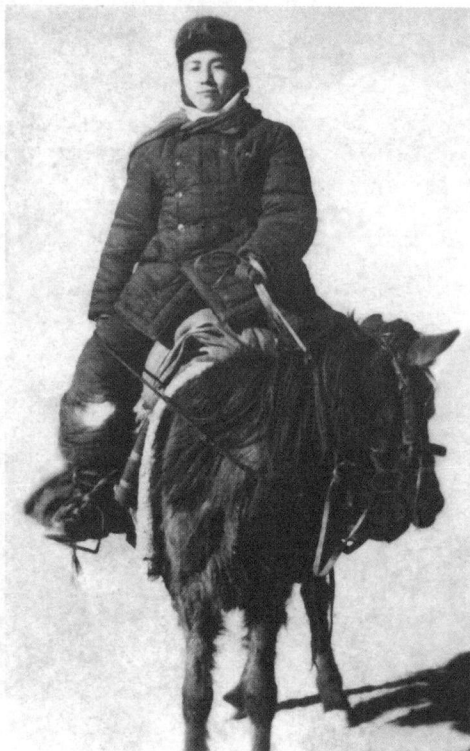

▲ 1955 年，文昭明在前往日喀则途中

马儿带着我们，

奔驰在辽阔的草原，

漫步在雪山羊湖畔。

晓行夜宿，

十几天过去了，

人乏马倦。

一天，

当晚霞映红了天边，

领队在高喊：

看呀，

前面那白点，

就是我们的家，

日喀则人民医院。

大家睁大了眼睛，

望着前方，

兴奋得红了脸。

嗖，嗖，

快马加鞭，

草原上扬起的尘土久不散！

李：您到日喀则人民医院时，那里的医疗工作是什么状况？

文：日喀则人民医院的医生都是汉族人，主要是给藏民看病。我去

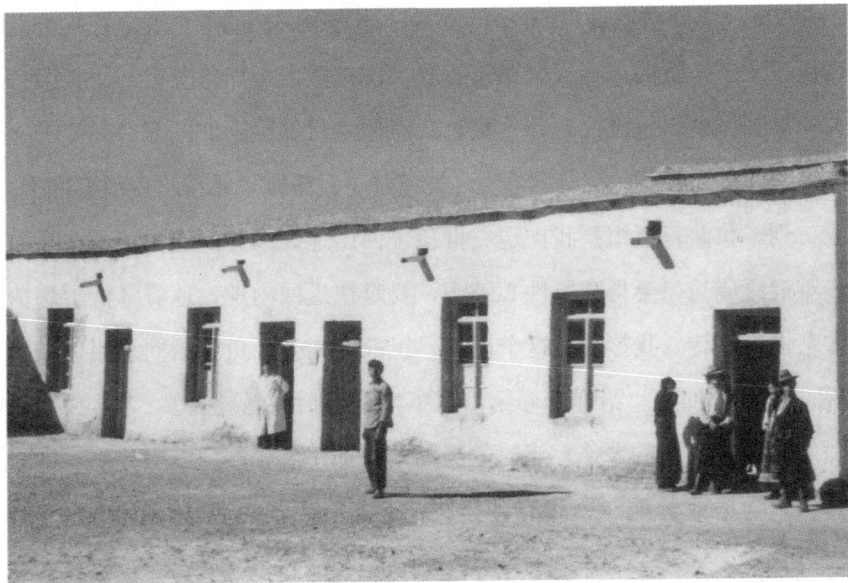

▲ 20 世纪 50 年代的日喀则人民医院

的时候，医院已经有儿科了，而且已经有一个大夫，是上海第一医学院毕业的余德钫。他与我亦师亦友，后来牺牲在了西藏，我很怀念他。

李：您在当地主要开展了哪些工作呢？

文：到日喀则后，组织要求我们不能用汉语看病了。因为日喀则是"后藏"，那里的藏民听不懂汉语，我们要用藏语看病。我学过一段时间藏语，但后来没有好好学，记不起来了。现在我只记得一句，"你头疼吗？"当时病人不多，没有病房，只有门诊，我就看门诊。

李：在高原工作，生活还适应吗？

文：我觉得还可以，没有什么困难。那时医院照顾我们南方人和北方人不同的饮食习惯，做饭都是用两个蒸屉，一层是馒头，一层是米饭。如果要吃鸡蛋，就用蛋粉调出来，要吃肉，就开罐头。那时候没有脱水蔬菜，想吃蔬菜，我们就自己种。

李：您后来又怎么去了新疆工作？

文：我离开西藏是 1956 年的 6 月。那是很突然的一个晚上，我都上床快睡觉了，我们负责人余德钫找我，说拉萨来了加急电报，让我第二天一早到拉萨，也没说是什么事。我考虑到可能是巡回医疗，只带了一本书、几件衣服和一个马背套①，就离开了日喀则，结果再也没有回去。

到了拉萨，组织要我护送一批孩子回内地。因为内地的孩子在高原很难健康成长，会得高原性心脏病，要赶快送回内地，地势降低了病情才会慢慢好转。我接受了这个任务，正准备离开，负责的同志叫住了我说："回来，回来，给你开介绍信，事情结束后到新疆去。"为什么是新疆？因为我现在的老伴、当时的男朋友在那里！

大学毕业分配时，我有两个决心：第一，坚决服从组织分配去西

---

① 马背套，俗称"马褡子"，一种搭在马背上的口袋，下垂的两头可以装东西。

藏；第二，坚决和我深爱的人好到底。我去了西藏，可我深爱的人在新疆。我并没有向组织提出任何要求，组织却早已考虑到了我的情况。就这样，我把这批孩子送到成都，见完了我的母亲，几天后就去新疆了，在新疆维吾尔自治区人民医院儿科干了 23 年。

扎根新疆边干边学廿余载

李：请您谈谈在新疆维吾尔自治区人民医院的工作经历。

文：自治区人民医院儿科的工作，繁忙、多彩。那时我们床位有 120 张，最多的时候达到 140 张。乌鲁木齐的汉族人比较多，我们的医生有汉族的，也有维吾尔族、柯尔克孜族、俄罗斯族的，大家融洽共处，共商科室大事。我们以业务为重，工作很忙，我在那里也学到了很多东西。

尤其是主任杜文慧①，对我帮助很大，后来还提拔我当科室副主任，协助她工作。因为我毕业直接去了西藏，那里没有多少病人，我的业务不算太精进，她就送我到北京儿童医院进修。我参加了一个为期半年的学习班，听了邓金鎏②、胡亚美③、江载芳④等很多儿科专家讲课，我对邓金鎏提到的水电平衡紊乱的纠正很感兴趣，之后在这方面还做了一些工作。

---

① 杜文慧，1951 年毕业于北京医学院医学系（现北京大学医学部），筹建了新疆第一个儿科病房。

② 邓金鎏（1908—1973 年），广东开平人，著名儿科学专家。1937 年毕业于北京协和医学院，曾任北京协和医院儿科住院医师、助教。1942 年，因协和关停，诸福棠、吴瑞萍、邓金鎏三人创立了北平私立儿童医院，今北京儿童医院的前身。

③ 胡亚美（1924—2019 年），北京人，著名儿童医学教育家，中国工程院院士，曾任北京儿童医院名誉院长。

④ 江载芳，安徽旌德人，著名儿科专家，曾任中华医学会儿科学分会主任委员。

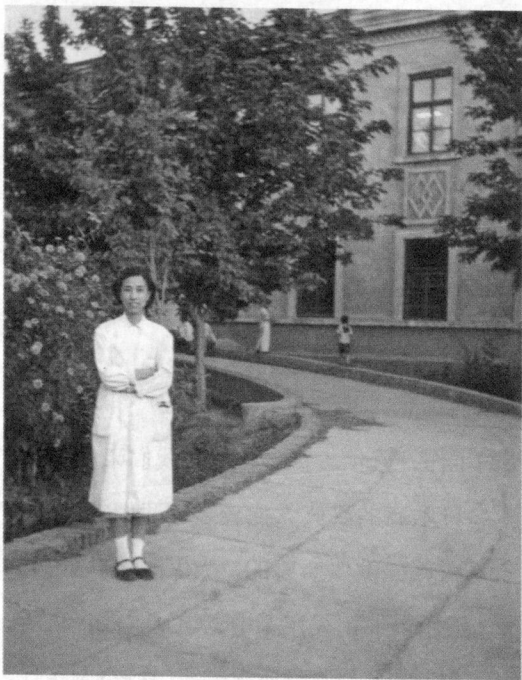

▲ 20 世纪 60 年代，文昭明在新疆维吾尔自治区人民医院

李：在自治区人民医院工作时，有印象深刻的病例吗？

文：因为气候的原因，新疆的小孩冬天容易患肺炎，夏天易腹泻。每逢这两个季节，科里都要成立专门的抢救小组，任务很重。

我记得有一个因中毒性痢疾入院的 2 岁孩子，因为他有一次异常呼吸，大夫给他打了呼吸兴奋剂洛贝林。但是，孩子异常呼吸越来越多，连一次正常呼吸都没有了，甚至 5 分钟推一次洛贝林也无济于事。正在这时，食堂送来了婴儿饭。我把孩子摇醒，慢慢喂他，他竟然把一碗饭吃光了。他能吃光一碗婴儿饭，说明病并不重啊，不应该合并这么重的呼吸衰竭。于是我做主，把洛贝林停了，严密观察。后来，孩子的异常呼吸慢慢减少，到凌晨完全恢复正常了。所以，这是由于洛贝林引起的呼吸异常，停掉洛贝林就好了。

我还诊断过一例肺炎合并低钠综合征，患者是一个 6 个月大的孩子，他肺炎很严重，但是我不死心，我还想救他。有一天我工作完又去病房听他的肺部，我觉得他的肺炎已经在好转了，可为什么又陷入昏迷、病情越来越重呢？我请急诊赶紧查生化，结果发现他的血钠很低。

我算了算，要纠正过来，应该给他静脉输入 3% 的氯化钠液 84 毫升。那时没有心电监护仪，我就从棉花棍上撕下来一条棉花丝，贴到他的鼻子上，他一呼吸，棉花丝就会轻轻地动。我请护士尽可能慢地推液，我用听诊器听他的心脏，眼睛盯着棉花丝，一直到静脉推液结束，孩子好着呢！ 2 个小时后，孩子打哈欠了；4 个小时后，他睁眼了……慢慢地，这个小孩就好了！

李：您在新疆工作了这么长时间，最大的感悟是什么？

文：我在新疆，主要就是在医院里看病人，发现问题，想办法解决问题。我觉得到处都能学到东西，知识像浩瀚辽阔的海洋，学无止境，要一生虚心。所以我边干边学，算是在工作中锻炼成长吧。

从儿科医生到变态反应科医生

李：您后来调入协和医院变态反应科的契机是什么？当时科里情况怎么样？

文：1980 年，我跟随家人调到北京工作。一开始是安排我在协和医务处工作，后来张庆松教授将我要去了变态反应科，我就开始从事变态反应工作。

那时已经建科一段时间了，但还算是一个小科室，科里大概也就十人左右。张庆松教授请李美琏大夫带了我两周，我边干边学，学脱敏治疗、皮肤试验等，后来才成为了变态反应科医生，开始独立看病。

李：您在国内首次诊断了变应性支气管肺曲霉菌病，能聊聊确诊这一疾病的过程吗？

文：我来变态反应科不久，发现有的"哮喘"跟一般的哮喘不一样。一般的哮喘病人肺部没有阴影，但我发现有一位"哮喘"病

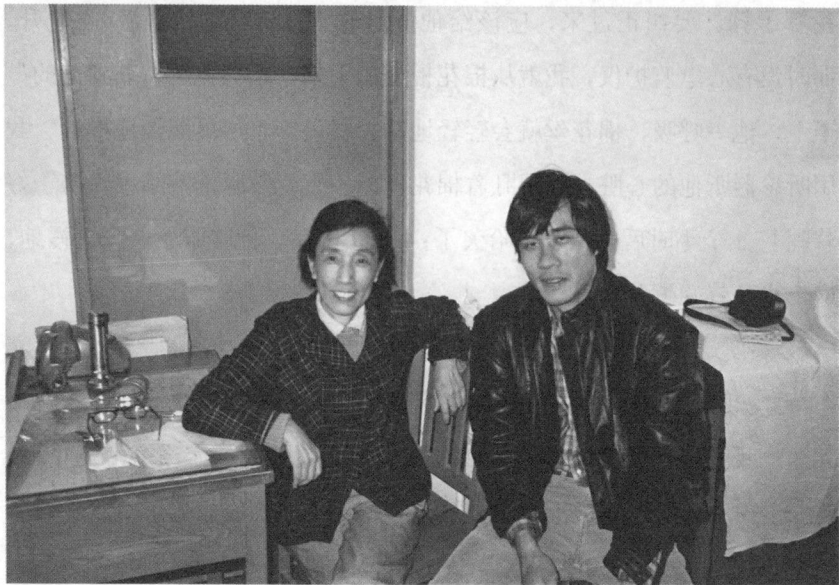

▲ 1985 年 10 月 17 日，文昭明（左）在门诊与患者合影

人不但肺部有阴影，嗜酸性粒细胞和血清总 IgE 也特别高。通过不断查资料，我发现了一种病叫变应性支气管肺曲霉菌病（Allergic Bronchopulmonary Aspergillosis，ABPA），名字虽然长，但把这个病说得很清楚：病因是变态反应性的，侵犯的部位是支气管和肺，病原是曲霉菌，主要是曲霉菌中的烟曲霉。

我请技术员小王帮忙查沉淀线[1]，果真在患者的血清中查出了抗烟曲霉的沉淀抗体。后来，我们科实验室的负责人乔秉善老师在患者的痰中发现了分生孢子梗，这就说明曲霉菌在患者的支气管里生长繁殖，确诊了，就是 ABPA。这项研究后来发表在《中华结核和呼吸杂志》上，

---

[1] 在琼脂扩散试验中，相应的抗原、抗体以最适的比例相遇时，会形成白色沉淀线。

还获得了 1986 年中国医学科学院科研成果奖。

李：您到变态反应科工作后，还开展了哪些方面的工作呢？

文：对于变态反应科的患者，病因诊断尤其重要，我是遇见什么问题就努力解决什么问题。

有位女病人，她说自己吃了谷维素就头疼，吃另一种药就胃疼。我一想，药物过敏最容易引起的症状是皮疹、药疹啊，可她描述的症状都是看不见、摸不着的。我相信她不是装病，可能是由于心理因素引起的

▲我国首例变应性支气管肺曲霉菌病患者病案记录

心因性"过敏"，需要解除她的心理障碍。

我给她开了谷维素片，她拿回来之后，我又请她去验个血，在她去验血的过程中，我悄悄把她放在桌上的谷维素换成了绝不会引起过敏的面糊片。第二天她来找我，说吃了昨天开的谷维素后还是头疼。我说我给你的不是谷维素，是面糊片，她"啊"的一声，惊讶了。后来，我和她一天试一个药，直到她的思想顾虑完全解除。她回家后给我来信，说自己的病全好了，我们都很高兴。

还有一个病人，多次休克但找不到原因，靠每月注射一次长效皮质激素缓解症状。他知道这不是长久之计，忧心忡忡地找到了我。我了解到三点：第一，他每次休克都发生在饭后半小时内；第二，他每餐必喝牛奶，但不是每次喝牛奶都犯病；第三，他有对青霉素高度敏感的病史，但已经很久没有用过青霉素。

为了找到病人发病的原因，我找到药剂科主任李大魁教授，他热心地陪我去了远郊的奶牛研究所。这一调查就清楚了，原来奶牛最常犯的病是乳房炎，治疗是靠打青霉素。这打了青霉素的奶牛的奶，如果混到一般的牛奶里出售，青霉素过敏的人喝了，就会受影响。一般的牛奶厂因为奶量大，稀释后问题还不大。但个体户如果只有两三头奶牛，可稀释的牛奶少，那么售出的牛奶中青霉素的浓度就比较高了。我们调查了解后告诉病人，请他和供应牛奶的个体户签订合同，规定打了青霉素的奶牛三天内产的奶，绝不能供应给他。个体户做到了，这个病人就不再犯病了。

所以说，变态反应科的工作，找原因很重要，找不到你就想办法找。皮试是找原因，外出了解情况也是找原因。

李：协和变态反应科是如何发展壮大的呢？

文：改革开放后，我们开始举办全国性的变态反应大会，影响力就扩大了。变态反应事业也兴旺起来，到处都开始成立变态反应科，可以

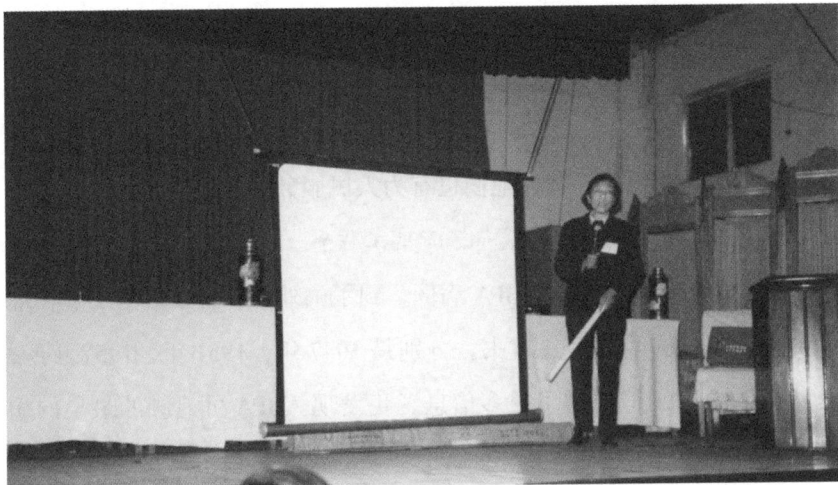

▲文昭明在协和小礼堂授课

说是在全国遍地开花。

我们还举办进修班，给进修医生讲课，每个进修班人都不少。因为我是儿科毕业，在新疆也做了很多年儿科工作，科里主要让我讲婴幼儿变态反应。

年过半百也要出国学出成绩

李：听说您后来去美国学习了一段时间，请跟我们分享一下这段经历。

文：1993年的一天，医院外事处突然通知我，美国中华医学基金会要资助我出国访问学习，让我自己找地方。我联系上了南佛罗里达大学医学院，以访问学者的身份到那里学习了9个月。那时我已经60多岁了，仍然决心在外学出成绩来。

我主要是在他们的变态反应科学习，看他们出门诊，参观实验室。科里的大老板叫 Lockey[1]，工作很辛苦，我很佩服他。还有一个 Ledford[2] 医生，他每个周末都和爱人一起去为穷人免费看病，坚持了 7 年。我回国后还写了一篇文章《幸遇 Ledford 医生》，我在里面说，不是每个美国人都看重金钱，他们也有为人民服务的医生。

李：您在访学期间主要进行了哪些工作？

文：我在国内发现了 ABPA 病例，到了国外，我也在尽量了解相应的内容。Lockey 给了我三本书，分别是 1947 年、1951 年、1957 年的，虽然都是老书，但提供了很多信息。我发现 ABPA 可追溯的最早的病例，应该是 1938 年的一个 6 岁孩子。于是我就和 Lockey 一起写文章，在国外发表了，我还记得其中一篇是 ABPA 的综述[3]。

科里每天早上都有专门的学习会议，有一天他们请我讲 ABPA 的内容，我讲完以后他们很高兴，还说"excellent"，"extremely good"。我本来只在美国待半年，他们主动提出为我增加 3 个月的访问时间，并接纳我为美国科学促进会[4] 的国际会员，这为我了解学科最新进展提供了方便。他们还问我需要多少生活费，我不想让对方觉得中国人贪财，说得很少。后来他们按每个月 600 美元的标准给我发了生活费，帮我延长了访问时间，所以我一共学习了 9 个月。

---

① Richard F. Lockey，国际著名变态反应学专家，曾任美国变态反应、哮喘和临床免疫专业学会 (AAAAI) 主席。

② Dennis K. Ledford，国际著名变态反应学专家，美国南佛罗里达大学医学院教授。

③ Zhaoming W. , Lockey R. F. , A Review of Allergic Bronchopulmonary Aspergillosis, J Investig Allergol Clin Immunol, 1996, 6(3):144-151.

④ 美国科学促进会（American Association for the Advancement of Science，AAAS）成立于 1848 年，是世界上最大的科学和工程学协会的联合体，是《科学》杂志的主办者及出版者。

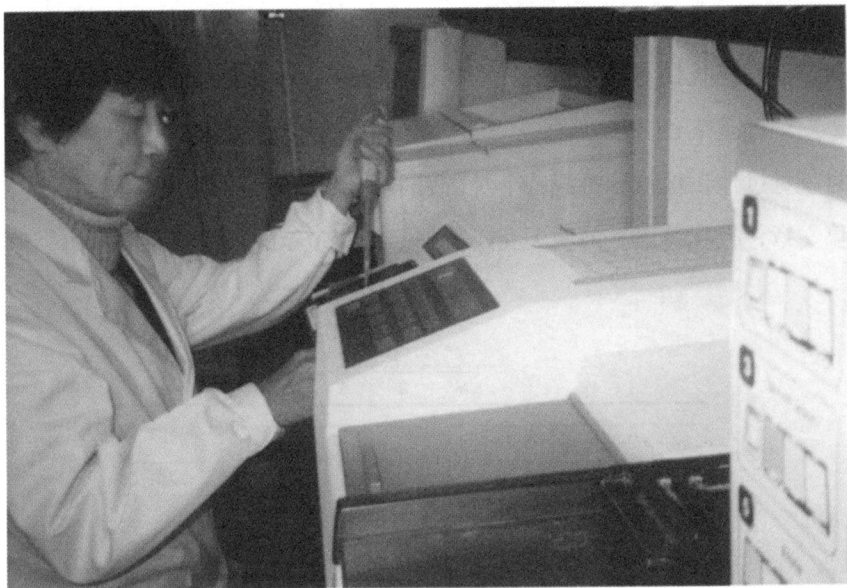

▲ 1994 年，文昭明在南佛罗里达大学医学院实验室

李：这段访学经历对您回国开展工作有什么影响？

文：回来后，因为想让更多的人了解变态反应，最好让老百姓也知道，我开始写医学科普书。

我写了《变态反应性疾病的诊治：从婴儿到成人》、《呼吸系统变态反应疾病诊断治疗学》，还有《解读过敏》、《协和从医札记：关爱病人学会分析》等，加起来有上百万字。我没有其他的嗜好，就是喜欢坐在电脑旁，写我想写的东西。虽然现在退休了，我也还在不断地写。

医生和患者是一条战壕中的战友

李：回顾人生的各个阶段，有哪些人对您产生过重要的影响？

文：大学毕业后，我先后被分配到西藏、新疆和北京的三个不同岗位上，是西藏的余德钫、新疆的杜文慧和协和的叶世泰三位老师帮助了我。他们将我扶上马，再送一程，这种师谊，我终生不忘。

全国著名的儿科专家周华康教授是我的恩师。1958 年我还在新疆时就见过他，他指导过我一个月。后来我到北京后，他还经常为我改投稿文章，教我英语。前两天我还找到了珍藏多年的他写给我的寄语，他

▲ 1998 年，周华康写给文昭明的信

的鼓励和教诲让我非常感动。

我周围的人，我的老师、同事、家人都对我很好。我这一生，平淡而愉快。

李：对成长中的年轻医生，您有什么嘱咐？

文：要向病人学习，积累经验。每看过一个病人，我都会做记录。以前没有现在这么方便，可以通过电脑查询信息，只能靠自己手写记录本。我先后写了9本，记录了约9000例次病例，这对我积累经验很有帮助。

医生和患者，应该是一条战壕中的战友，共同对抗谁？对抗病魔！要爱病人，关心病人，不要把病魔和病人当成一回事。作为一个医生，一生就应该不为名、不为利，用毕生的精力去济世救人。

李：协和即将迎来建院百年，面对一百岁的协和，您有什么想表

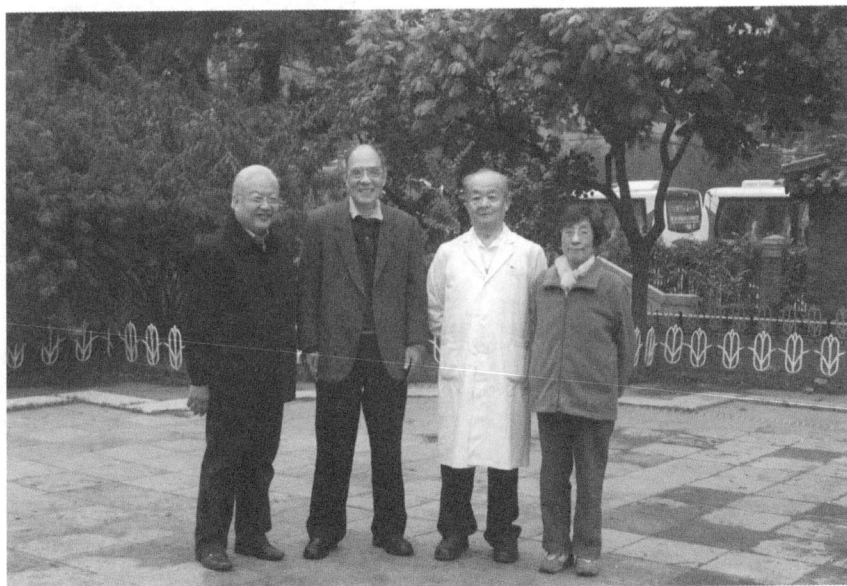

▲变态反应科四位老专家合影，左起：张宏誉、叶世泰、顾瑞金、文昭明

达的？

文：协和对我帮助很大，也有很多我尊敬的老师。大家是一个整体，都是在为了病人奉献自己。"严谨、求精、勤奋、奉献"的院训很重要，希望所有协和人都能做到，也希望协和越来越好，成为济世救人的顶尖医院！

（本文内容节选自文昭明教授 2 次访谈记录）

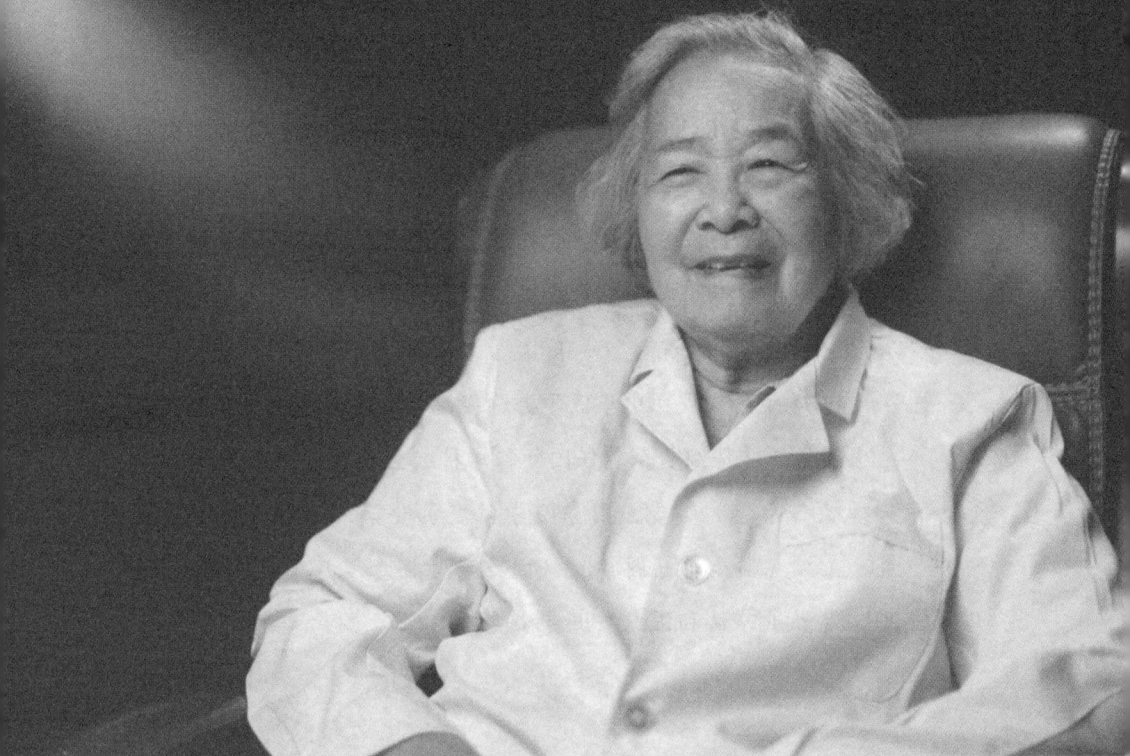

汤晓芙

带回最先进的技术为祖国服务

汤晓芙，1930年2月出生于上海，祖籍广州花县，著名神
经内科学专家，北京协和医院神经科教授。1948年考入燕京大
学，1951年转入北京协和医学院，1956年毕业后留在北京协和
医院工作。20世纪80年代曾先后赴丹麦、英国等国家访问学习。
1985年任北京协和医院神经科副主任。

汤晓芙从事神经病学研究六十余年，积累了丰富的临床经验，在肌电图、神经电图及脑诱发电位等方面开展了大量工作，在国内最早开展了运动障碍的肉毒毒素治疗。1992年"肌电图及神经电图在神经肌肉病中的应用"获卫生部科技成果三等奖，多次获中国医学科学院科研成果奖。

1984年牵头成立中华医学会神经病学分会肌电图与临床神经电生理学组并任组长。曾任国际临床神经生理联盟执行委员、《中华神经科杂志》编委、国务院学位委员会第三届学科评议组成员。主编《临床肌电图学》、《肉毒毒素临床治疗手册》等专著。2010年获北京协和医院杰出贡献奖。

汤晓芙教授访谈视频

口述：汤晓芙

采访：傅谭娉

时间：2019 年 7 月 5 日、19 日

地点：北京·汤晓芙教授家中

整理：傅谭娉

孜孜求学路

傅谭娉（以下简称"傅"）：请谈谈您的求学经历。

汤晓芙（以下简称"汤"）：我 1930 年 2 月 17 日出生在上海，父亲是广州花都人。花都就是现在广州火车站那个地方。我还有一个姐姐两个弟弟。我上过十几个学校。在上海的时候，初中读的是大同附中①。大同附中没有体育课，我不喜欢，高中我就转到上海法租界的震旦女子文理学院②，在那里念了一年半。1945 年抗战胜利之后，

---

① 大同附中创办于 1912 年，现为上海市大同中学。

② 1903 年，法国天主教耶稣会在上海建立震旦大学。1937 年，震旦大学请美国天主教耶稣圣心修女会建立震旦女子文理学院，作为大学分校。1937 年 7 月 9 日，震旦女子文理学院开始招生。

我父母到香港工作，我就到广州协和女中① 继续读高中，读了一年半后毕业。

傅：为什么您父母去了香港，但是您在广州读书呢？

汤：我父亲从事过很多工作。他在香港是开一个油灯厂，制造油灯，卖到东南亚去，我母亲管理家务。我在香港待的时间很短，家里就把我们送到广州去读书了，暑假再回香港。当时我很清楚地感受到，在香港，中国人是二等公民，要非常谦卑，英国人说什么就得算什么。我父母是爱国进步的，他们不愿意孩子在香港受到这种影响，所以把我们都送到广州老家念书。

傅：您大学是在哪里读的？

汤：我高中毕业的时候，姐姐已经在燕京大学念了一年的新闻系。她放假回家时给我们讲了许多燕京大学的好处，所以我也想到燕京大学学习。我最初考上的是西语系，因为我喜欢外文，之前也学了很多。在大同附中的时候，学校被日本人统治了，我们都得学日文。虽然学校里没有英文课，但是家里单独请了英文老师教我们。震旦女子文理学院不学英文，学法文，我刚去的时候有个老师单独教我法文，这样我才能跟上他们的课。所以我的外文还是不错的。

后来有一次严景耀② 教授给我们做一个讲座，讲苏联的医疗体系怎么服务人民，我一下就被吸引了，就想读医学院。学校同意我参加一个考试，考过了以后，我就转到医预科。在燕京大学念了3年，1951年8月转入北京协和医学院。

傅：您是什么时候入党的？

---

① 全称为广州私立协和女子中学。
② 严景耀（1905—1976 年），浙江余姚人，著名社会学家、犯罪学家、社会活动家，中国民主促进会创建人之一。

汤：北平还没有解放时，燕京大学先解放了。我看了很多关于解放军的话剧，还看到在校园门前站岗的解放军纪律严明，很感动。尤其是那些话剧，让我知道很多穷苦的人在共产党的帮助下慢慢地解放了，而且共产党有这么大的决心来解放全中国穷苦的人，我也愿意参与这样的事业，所以最终在1949年12月1日正式入党了。

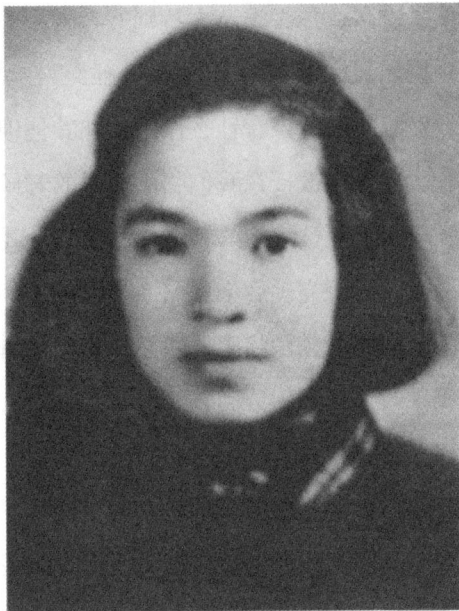

▲ 1948 年，学生时代的汤晓芙

傅：您还作为学生代表出席了北京市第二届各界人民代表会议①？

汤：是的。因为我是学生会副主席，所以让我作为燕京大学学生代表参加。我在会上看见了彭真②，他还亲切地和我们说话。会上讨论的最要紧的事是解放妓女，我非常感动，我觉得共产党做的这些事都非常好。

傅：您从燕京大学转到协和之后，对协和是什么印象？

汤：我非常喜欢协和，这里氛围非常好。张孝骞、林巧稚这些老教授都是手把手地教我们，他们教得是真好。不过问题是，那时候全部用

---

① 1949 年 11 月 20 日至 22 日，北京市召开第二届各界人民代表会议第一次会议。新中国成立初期地方的各界人民代表会议是人民代表大会制度的雏形。

② 彭真（1902—1997 年），山西曲沃人，中国无产阶级革命家，曾任北京市市长、北京各界人民代表会议协商委员会主席等职务。

英文讲课，你必须英文特别好，学习非常紧张。比如讲解剖课的张鋆①教授，他完全不用课本的，就随手在黑板上画，用英文讲出来：哪条神经在哪儿，这条有什么作用，和其他神经之间互相关系怎么样。

冯应琨教授在我们临床实习的时候，让我和孙燕②跟他一起做一项肝豆状核变性病人的钙磷代谢研究。我们每天晚上做完功课以后，就去做实验室研究。后来我们一起发表了文章。这让我认识到，协和医院的医生都不只是做临床，还必须要做科研，这点给我的印象是很深的。

从三页纸开始探索肌电图

傅：毕业之后您就留在了协和神经科工作吗？

汤：我们一届有 40 个同学，最后就留了 5 个：我、吴宁③、朱元珏④、王定邦⑤和钟祖恩⑥。到了协和我被分配到神经科，我也很喜欢神经科，觉得专门研究脑的活动，非常伟大。

傅：您还记得做住院医师时的情形吗？

汤：不光是住院医师，还有总住院医师，那时一年只有一个人可以

---

① 张鋆（1890—1977 年），浙江平阳人，解剖学家，医学教育家，北京协和医学院解剖学系首任华人主任。

② 孙燕，1929 年出生于河北乐亭，著名临床肿瘤学家，中国工程院院士。1956年毕业于北京协和医学院，1959 年起在中国医学科学院肿瘤医院工作。

③ 吴宁（1931—2012 年），祖籍福建，著名心内科专家，北京协和医院心内科教授。

④ 朱元珏，1932 年出生于安徽旌德，著名内科学专家，北京协和医院呼吸内科教授。

⑤ 王定邦，1929 年出生于上海，著名皮肤病学专家，北京协和医院皮肤科教授。

⑥ 钟祖恩，1956 年起在北京协和医院耳鼻喉科工作，后迁居国外。

做。这一年，白天有白天的工作，整个晚上的会诊、急诊的特殊病人都得处理，虽然是日夜忙，但确实对我整体水平的提高非常有帮助。总住院医师是协和的一个很好的制度。

我做总住院医师的时候，科主任是许英魁老教授，我每天早上从三楼的办公室扶着他一起到一楼病房查房。他的病理好，每讲一个病例，还接着讲一些这个病的神经病理，所以他讲的东西跟别人不一样，比较深入一些。

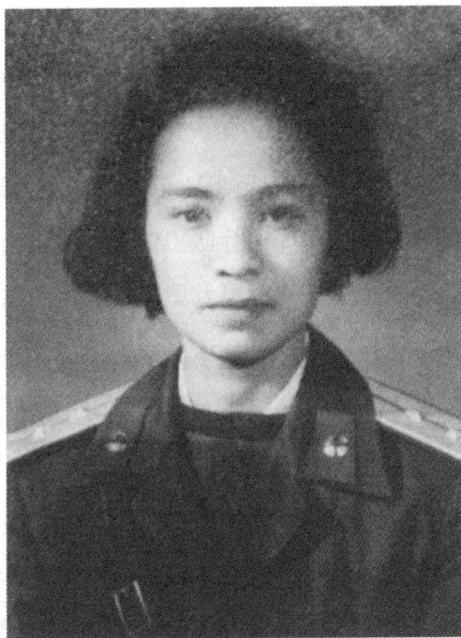

▲ 1956 年，协和军管时期身着军装的汤晓芙

傅：您什么时候开始接触肌电图的呢？

汤：1963 年，我做总住院医师那一年，医院有了肌电图设备，科里就在脑电图室旁边辟出一间房间，安排我来学习这个新技术。最初我感到很为难，当时材料很少，只有 Buchthal 教授写的三页纸的《肌电图入门》，我还做着总住院医师。后来科里的王积诂教授也来帮助我，我们一起摸索。到了年底就开始接收病人做检查了。

三次农村医疗队锻炼

傅：您 1957 年到 1958 年参加了两年的农村医疗队工作，请谈谈当时的情况。

汤：那是刚刚毕业第二年，我和陈元方两个女大夫一块儿到大兴县医疗室工作了一年。第二年要派人援建密云水库，我就跟陈元方说："我们再去一年密云吧？"因为我觉得到基层能多接受锻炼，后来我们俩又在密云水库医疗队工作了一年。当时密云水库流行痢疾，民工很辛苦，早上三四点就摸着黑出发，走山路去修水库，常有坠崖事件。有一次一个民工不幸摔死了，我去把他摔断的腿缝上、衣服缝上，这样像个完整人，他的父母来看他的时候，不至于那么伤心。民工们很辛苦，我

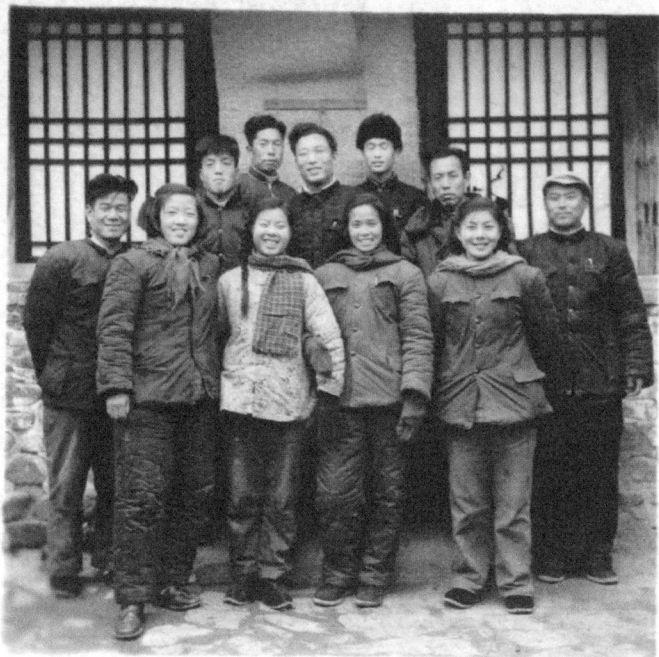

▲ 1958 年，北京密云水库医疗队合影，前排右二为汤晓芙，右一为陈元方

们也愿意为他们服务。

傅：您后来还参加过别的医疗队吗？

汤：第二次是 1967 年参加卫生部"六二六"医疗队①，是周总理派我们去的，在甘肃张掖工作了 3 个月。张掖条件很艰苦，吃得也不好，回医院后我的肺结核犯了，休息治疗了近一年。

在张掖我们常常要跟着老乡走很远的路，去病人家里看病，有些时候回到住的地方天都很黑了。一次，一个女病人歇斯底里②发作了，抽

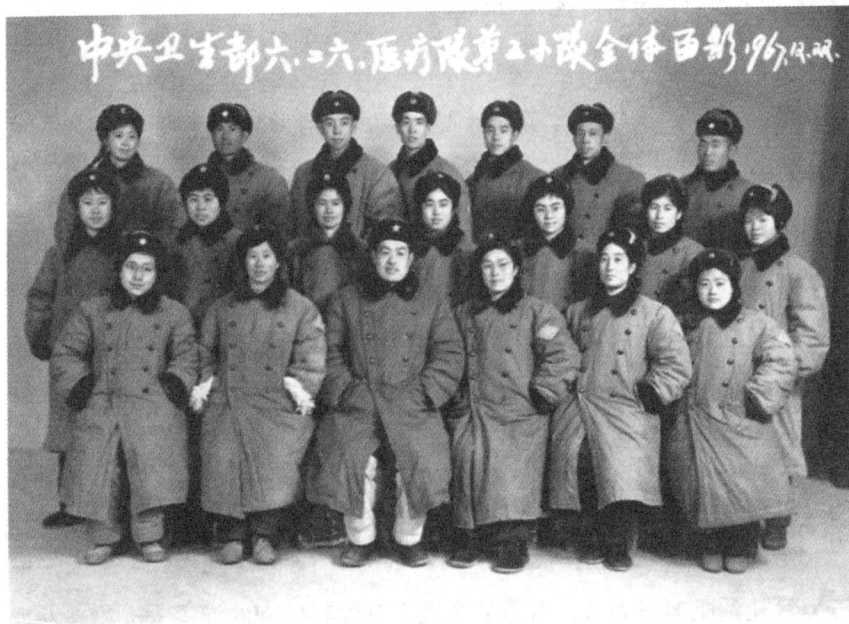

▲ 1967 年 12 月 22 日，赴甘肃省张掖县的中央卫生部"六二六"医疗队第五小队留影，二排左三为汤晓芙

① 1965 年 6 月 26 日，毛泽东提出"把医疗卫生工作的重点放到农村去"的指示，即"六二六"指示。1967 年，周恩来亲自派第一批北京医疗队前往甘肃，前后共派出十批 4000 多人次，为广大群众解决看病难的问题。
② 歇斯底里也称癔症，是由精神刺激或不良暗示引起的一类神经精神障碍，大多发病突然，可出现感觉、运动和植物神经功能紊乱，或短暂的精神异常。

搐、翻白眼，实际上就是神经官能症。她的丈夫非常害怕。后来我给她扎针灸，她就恢复了意识。刚解放时，我学过一年中医，我相信中医是有道理、有一定办法的，而且对一些疼痛、神经官能症，确实管事。

第三次是 1976 年，唐山大地震那年，我在平谷县，也看病、也要干农活。20 年后，我又回去看望当年的赤脚医生，他们家生活富裕了，变化很大。

去国外学习最好的神经生理

傅：1978 年，您通过了首批留学生出国考试是吗？资料显示当时1.2 万多人参加考试，合格的不足 3000 人。

汤：当时很多人都报名了，谭铭勋教授就说，汤晓芙也可以参加嘛。最后科里 4 个人考试，只有我考取了。

考取之后，冯应琨大夫马上查资料，知道全世界最好的肌电图专家 Buchthal 教授当时在丹麦皇家医院工作。他给我写推荐信，Buchthal 教授同意我去学习。冯应琨教授对我的帮助很大。

傅：当时丹麦的肌电图已经做到什么水平了？

汤：那是非常先进，检查得很仔细。在一个大房间里，一个大夫检查，针扎到肌肉里面去，看看那个地方有没有病理的波。大夫检查发现了什么就告诉护士，护士记下来。最后给医生看，诊断到底是什么病，肌肉病、神经科的病，还是肌肉神经都受损。

后来，我的导师 Buchthal 教授和神经生理科主任 Trojaborg 教授都看我是个实在人，老爱说实话，所以对我特别好，把我留在那里学习了两年。第二年的时候，Buchthal 教授邀请我跟他一起做一项神经病理的研究论文。我拒绝了他，我说："我想专心学神经生理。"他又问我："你

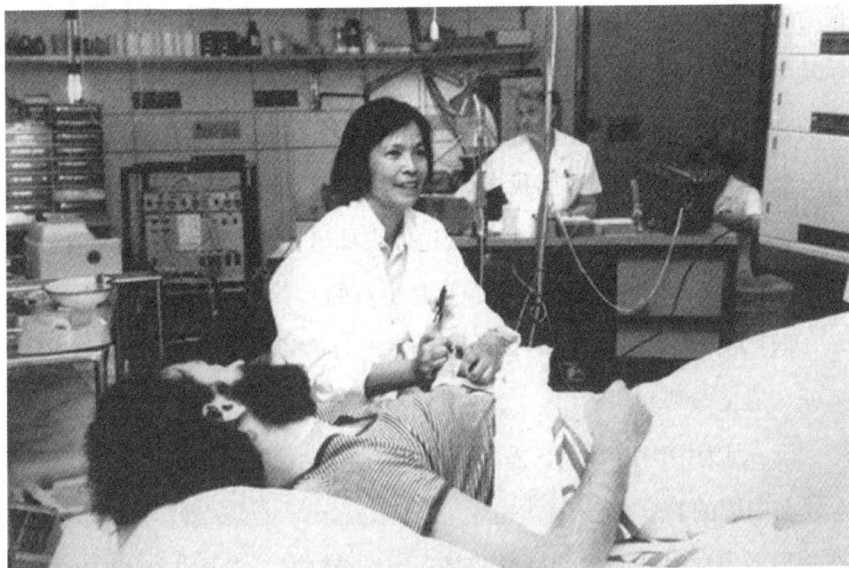

▲ 1979 年，汤晓芙在丹麦皇家医院神经生理科进修学习

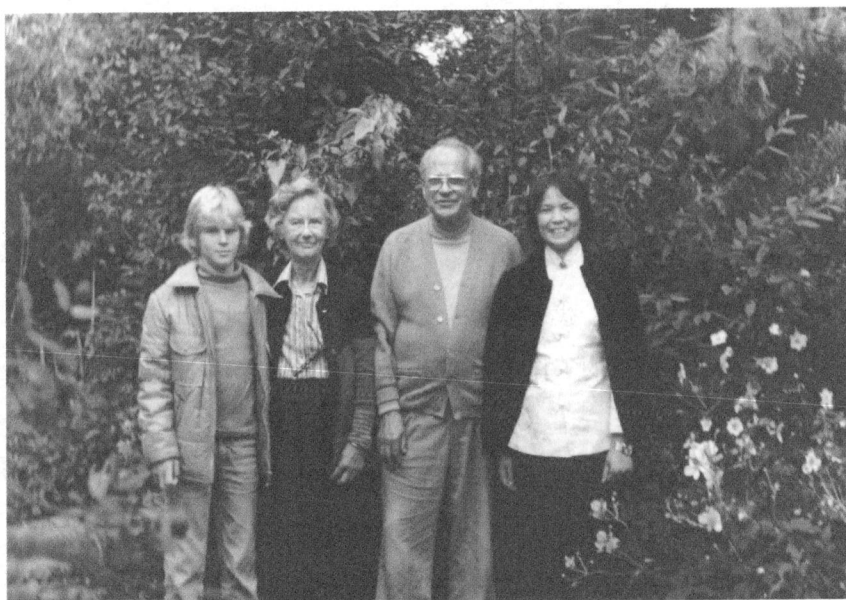

▲ 1979 年，汤晓芙（右一）与 Buchthal 教授（右二）一家合影

真的不想学吗？你要是写了这篇文章，还可以把我的名字署上去，那你就会有很大的声誉。"我说："我无所谓，我回到协和，还是做一个普通的神经科大夫，研究肌电图的工作。"他听到这话后不但没有生气，还突然笑着说："好吧！那我送你到英国去，英国伦敦大学神经病学研究所有个 3 个月的进修班，我交费送你去那里，学习最好的临床神经医学。"Buchthal 教授对我的帮助，真是少有的！

傅：您是有机会留在其他物质条件更好的国家和地区工作生活的，为什么选择回到中国？

汤：因为中国需要人，需要有学问的人，我想为祖国服务，我是一定要在中国的！

很多人觉得外面生活好。我是在香港待过的，英国人怎么对你的？我早知道了！那种日子我不愿意过，哪怕当时条件差一点儿，我也要做自己的主人。

在国内推广世界先进技术

傅：从丹麦、英国学习到了世界最先进的肌电图和神经病学知识后，您是怎么在国内应用和推广的？

汤：1981 年 8 月，我进修期满就迫不及待地回国，开展了实验室改革，对协和肌电图室的工作进行了知识和仪器的更新，改成像国外一样的要求。

1984 年，陈学诗教授同意我们在中华医学会神经病学分会成立肌电图与临床神经电生理学组。我、301 医院的沈定国、北医三院的康德瑄、上海中山医院的王遂仁一起牵头全国神经生理的工作，大家选我做组长，另外三人是副组长，推广全中国的肌电图。我在学会一直工作了十多年。

傅：为了推广肌电图技术，您是不是办了很多学习班和学术会议？

汤：是的，1982 年 7 月，协和举办了首届肌电图学习班，我 1 个老师，9 个来自全国的学员，那是小型的学习班。

另外通过学会，把全国搞神经生理的人都请来，每两年举行一次全国学术年会。其中最盛大的是 1996 年在北京国际饭店召开的亚洲临床神经生理学术会议，从美国、日本、德国、意大利、瑞典、比利时、丹麦、韩国、印度、印度尼西亚、新加坡、泰国等国家来了 14 位专家、200 多位代表，加上中国的代表，1000 多人参会。卫生部陈敏章部长用法文为我们作开幕式演讲。

傅：除了肌电图，您还引进了哪些新技术、新项目？

汤：我还把脑诱发电位引到中国来了，那也是在丹麦向 Trojaborg

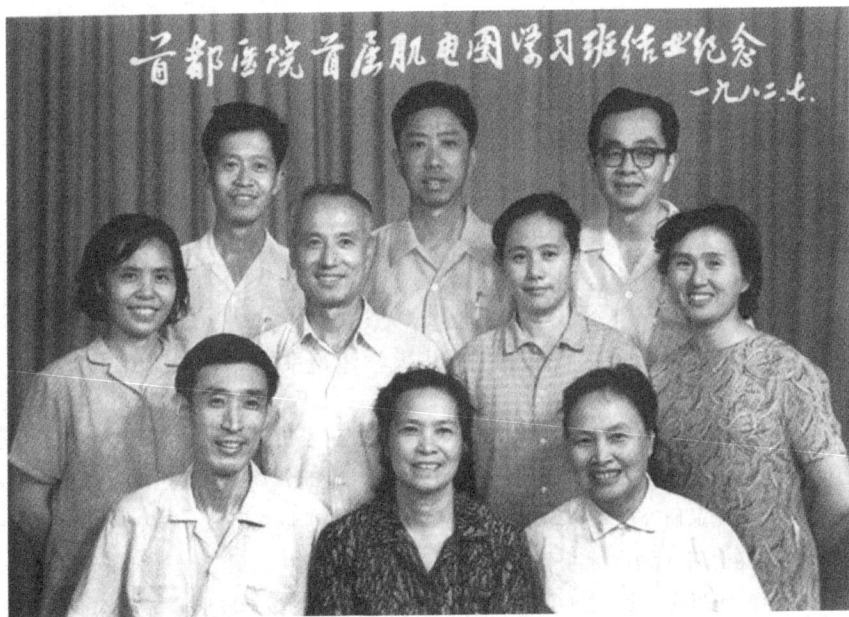

▲ 1982 年 7 月，北京协和医院（当时更名为首都医院）首届肌电图学习班结业合影，前排中为汤晓芙

教授学到的。这也是一种脑的电生理检查，所以脑子里的问题也都能够看出来。

1981年我在英国的学习班上，第一次看到了全身性肌张力障碍性的病人，走路的样子很奇怪，走走停停、停停走走。国外用肉毒毒素治疗这种病，有效果。比如说歪颈，给这边收缩的肌肉打肉毒毒素，肌肉松弛了，病人的头就正过来了。我在国外发现了这个新的治疗方法，但20世纪80年代中国没有药。

1992年，我联系到生产肉毒毒素的美国公司。他们让香港子公司的人到北京来，和我们一起做。协和开设了肌张力障碍疾病专科门诊，治疗了大概30例病人。很快我们又听说，中国兰州有位王荫椿①教授，他在美国学习了肉毒毒素的生产，现在中国能自己生产肉毒毒素了，而且改良了方法，不用血清，更安全。我们就跟王荫椿教授一起合作，比较中外产品效果，结论是不相上下，都很有效。

松萝共倚　鸿案相庄

傅：*请谈谈您的家庭。*

汤：我有个好丈夫、有个好女儿。我是1963年通过科里同事介绍，和丈夫钟涵②认识的。他原来是清华大学建筑系的，后来调到中央美术

---

① 王荫椿，1937年出生于江苏常州，1962年毕业于青岛医学院医疗系，后分配至兰州生物制品研究所工作，致力于肉酥梭菌和肉毒毒素研究。1993年，由他牵头研制的注射用A型肉毒毒素被批准为国家新药，使中国成为继美国和英国之后第三个生产此药的国家。2000年，该项目获得国家科学技术进步奖二等奖。
② 钟涵，1929年出生于江西萍乡，中央美术学院教授，曾任中国美术家协会油画艺术委员会委员。代表作有《延河边上》、《河上炊烟》等。

学院。实际上我们在一起的时间很少，他常常到处去画画，我做 24 小时住院医师和总住院医师。

我生女儿的时候已经 40 岁了，后来就把她放在协和医院的幼儿园上学。我记得她当时不愿意去幼儿园，我们就兜圈子，在旁边玩玩，最后到了幼儿园门口。

我们两个都忙，一早就出去了，很晚才回来。我们家里书多，女儿就自己在家看书，一本本看。19 岁她到国外读书，我们只给了她一年的钱，后来她一直念到博士、博士后，都是靠着奖学金和自己努力。

傅：钟涵老师为您画过画吗？

汤：画了一幅。那是我在写《临床肌电图学》的时候。当时中国没

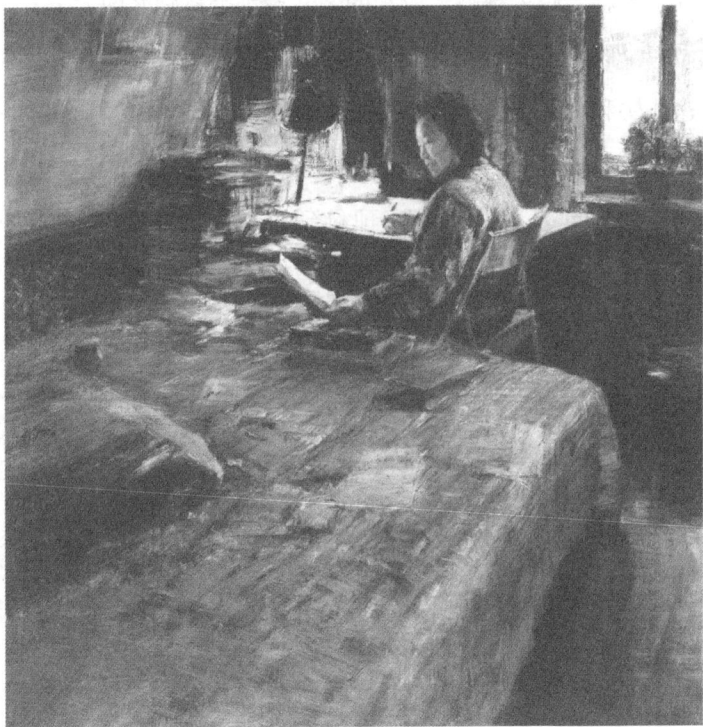

▲ 2003 年，钟涵以汤晓芙为原型创作的油画《吾家大夫著书图》

有这书，很多人想知道肌电图的情况，所以我们开始写。写了一两年，1995年出版了。他是很支持我工作的！

傅：您如何看待医生这份工作？

汤：做医生，是我自己选的，我热爱我的工作。我觉得我这一生做得最好的一件事，就是国家派我到国外，跟着最好的神经生理学教授学习，把学到的东西带回来，向全国的神经生理领域的人传播，我感到愉快、荣幸！

傅：您觉得协和有哪些好传统是要坚持的？

汤：协和跟别的医院不一样，她重视的不只是看病，还重视研究，医疗、教学、科研都要搞好。因为这三方面是相互影响的，注意这三点，医院水平就会越来越高。协和的老教授都是特别好的大夫，一辈子就是想做一个医生、做研究、教学生，想法很简单。对病人好，对病人认真，这些协和的老传统，要坚持下去。

傅：您对百年协和有哪些寄语？

汤：我1951年从燕京大学医预科到协和，就再没去过别的单位。我在协和一辈子，这是我的学校、医院，现在我还到协和去看病。我喜欢协和，喜欢这些老教授们，我希望协和越来越好！

（本文内容节选自汤晓芙教授2次访谈记录）

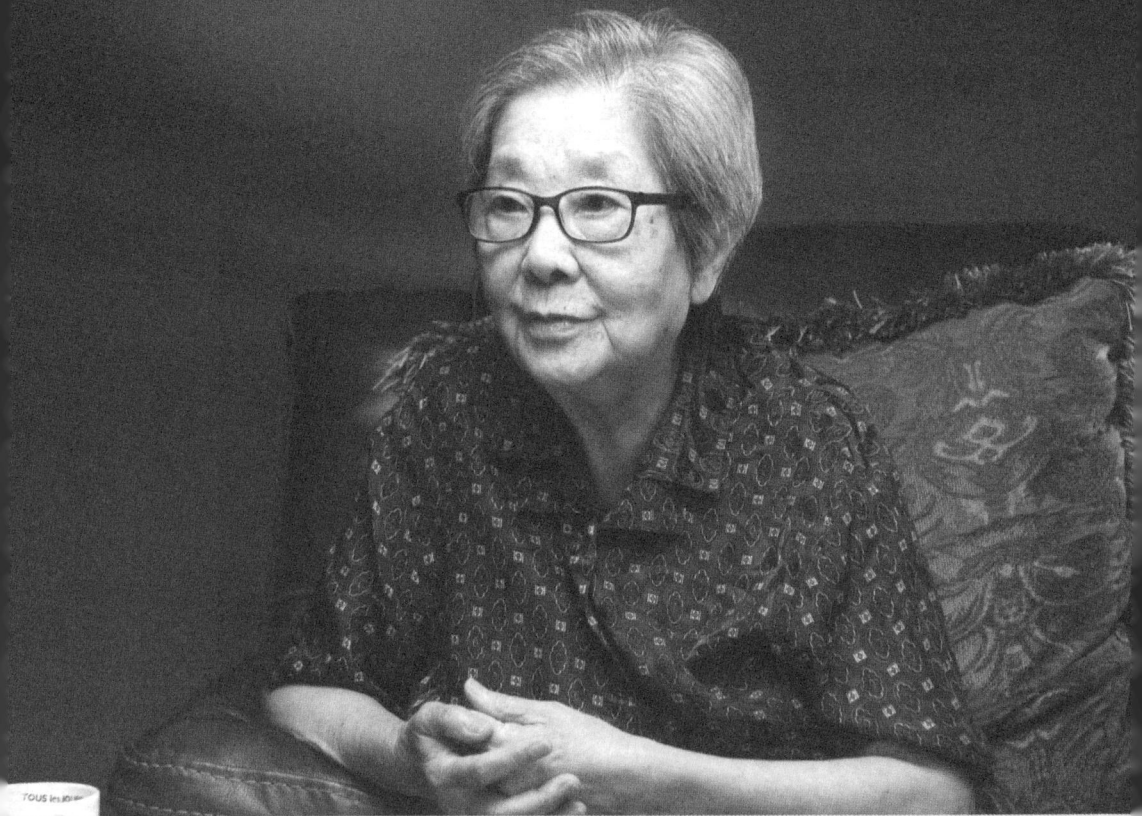

蒋 明

无怨无悔为协和奉献一生

蒋明，1930年5月出生于北京，祖籍江苏苏州，著名风湿病学专家，北京协和医院风湿免疫科教授。1949年考入燕京大学生物系医预科，1952年转入北京协和医学院，1957年毕业后留在北京协和医院工作。1969—1976年，受卫生部派遣在桂林南溪山医院参加援越医疗任务；1977年调至北京医院工作；1980—1982

年，赴美国加州大学洛杉矶分校（UCLA）免疫学系访学，回国后在北京协和医院风湿免疫科工作。

1984年起，在国内开展风湿病相关实验室检查方法研究，较早建立了17种抗核抗体的检测方法。1988年，"抗核抗体谱的建立及临床应用研究"获国家科技进步三等奖。1997年，"类风湿关节炎的临床与基础研究"获卫生部科技进步三等奖。主编的《风湿病学》专著于1996年获中国图书奖、1997年获国家图书奖。曾连任三届国家自然科学基金委员会专家评审组成员，两届北京市人民政府专家顾问团医学顾问。2017年获北京协和医院杰出贡献奖。

蒋明教授访谈视频

口述：蒋　明

采访：李苑菁

时间：2018 年 11 月 16 日，2020 年 8 月 8 日

地点：北京·蒋明教授家中

整理：李苑菁

两代人的协和"缘"

李苑菁（以下简称"李"）：请您介绍一下自己和您的家庭。

蒋明（以下简称"蒋"）：我的祖籍是江苏省苏州市木渎镇，这个地方山清水秀，人也特别有才能。我看过一个榜，知道这里出了那么多的状元和勇士，我很受激励，觉得自己应当向老一辈人学习。我是独生女，我爸爸蒋汉澄是协和的老职员。1933 年，他进入协和医院工作，1935 年被派到美国学习，回国后建立了协和医院医学照相绘图室，担任主任。他在医学艺术方面取得了比较好的成绩。

我爸爸老说"和为贵"，这是我们家的家训。由于我母亲常年生病，我家经济比较拮据。但我父母非常节约，解放以后那么多年里，我爸爸只做过两套中山装。这两套中山装穿得颜色浅了，爸爸就把它

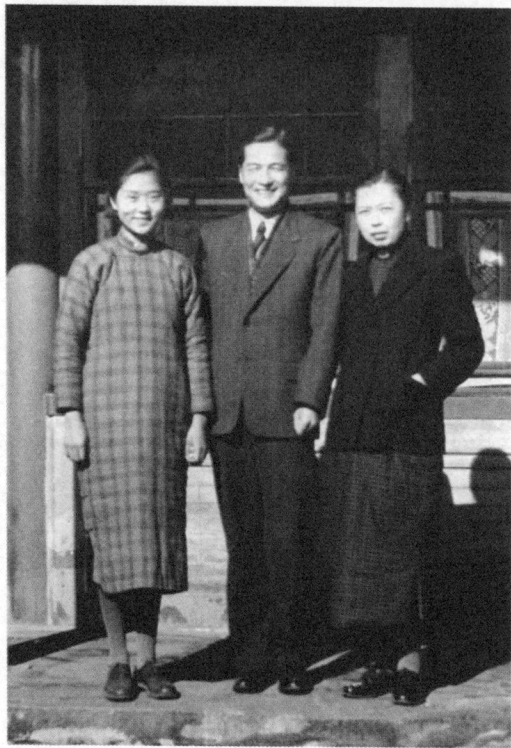

▲ 1949 年，蒋明（左一）与父母合影

用染料染一下；领子破了，就把它翻过来再缝缝补补。我从小到大的鞋都是我妈妈做的，衣服是拿我爸爸妈妈的旧衣服剪来做的，挺好看，我自己穿着也开心。

李：请聊聊您的成长和求学经历。

蒋：我小的时候，父亲经常出差，他从事电报工程工作，需要去别的地方装电线、修东西，我和母亲在老家苏州住着。后来他到协和医院工作，我们全家就定居北京了。

我家住在东长安街靠街的南边，所以我上的学校几乎都在东城。我小学的名字挺有意思，叫象鼻子坑小学①。后来，我又上了明明小学②，中学上的是贝满中学③，大学是燕京大学。

---

① 即象鼻子中坑小学，位于建国门内大街原春雨胡同内，后改名为春雨胡同小学，因建国门内大街改造而拆除。
② 即北平私立明明小学，成立于 1932 年，位于崇文门内大街原西观音寺胡同内，学校教学水平较高，在当时颇有名气。
③ 即贝满女中，成立于 1864 年，位于灯市口大街北面，是北京最早的西式学校，也是北京最早的女子学校，现北京 166 中学的前身。

我这个人呢，比较笨，只知道死念书。小时候做算术，老师总要出一个难题留给大家，有的同学不会做，等到第二天去找会做的人抄答案。他们有的时候会来找我，因为我回家后，可以在家里坐两个小时，一定要把题做出来。用我们老家话说，我这是有点"梗德性"，就是特别愣、倔。我做事比较认真。

李：这种性格是受父母的影响吗？

蒋：我爸爸总是跟我说，不管做什么，都要勤奋、执着。这四个字我记得很清楚，真是深深地印在我的脑海里。另外，我爸爸妈妈常说"咱们不做亡国奴，不做东亚病夫，要堂堂正正地做自己，做中国人"。这必须从每一个人做起，从自己做起。

李：有人评价您父亲是中国医学摄影的创始人，您对他的经历和工作了解吗？

蒋：我父亲5岁时父母双亡，成为了孤儿，平日里靠亲戚朋友救济，生活非常艰苦。后来他上的都是公立学校，可以拿奖学金。

长大以后，他以第二名的成绩从北京交通大学毕业，按照规定，要被送到日本去学习。但是很不巧，在临行之前他突然大吐血，被诊断为亚血播型肺结核①，于是没有办法去了。当时没有抗结核药物，他就在庐山租了一间屋子，每天喝石灰水、晒太阳，寒冷的天气里也坚持晒太阳，以积极的心态应对，一年以后恢复了。

他是学工程的，病好后去了电报局工作，但他很热爱摄影，常在报刊上发表作品。后来，北京协和医院要请一个人从事医学摄影、医学绘图方面的工作，父亲应聘成功后，跟着医生学习解剖学和胚胎学等课程，加深对医学的了解，后来一直在协和的医学照相绘图室工作。

---

① 即亚急性血行播散型肺结核，是一种危重结核病。

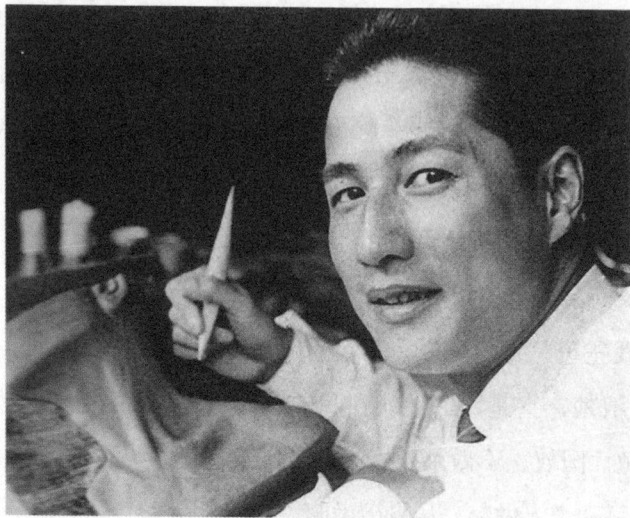

▲1934 年，蒋汉澄在制作外科手术模型

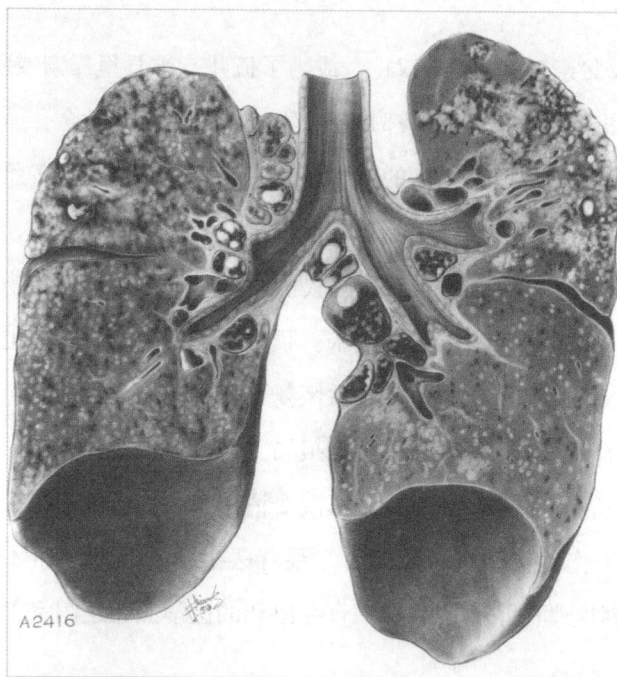

▲蒋汉澄绘制的《肺结核干酪性坏死》

我记得 1950 年左右，医院缺少经费，买不起显微镜照相机，我父亲就和木匠一起做了一个显微照相机。过去外科做手术或者尸检，切下来的胃或者肠还有血迹，他会用生理盐水把它们擦干净，精心处理。那时候关颂韬大夫做完脑外科手术，我父亲就在图上画一个脑，说明肿瘤长在脑里什么地方，之后再用显微照相机来照这个肿瘤的细胞。这些工作得到了外科大夫的赞许。

李：您选择学医与父亲有关吗？

蒋：钟惠澜老师和我爸爸关系很好，我们两家住得很近。他有一个病人，每隔一段时间就发烧，钟老师有时就叫我爸爸跟他一起去看看。有一天，他突然发现，病人院子里有一个狗窝，狗窝里有很多蚊子①。

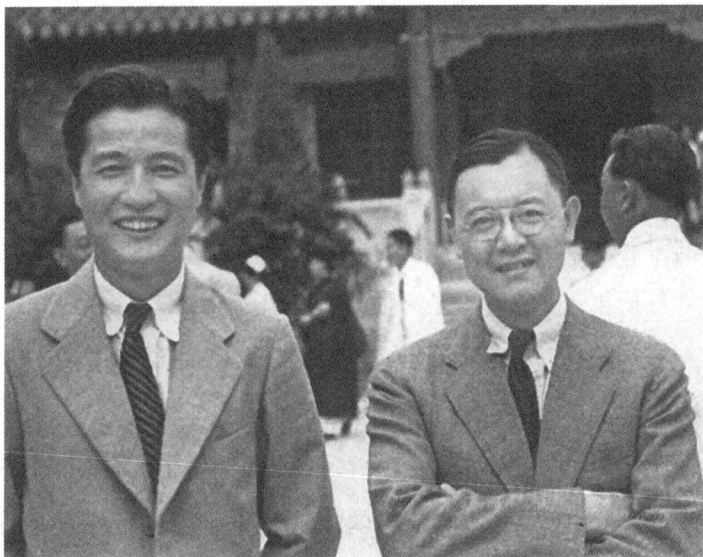

▲ 1938 年，蒋汉澄（左）与关颂韬（右）合影

---

① 此处应为白蛉，白蛉是一种类似蚊子的昆虫，一般为蚊子的 1/3 大小，是黑热病的传播媒介之一。

后来经过钟惠澜老师研究，确定了狗也是可以传播黑热病的。我就觉得，要想治好病，最好是能把病因找出来，找出来后再治，病不就好了吗？再加上我父亲也在协和工作，有时我去找他，比较熟悉医院的环境，从医的道路就这样慢慢打开了。

医学生的成长之路

李：在协和学习时，有哪些印象深刻的事？

蒋：1949 年，我到燕京大学生物系医预科念书。1952 年，从燕京大学转入协和上医学课程。

来到协和的第一学期，我们主要是上解剖课。第一堂课，就看到了解剖学系的两位老专家，张鋆和张作干[1]。两位老专家在课上寄语我们一定要好好学习，有困难随时找他们。那时，他们年龄已经很大了，却还在日夜工作，研究解剖的问题，以及如何将解剖知识传授给下一代的问题，他们做得非常好。

解剖课上，老师先讲正常人的某个部位解剖后是什么样子，给我们看图片，然后再讲这个部位在不同的切面上是什么表现。1952 年的时候没有 CT，但他们就想到把每一个横切面和纵切面都画成图，一张一张给我们看，那就成为一个很有立体感的东西了。我还记得老师们讲肺的时候，先拿一个肺的标本给大家看，再结合一张张横断面和纵断面的片子讲解，给我们留下了非常深刻的印象。那时候我们上完一堂课，都觉得收获很大。

---

[1] 张作干（1906—1969 年），浙江温岭人，我国现代组织化学和细胞化学技术的开拓、普及和奠基人之一。

　　后来，我们又学其他基础医学课程。我印象挺深的一种病叫肢端肥大症。简单地说，就是患者生长激素分泌得特别多，十几岁就长到特别大个儿，床也搁不下了，鞋也买不着了，和正常人的体型差很多。讲这个病的时候，老师找了同年龄、同性别的肢端肥大症病人和正常人的图片给大家看，再告诉我们为什么会这样。学到病理的时候，我们又有了新的认识。我知道很多学校教病理，往往是就病理说病理。比如长个瘤子，老师会告诉你，这个瘤切开后，组织学是什么样。可是协和的老师不一样，他们先给我们看病人的照片，照片上能看出病人哪儿有个瘤，然后告诉我们这叫什么瘤，切开以后是什么样子，细胞是什么样。这就把基础医学和临床真正结合起来了。

　　再后来，就学临床医学了。老师们都是把多年的经验和理论浓缩再浓缩，简而精地教给我们。每堂课时间不到 50 分钟，但是老师们把每个病说得都很透彻，让我们很容易接受。我印象最深的是曾宪九大夫，他一看就是外科大夫的样子，很自信，很有学者气质。他简单几句话，就把患者的问题都点出来了，之后深入浅出地讲解。让一个既没接触过病人又没有临床理论的学生，很快有了概念，是很不容易的。协和的老教授确实是才高德重，了不起。

　　李：学习完基础课程之后，又经历了哪些训练呢？

　　蒋：接下来是见习了，见习是老师带着你看病人。这是分组的，每一个组大概七八个人。带我们的老师里，我记得有非常有名的外科大夫吴蔚然，他带教见习生的方式也很多。比如他假装成病人，告诉我们他哪儿不舒服，让学生去问他，他一一回答，让大家问好了以后回去写病历，写好后他逐字给我们改。吴蔚然老师特别认真，他一定是经过深思熟虑，才能想出那么多的带教方式。见习阶段，让我对临床疾病大致有了个印象，也把临床问题和基础医学的知识结合在了一起，这是很重要的。

李：您还记得做实习大夫时的经历吗？

蒋：实习是动真格的，得自己看病人，自己写病历，自己查病人。那时候病人的血、尿、便常规检查都是我们自己做，当天晚上来的病人我们就得做这些检查，第二天要向主治大夫汇报情况。这对我来说是一个飞跃式的过程，因为以前都是被人手把手地教，现在要独立地管病人，很难。

但在这段过程里，我学到很多。比如我们写病历，有各种各样的主诉，有的病人甚至有好几个主诉，让人觉得模模糊糊的，不知道哪个主诉是病的根源。仔细问了病人以后，我们就得琢磨这个病应当从哪方面入手。那时候，如果一个晚上收两个病人，差不多这一晚上就光琢磨这

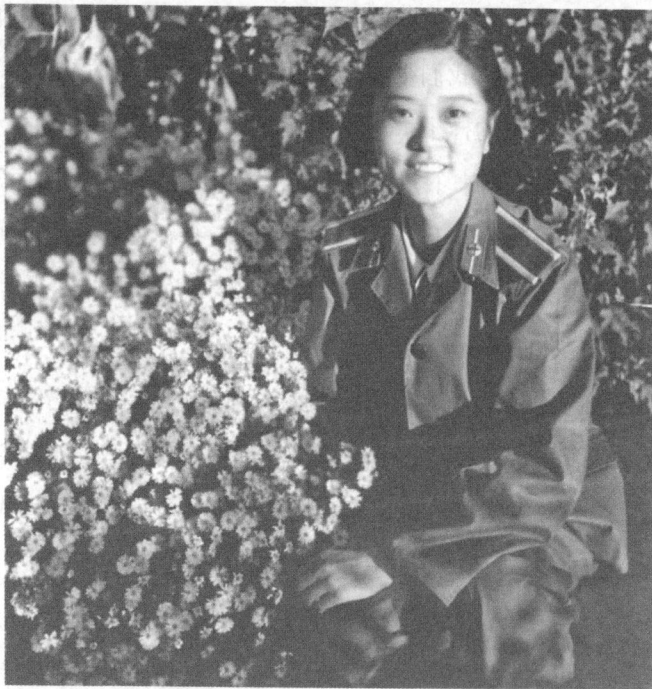

▲ 1957 年，从协和毕业时的蒋明

事儿了。这对我们是一个很大的锻炼。

实习的时候，老师就教导我们不能光写病历，还要通过反复思考，写上对患者病程、病情的估计和判断。有的病比较棘手，诊断不明确，病情比较复杂，碰到这样的病例时，需要很多的思考，得查找参考资料，费时比较多，要有耐心。

李：您正式参加工作是什么时候？

蒋：1957 年，我毕业了，留在协和做住院医师。住院大夫要写病程志，可以描述症状，比如"今天病人吃饭不好，肚子有点疼，有点拉稀"这样就可以。但是，对病人这样的表现，自己得去思考为什么，患者的病到底是什么。有时我觉得某个病可能和哪方面有关系，我就去图书馆查书，或者跟别的同事一块儿讨论。等有一些思考了，我赶快把这些思考写在病程志里。上级大夫一看，说"你是动了脑筋了"。

我记得有一个女病人肚子胀水特别严重，我们第一反应是有肝硬变，因为那会儿肝硬变的病人挺多的。结果实习大夫放水后发现肚子里有一块疙瘩，不知道是什么。我再仔细检查，发现是一个卵巢囊肿。我们请妇科大夫把卵巢囊肿切了，病人就好了。像这种病例，在我做了六七年大夫以后就看得多了，思维也广了。

另外，协和有一套很好的制度。比如大查房制度，往往需要住院大夫介绍病例。其实做一个病例报告是不容易的，时间大概只有五到十分钟。怎么把病例介绍完整，让人听清楚，从而激发大家的讨论，是很考验人的。我就得想办法完成这项任务，从中学到很多。

我做总住院医师是在 1963 年左右。在这一段时间里，我接触的病人特别多。那时候拿出我写的病历，大家都说好。我一有空就往图书馆钻，看看有什么可参考借鉴的东西，或者借书回来半夜看，两个眼圈常

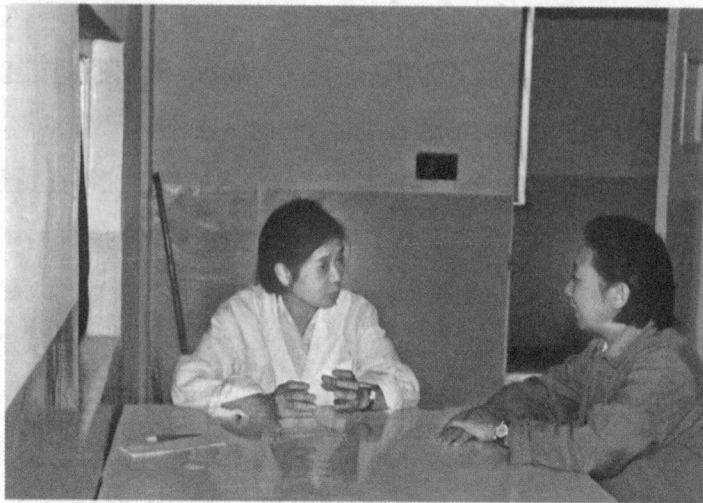

▲蒋明在门诊与患者交流

常都是黑的，跟熊猫似的。就这样，我一步一步地成长了。

在南溪山医院的六年时光

李：听说您在南溪山医院工作过一段时间？

蒋：1969 年 11 月，卫生部来了个调令，调院长林钧才、陈寿坡①和我等十几个人到桂林南溪山医院去工作。我们立即成行，1969 年底，全家到了桂林。我们在那儿待了六年多。那是一个救助越南病人的医院，跟协和的环境不一样。协和的病人多是急性、危重病，而南溪山医院的病人主要是慢性病。

越南是热带地区，疟疾特别多，我们看到了不少患疟疾的病人。一

---

① 陈寿坡，蒋明的爱人，1928 年出生于浙江余姚，著名消化内科专家，北京协和医院消化内科教授。

开始我们不是特别了解疟疾的表现，病人说身上发凉，但摸他的手是热的，体温不高不低，我们觉得很奇怪，这不像书本上说的疟疾的表现。后来，我们慢慢摸索出来，病人身上发凉时，其实能检查出疟原虫来，疟疾成为慢性病以后，可以是这么一个表现。我们对病人进行治疗，效果挺好的。在南溪山医院工作的这几年里，我们以看慢性病为主，收获很大。

李：在桂林那段时间，有什么印象深刻的事情吗？

蒋：我去桂林的时候，还比较年轻，只是一个普通的大夫。但到了那儿以后，我开始觉得，做一个医生并不是那么简单，不能只看病，还要对病人有多方面的关心。

林钧才院长在这一点上做得很好，他不仅关注病人的病情，还强调要使病人精神、情绪好起来。他组织护士们学习越语，那些护士很年轻，后来越语学得很好，可以直接跟病人交谈。他还组织护士们跳越南的竹竿舞，安慰病人思念家乡的情绪。

我记得每一批患者回越南，我们都是送到友谊关①。有一个病人走的时候还抱着我，掉着眼泪说再见。我觉得这个医院在当时还是起到了联系中越人民情感的作用。

把先进的技术和经验带回国

李：改革开放后，您去美国学习了一段时间，请聊聊这段经历。

蒋：改革开放后，国家派访问学者去国外学习，我有幸去美国加州

---

① 友谊关，中国十大名关之一，位于广西凭祥市西南端，与越南公路相接，是通往越南的重要陆路通道。

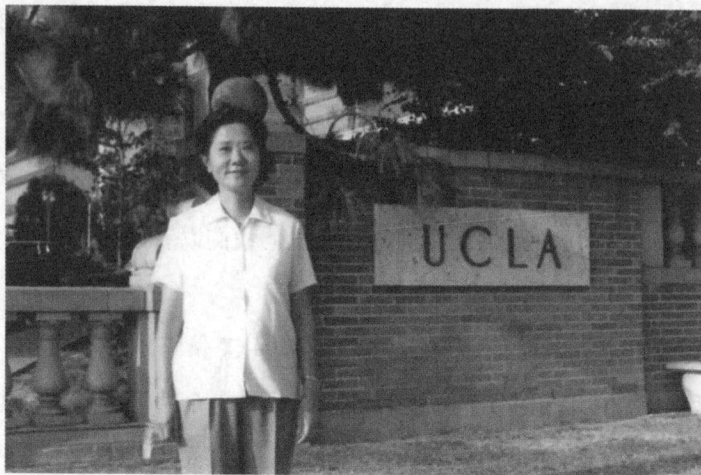

▲ 1980 年 9 月，蒋明在美国加州大学洛杉矶分校

大学洛杉矶分校（University of California, Los Angeles, UCLA）学习了两年，1980 年去，1982 年回来。在美国的时候，我的心情就像刚到协和上解剖课时一样，很激动。那时候国内的加样器是一个橡皮球，一捏，液体随着玻璃管上来了，要多少挤多少。而在国外，定好用量以后，机器一按就出来了。我看着就想，我们怎么没有啊！

我当时想，国家并不富裕，却愿意花那么多钱来培养人才，把我送出国待两年，我一定不能辜负国家的希望，我一定得干出点事来，否则对不起国家，对不起人民。

李：您在国外的研究方向是怎样确定的呢？

蒋：我毕业以后看过很多病人，有一些经过治疗之后好了，这使我很开心，但还有一些最终离开了，这让我很悲痛。我总觉得，一定有原因使得某些疾病产生，我们不能只诊断，还要知道患者为什么会得这个病，它的发展过程是什么。

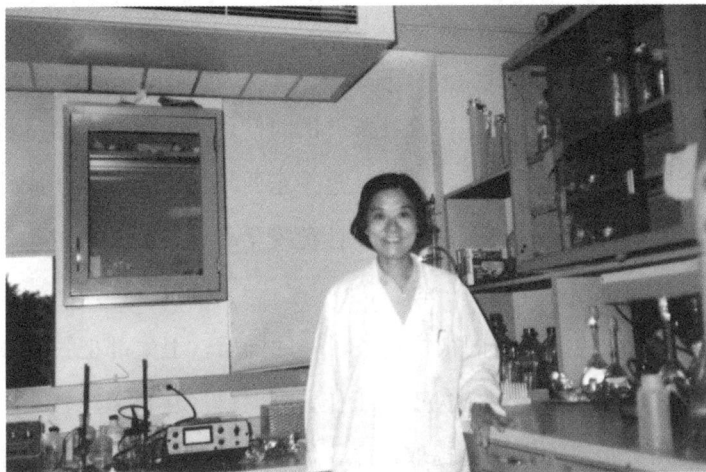

▲ 1981 年，蒋明在美国加州大学洛杉矶分校免疫学系实验室

　　我在美国学习的时候，有一位华人教授叫 David Yu[1]，他见我对免疫学并不了解，就一点一点教我。他每周挑三个下午给我上课，教我很初步的免疫学知识。实验室的同事也不厌其烦地教我。虽然现在看来，那都是很基础很简单的知识，但在当时，有了这些知识就能诊断风湿病，就能决定治疗方向。

　　我在 UCLA 主要学习抗核抗体谱的内容，学了很多抗核抗体提取、制作方面的知识，这为我后来的研究打下了基础。某一些风湿病有特殊的抗体，你如果在患者身上测到某种特殊抗体，就可以诊断他患哪种病，所以这种特殊抗体又被称作"金标准"。比如红斑狼疮患者有一种特异性抗体，抗 Sm 抗体，这是华裔教授陈永铭[2]在一名去世的红斑狼疮患者血液里发现的。如果在别的患者身上也测到这个抗体，那么几乎

[1]　余得恩（David Yu），国际著名风湿病专家，美国加州大学洛杉矶分校免疫学系荣誉教授，国际脊柱关节炎协会前主席。

[2]　陈永铭（Eng M. Tan），国际著名免疫学家，美国斯克里普斯研究所名誉教授。

就可以明确诊断了。

当时，这类"金标准"在全世界很少有，美国的医院里也很少见，不容易要过来。但我很幸运，在我离开的时候，陈永铭请实验室将他们有的"金标准"全都给我了。他说，这个东西与免疫学相辅相成，中国这么大，咱们应当有，有了它，可以让免疫学飞速发展。

李：您后来怎么回到协和的？

蒋：在美国的两年时间很快过去了，回国后，卫生部把我调回了协和。回协和以后，我在风湿免疫科工作，那时已经建科了。

那会儿实验室的同事能提取抗原，但提取抗原后还要找到抗体，他们面临一些困难。我毫不犹豫地把所有"金标准"都拿出来，交给了主任。有了这些"金标准"，我们中国人就可以很确定地诊断红斑狼疮、干燥综合征、硬皮病等疾病了。我心里高兴极了，觉得自己那两年没白去。

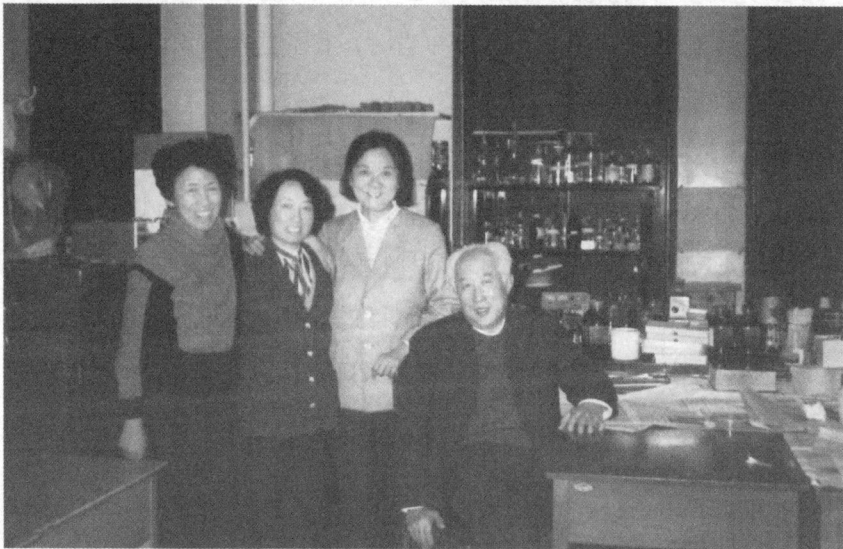

▲蒋明与同事在一起。右起：张乃峥、蒋明、陶学濂、董怡

李：建科初期，是不是面临很多困难？

蒋：是有很多困难，但我觉得从事科学工作的人，不要想别的，要一心把工作做好。我那时身体很壮实，为了开展实验室的工作跑了好多单位，向他们寻求帮助。我找过沈珝珕①、朱立平②，还有儿研所的张霆③等，很多实验都是在他们的帮助下完成的。我记得有时已经挺晚了，我还坐公交去看我养的类风湿关节炎患者关节积液里的细胞，来回来去地跑，也不知道累。

李：您有印象深刻的病例吗？

蒋：我有不少以耳鼻喉症状表现为主的病人，耳朵不好或鼻子不好，检查出来却是类风湿或者红斑狼疮。我记得有一个病人眼睛失明了，眼底都是絮状的，什么都看不见，眼科看完说是免疫病。我接手后，给他做了全面的检查，确诊为系统性红斑狼疮。我没有治好他的眼睛，但救了他的命，让他活了下来。慢慢地，我看了很多病人。结合这些病例，我认识到，看病不能死盯着书上说的，要灵活地来思考。

后来，我的理论、经验等各个方面都比较成熟了，有自己的想法和主张了，工作特别积极，做的事也特别多。在临床上，我把风湿病的临床工作，跟我平常所接触的病人联系起来了。

李：《风湿病学》非常经典，您编写这本书的初衷是什么？

蒋：一个新学科成立的时候，人们都不了解它，于是我决定写一本全面的书。我搜罗了许多与风湿病相关的内容，看有哪些专家学者在这些方面是擅长的，我去找他们。比如病理学专家，有资深的经历但没有

---

① 沈珝珕，中国科学院院士，著名生物化学专家，中国生物化学与分子生物学学会副理事长。

② 朱立平，免疫学专家，曾任中国医学科学院基础医学研究所免疫学系主任。

③ 张霆，儿童早期生长发育研究专家，曾任首都儿科研究所副所长。

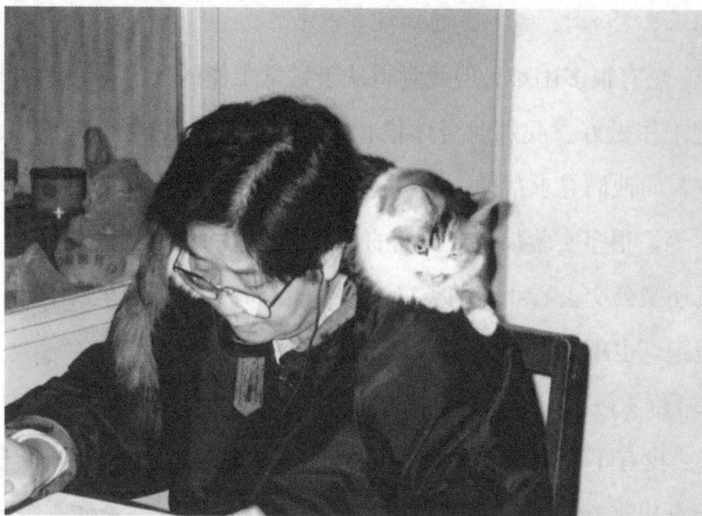

▲ 1995年元旦，蒋明在宠物的陪伴下阅读文献

钻研过风湿病的病理材料，我就拜托人家在这方面学习总结一下。我尽可能地找了对风湿病比较了解的各个科室，在他们的帮助下编写了这本《风湿病学》，包括了风湿病的基础理论和临床研究。

无怨无悔为协和奉献一生

李：回顾这么多年的从医生涯，您觉得最有成就感的事情是什么？

蒋：没有什么成就。但是，我觉得我给协和风湿病实验室工作打了一个基础。我还写了6本书，《风湿病学》、《中华风湿病学》等，得了一些奖。再要说呢，就是我真的很喜欢我的病人，有些病人我真是太爱他们了。虽然救治过程中我花了一些力气，但是看到他们能够转危为安，我心情挺愉快。

有一个肝脏功能明显损害的自身免疫病患者，来医院的时候人都快不行了，我坦白地告诉他，病情太重了。他说："你死马当活马医，帮我治吧。"我就拼命地治这个病人，早晨早点起来看他，晚上下班又去看看他，给他处理一下。结果这病人就好起来了，现在还带孙子了。他每年都来看我，我们变成了挺好的朋友，他知道我喜欢吃柿子，每年都给我带点柿子来，他前两天刚来看过我。

我觉得跟病人交朋友是很重要的。得让病人信任大夫，跟大夫交朋友，这样病人才会有什么事都跟大夫说。现在还有不少病人朋友常常来看我。我想这是因为我努力了，跟病人交心了。

李：从医过程中您有没有遗憾，怎么看待逆境？

蒋：人生啊，不是一碗平水，总会有波波折折。我就不看身后的一切挫折了，我要向前看，我想看更好的协和。如果有什么我还能够为协和做的，我一定尽力。

李：对百岁协和，您最想表达的是什么？对年轻人有什么嘱托？

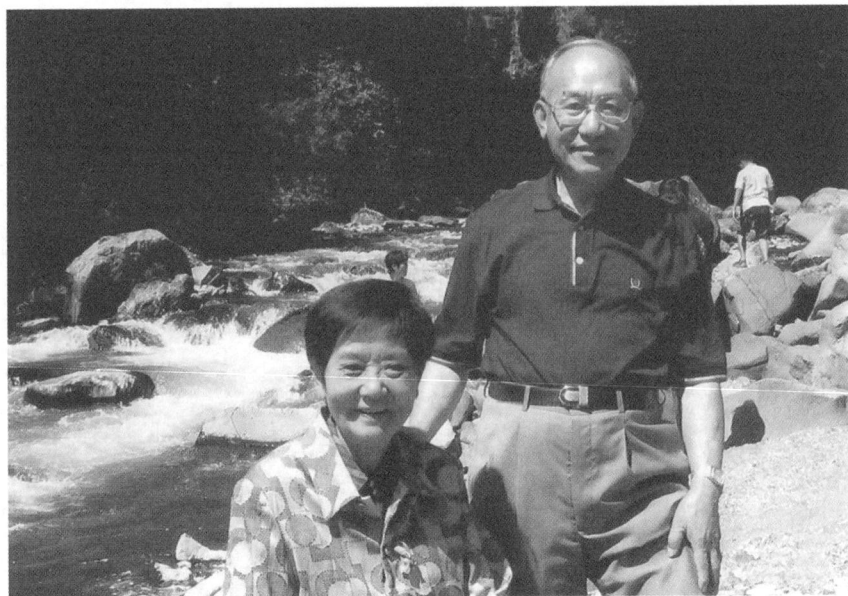

▲ 2004 年 8 月，蒋明与陈寿坡在吉林长白山

蒋：人活着为了什么？我觉得只有一条：快快乐乐地为世界作出巨大的贡献。不要想什么名，也不要想什么利，而要去想世界和平、人民快乐，生活幸福、身体健康！

我们有这么好的医院，她为国家作出了这么多贡献。协和的老前辈都是辛辛苦苦地干了一辈子，年轻人有责任做出更好的成绩。我在协和工作了这么多年，一直深深地爱着她。协和一百年了，这一百年来经历了风风雨雨，但是她的样子没有变。我相信随着我们社会的进步，协和医院会越来越好，将来一定会成为世界一流的医疗中心。

（本文内容节选自蒋明教授 2 次访谈记录）

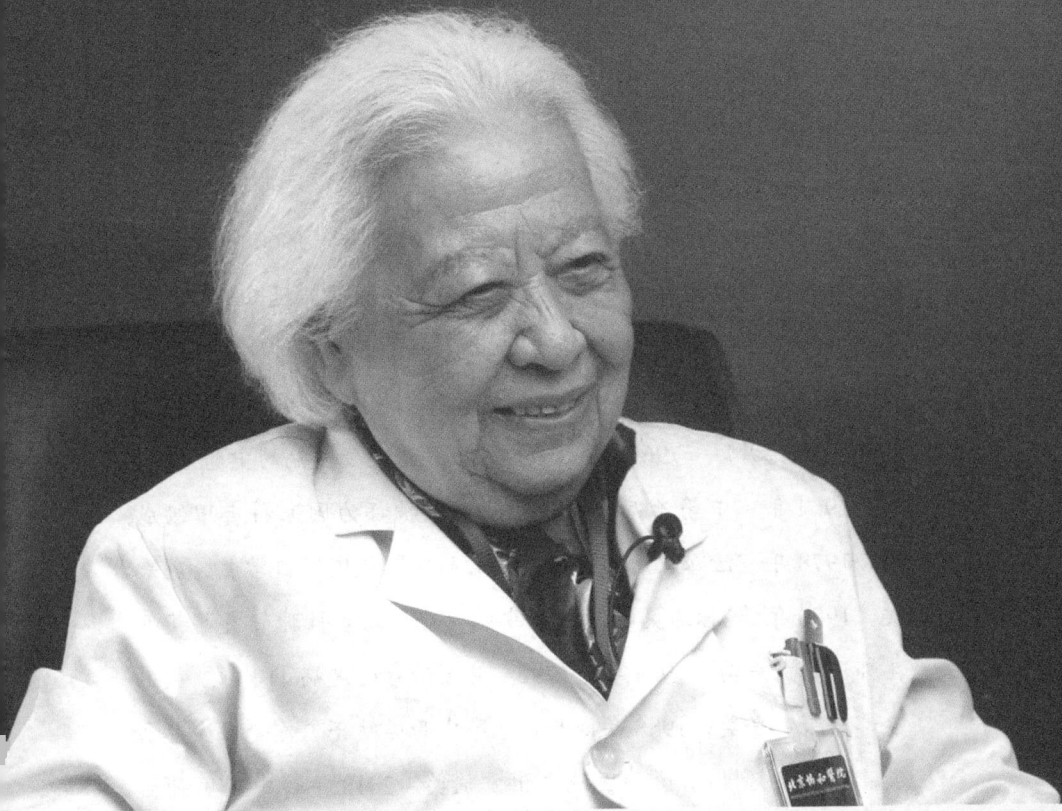

苑勰

一心一意做人民的医生

苑勰，1931年3月出生于北京，祖籍湖北浠水，著名皮肤病学专家，北京协和医院皮肤科教授。1948年8月参加革命工作，后被分配至华北医科大学（今吉林大学白求恩医学部）学习，1952年获本科学位。先后在中国医学科学院输血及血液学研究所、中国医学科学院阜外医院工作，1978年调至北京协和医院皮肤科。

自 20 世纪 50 年代起从事中西医结合工作，1960 年开始对难治性硬皮病的诊治进行探索，从微循环、病理、超微结构、生化、内分泌等方面证实和肯定了中医活血化瘀治疗对硬皮病的治疗效果，主要参与研制了"605"（脉管康复片）、"792"（复松片）、"795"（复甦片）、"796"（复康片）等多种治疗硬皮病的中药方剂。

1964 年"中药治疗全身性硬皮病"被评为国家科委甲级成果，1978 年"活血化瘀治疗硬皮病的研究"获国家科学大会成果奖，1980 年"'脉通灵'治疗硬皮病、血栓闭塞性脉管炎"获卫生部甲级成果奖，1984 年"'792'片剂治疗硬皮病 414 例"获卫生部三级成果奖。1988 年因长期从事中西医结合工作受卫生部嘉奖。2017 年获北京协和医院杰出贡献奖。2018 年获中国医师协会皮肤科医师分会中国皮肤科杰出贡献老专家荣誉称号。

苑勰教授访谈视频

口述：苑 勰

采访：李苑菁 董 琳

时间：2018 年 12 月 25 日，2019 年 3 月 19 日

地点：北京协和医院院史馆

整理：李苑菁

在进步思想中成长

李苑菁（以下简称"李"）：请您介绍一下自己。

苑勰（以下简称"苑"）：我叫苑勰，可实际上我不姓苑，我姓南。我本名叫南文扬，朋友们也叫我南旸。1948 年，我参加革命工作，到了解放区发现大家都改名字，我也改了。苑是我外婆的姓，改名时我刚读完刘勰的《文心雕龙》，觉得"勰"字挺新鲜，就叫这名字了。

我是湖北浠水人，出生在北京的高碑胡同①。出生以后没多久，我

---

① 高碑胡同，东口正对人民大会堂的南门，西口位于兵部洼胡同中，呈东西走向，1999 年因建设国家大剧院拆除。

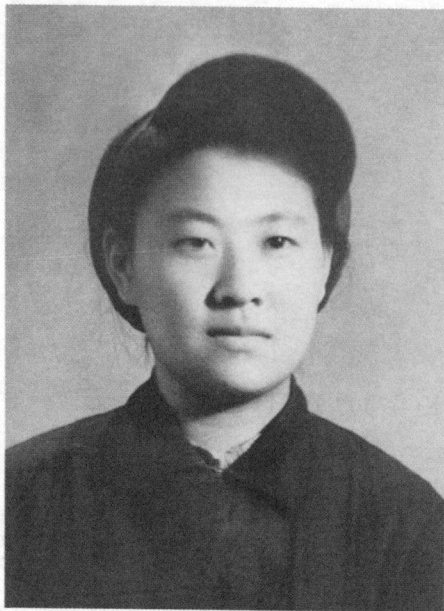

▲年轻时的苑飒

母亲和一些家人回武汉了，我也跟着到了武汉。我父亲是个铁路职员，京戏唱得比较好，是当时所谓的"票友"。他常在外面跑，到全国各地唱救灾戏。

李：请谈一下您小时候的求学经历。

苑：1938 年，日本人占领武汉，我们家的所有东西都被他们抢走了，父母谋生比较困难。我父亲又算社会名流，日本人相中了他，想让他为日本人做事，他不愿意。所以，我们全家又逃到了北京。总的来说，我小时候家里情况不是特别好，刚好可以维持生活。

我小学是在宣武门附近的化石桥小学①念的，中学上了前门附近的中大附中②。后来我觉得中大附中离家太远，就在西单的华光女中③上了高中。

李：您是从什么时候开始接触进步思想的？

苑：我从小就受到周围很多人的影响。我舅舅、姐姐都是追求进

① 全称为北平市立化石桥小学，今北京市西城区顺城街第一小学。
② 中国大学附属中学，孙中山等人为培养民主革命人才，于 1912 年在北京创办，今北京市第 29 中学的前身。
③ 北京华光女子中学，创立于 1931 年，是 20 世纪三四十年代北平著名的私立女子中学。

步的人，很早就到延安参加革命工作了。我姨家里很有钱，是永仁堂①的东家，乐家老铺②有很多支，她家具体是哪一支我不清楚，只知道她的公公叫施五爷。那会儿共产党的地下资金很多都要经过我姨和姨夫，就像电影《秘密金库》③里演的一样。因为让穷人经营这些钱就暴露了，有钱人去经营就没有这个问题。

解放前，我姨和姨夫为党保管财产，解放后，他们把自己的所有财产全捐了。我姨是个家庭妇女，能做到这样不简单。姨夫是贵族出身，家里那么富有，可以说是衣食无忧，却愿意冒着风险为党工作。我很佩服他们，他们对我影响很大。

李：您是怎样踏上革命道路的？

苑：我从小就受到家里人的影响，到上高中的时候，思想就比较进步了，参加了地下党的外围组织。那时学校里有读书会，叫中国青年激进社④，是归地下党领导的。我加入后，看了很多进步书籍。后来，经常有人给我们讲课，传达中央精神，我记得讲过《目前形势和我们的任务》⑤等内容，这让我对共产党有了更深的认识和向往。因为长期接触进步思想，1948 年 8 月左右，我和一个同班同学一起去了华北解

---

① 永仁堂始建于 1932 年，由经营同仁堂药店多年的乐家后人乐咏西开办。

② 同仁堂的创办者姓乐，清末时乐家繁衍为四大支，后各支相继在外开办药铺，均称"乐家老铺"。

③ 《秘密金库》为潇湘电影制片厂于 1986 年出品的电影，以同仁堂乐家后人乐元可、李铮的爱国事迹为原型。

④ 解放战争时期，中共北平学生工作委员会、中共南方局平津工作委员会和中共冀热察军区委城工部平津工作委员会先后在北平建立和发展了 19 个外围组织，中国青年激进社是其中之一。

⑤ 《目前形势和我们的任务》是毛泽东在中共中央 1947 年 12 月 25 日至 28 日在陕北米脂县杨家沟召集的会议上的报告。

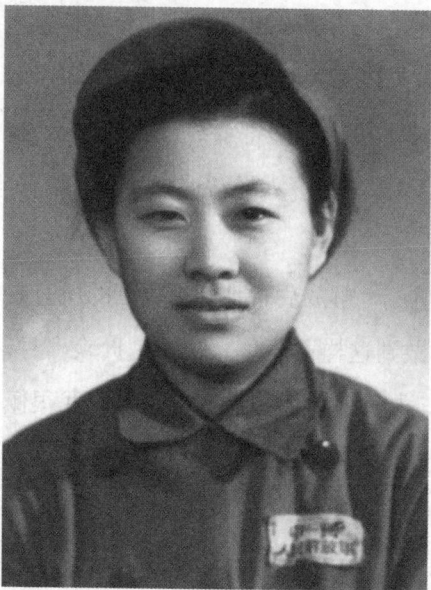

▲ 1949 年，在华北医科大学念书时的苑媲

放区。

李：在解放区的经历，您还有印象吗？

苑：进解放区要审查，我们在沧县①的解放区接待站待了差不多两个星期。后来，组织把我们送到了泊镇②，那是一个接待学生的地点。到泊镇以后，就开始分配了，我被分配到华北大学③。华北大学是知识青年改造思想的地方，我碰到很多在北京的同学，挺高兴的。

思想改造班一个班一百多人，我被分到了 17 班。我们上课很简单，每个人发一个马扎，全班排队坐着听，我接受了不少革命知识。那时候我不到 17 岁，比较年轻，上了两个多月的课后，组织把我分配到了华北医大，就是现在的白求恩医大。

祖国的需要就是个人志愿

李：医生是您原本就向往的职业吗？

---

① 现河北省沧州市。
② 河北省沧州市泊头市下辖镇。
③ 中国人民大学的前身，1948 年 5 月，华北联合大学与北京大学合并成立华北大学，校址在河北省正定县，1949 年 4 月迁至北平。

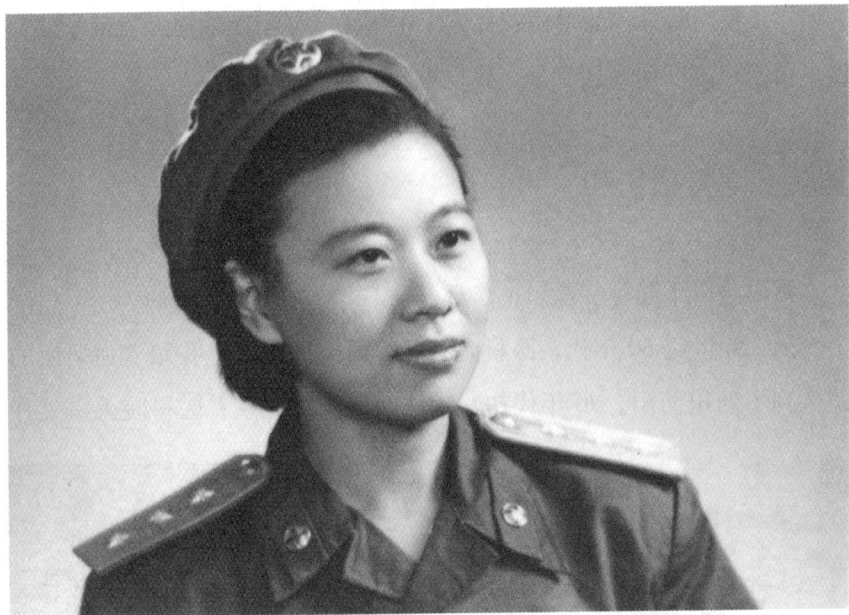

▲ 1955 年，授衔后身着军装的苑飒

苑：其实我小时候想当律师，参加革命以后，我就没考虑过这件事情了。祖国的需要就是我的志愿，而且我认为兴趣也是从实际工作中培养起来的，所以最后分配我做医生，我也愿意做。

李：您是如何成长为一名皮肤科医生的？

苑：华北医大毕业后，我被分配到华北军区的一个军医学院，我服从安排做了两年行政工作。后来要回临床工作，单位送我到天津总医院①进修两年，学皮肤科的内容。我学得很用心，回去以后我就在军区医院的皮肤科工作了。

李：听说您还在血液学研究所工作过一段时间？

苑：20 世纪 50 年代，国家因为战备需要，要成立输血及血液学研

----

① 即天津医科大学总医院，1994 年 8 月改为现名。

究所①。我当时工作的单位就并入了中国医学科学院输血及血液学研究所，员工也都归研究所管理，我也被分配到那儿了。

辗转多地扎根协和

董琳（以下简称"董"）：您后来是怎么来到协和工作的？

苑：20 世纪 60 年代，医科院有几个研究所内迁，我跟着血研所的团队到了四川简阳。70 年代初，我从四川调回北京，医科院人事处让

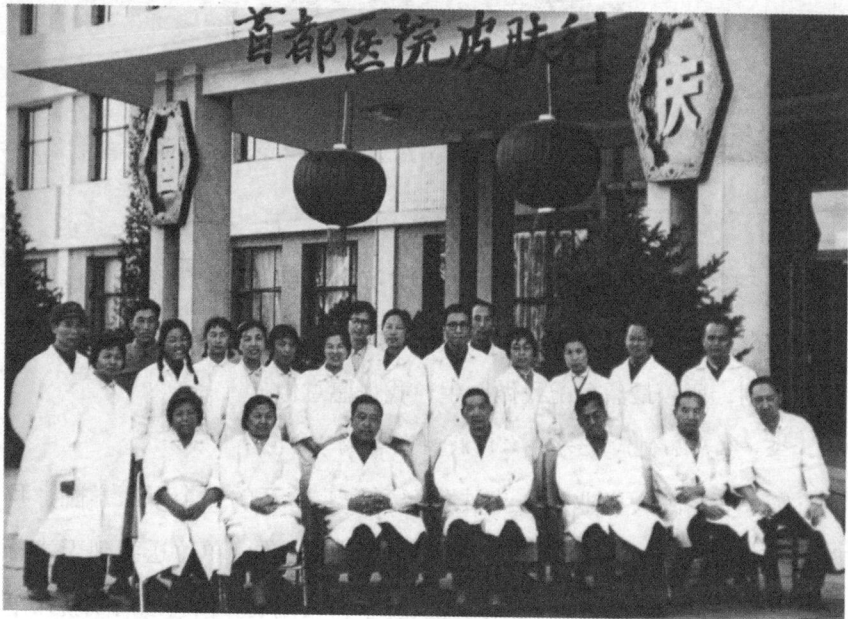

▲ 1978 年 10 月，北京协和医院（当时更名为首都医院）皮肤科全体工作人员合影，前排左二为苑勰

————————————————

① 1957 年由邓家栋创办，1958 年划归卫生部管理，更名为中国医学科学院输血及血液学研究所。后拆分为中国医学科学院输血研究所和中国医学科学院血液病医院（血液学研究所）。

我去阜外医院皮肤科工作。当时马海德①和袁兆庄②在那儿有一个病房，他们缺人。1978年，我跟着马海德和袁兆庄到了协和。

我来了就开始工作，看门诊，一天能看好多人。我本来以为自己是个"外来户"，还在想会不会有人排斥我，结果没有，大家对我很好，还选我当了两次先进工作者。协和人是实事求是的，只要辛苦付出，大家都能看见。

董：您在工作中肯定接触过很多协和的老教授，对他们印象如何？

苑：我在血研所工作的时候，邓家栋是所长。他是协和的老教授，对研究所后来的发展和人才培养都有很大影响。他要求比较严格，体现了老协和的精神。那时，住院大夫必须亲自取血，邓家栋跟住院大夫说，如果是在协和，一针扎不对，饭碗就没了，所以基本功必须扎实。他比较朴实，很好接近，我们很尊重他。

1969年，我参加了医科院组织的一支医疗队，遇见过协和的老教授冯应琨。其实那会儿我不认识他，但我对他印象特别好，我觉得他特别淳朴。

后来我接触得比较多的，还有李洪迥老主任。他是老协和人，工作认真，很正派，而且非常谦虚。他很会为人处事，不是机械地管理人，而是从各方面带领大家进步。改革开放以后，国家重视外语，他还亲自教学生外语。李主任很平易近人，带教年轻人很用心。不管你问他什么事，他都很热情地告诉你。在他的带领下，协和皮肤科逐渐增加了一些实验室，可以说从无到有，他对协和皮肤科的科室建设作出了很大贡

---

① 马海德（1910—1988年），原名沙菲克·乔治·海德姆，性病、麻风病专家，国际共产主义战士，1950年正式加入中国国籍，是第一个加入中国国籍的外国人，曾任中华人民共和国卫生部顾问，协助组建了中央皮肤性病研究所。
② 袁兆庄，1931年出生于河南洛阳，北京协和医院皮肤科教授。

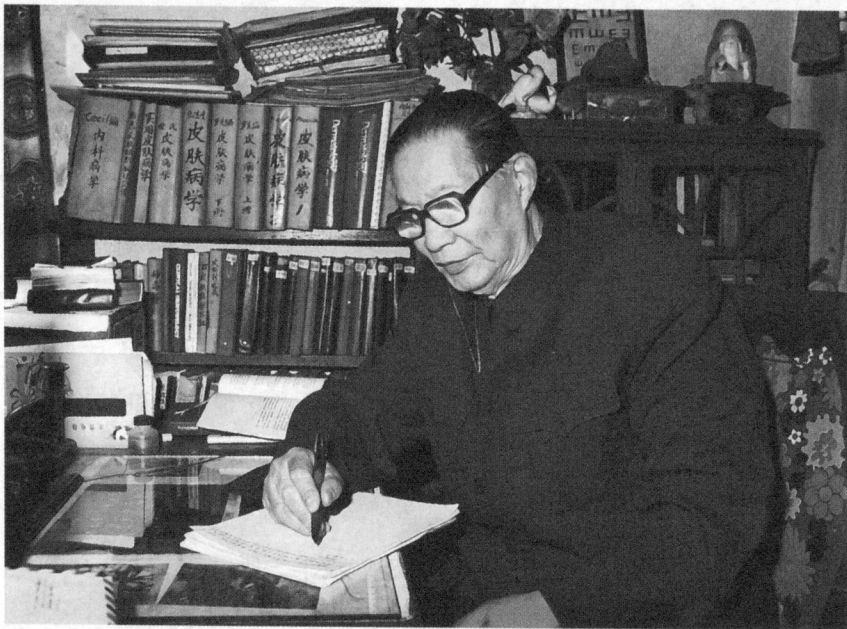

▲李洪迥教授

献，我很敬佩李主任。

病人的需要是医生的动力

董：您是中西医结合治疗硬皮病的专家，当初是怎么关注到这种疾病的？又是怎么想到用中药去治疗它的？

苑：解放后，毛主席提倡中西医结合。我当时工作的医院比较重视中医，常请天津的名中医来讲课，我听完受到很大启发。

我成了主治大夫以后，收过一名硬皮病患者。他是一位解放军，皮肤是硬的，四肢活动比较困难。我们当时针对硬皮病的问题做了病理，可是没法治病，只能给患者打青霉素。我作为一个医生，病人迫切需要治疗，我要想办法。我为他请来了中医，经中医诊治以后，他的病情有所缓解。我就想，既然他经中医治疗有效，那对别人是不是也有效？

于是，我就有意识地找硬皮病患者诊治，用中医的方法治了一部分病人，发现效果不错。这就说明，用中医的方法治疗硬皮病是有效果的。

董：您的研究"中药治疗全身性硬皮病"被评为 1964 年国家科委甲级成果，能谈谈这项研究吗？

苑：20 世纪 60 年代，国家科委要成立中医中药组，就派了一个团队到全国各地搜集中医中药治疗有效的案例。那个团队原本是找再生障碍性贫血方面的治疗案例，中国医学科学院的领导白希清和张之强[①] 又请他们看了看硬皮病的治疗案例。当时我们请了三类病人亲自汇报，分别是硬皮病、瘢痕和脉管炎的患者，都是我用活血化瘀的方法治疗的。他们认可了治疗效果，把"中药治疗全身性硬皮病"列为了中医中药治疗有效的成果，在 1965 年的国家科委中医中药专业组成立大会上公布了。

董：听说您还研发了很多针对硬皮病的中药方剂？

苑：我系统地学习过一段时间的中医，有一定的基础，就把治疗硬皮病的中药药方给分析了。分析药方时，我发现用活血药效果好，就提出了建议，想把方剂固定下来。一开始，中医大夫们都接受不了固定方剂的做法。我就把他们每次开药的药方和硬皮病患者的病症对应起来，指出哪些药用得多、效果好，反复跟他们做工作。最后，药方固定了，患者使用后效果还是可以的。我在四川时，还老给原来的患者回信，给

---

① 张之强（1915—2005 年），河南孟县人，曾任中国医学科学院党委书记、卫生部副部长。

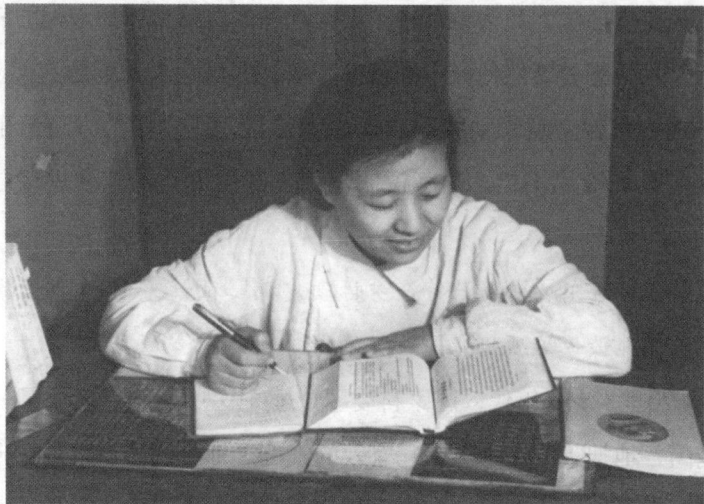

▲ 1963 年，苑勰伏案学习

他们开方子寄过去。我配置药方的目的不是赚钱，是为了治病，是为了进一步探索诊治效果。

董：您在硬皮病的诊治和研究方面有没有遇到过困难？

苑：我治硬皮病是为了救人，没有别的目的。但在特殊历史时期，我因为硬皮病的研究，被打成了"死硬派"，不仅挨揍，在血研所的病房也没了。我经历过"三反"、"五反"等好多运动，我知道共产党是实事求是的，最后总会给你平反。做人，不应为自己想太多，我既然走了这条路，就要走到底。硬皮病，在国内和国外都算难治之症，我能治了就不能放弃。我是为人民服务，只要做的事情是有价值的就行，我不后悔。

后来，为了缓解病人的痛苦，我确实想了一些办法，采取了好多综合治疗措施。但是到现在为止，我觉得我也不能完全满足病人的需求。只能说病人的需要就是我的动力，是这一点让我一直在坚持。

董：您有没有将中药治疗硬皮病的经验在国际上进行推广呢？

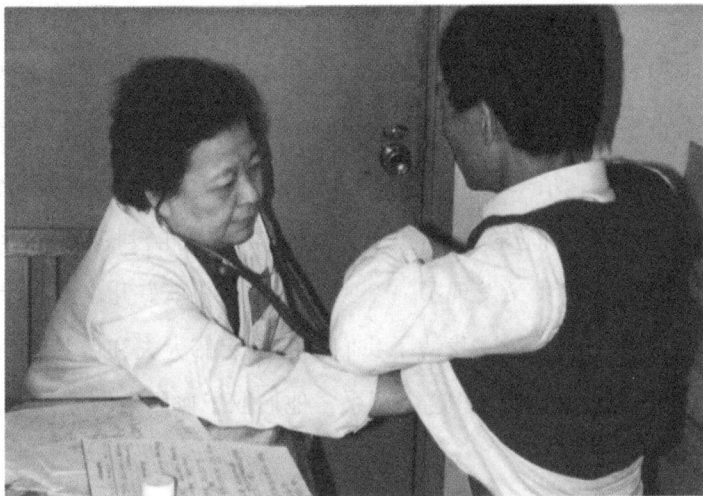

▲ 1984 年，苑飒在门诊为患者查体

苑：今天门诊我还碰见一个患者，他之前从美国回来找我看过硬皮病，这次又带了一个人来看。经常有国外的病人来找我，都是华裔。说明我们的治疗方法、效果是得到大家肯定的。

其实也有人说可以把药方卖掉，但是，我的工作成果是国家财产，我不能把国家的财产送给外国人，要先让国人得到实惠，再谈国外。

把病人的利益放在第一位

董：您如何看待科研工作和临床诊疗之间的关系？

苑：科研工作跟临床工作是不可分割的，如果完全脱离临床，好多东西就难以实践。但把科研放在特别高的位置，不顾临床了也不行。我们平时看到病人的各种症状，要分析总结才可以提高进步。如果不分析、不总结，来什么治什么，照方抓药就没意义了。从临床问题来发现科研方向，做出科研成果之后再回到临床，我觉得这是一个比较好的路径。

我前段时间做了一件事情。有一种病叫硬肿病，特点是患者的后颈部和后背部发硬，而且绝大多数患者有合并糖尿病的情况。很多病人以为自己是硬皮病，结果我一看，其实是硬肿病。曾经有硬肿病患者给我写信，说自己得了和爸爸一样的病，但很遗憾，我再没找到那位病人。

后来有一天，我又发现了一个家系，一家人里好几个都得了硬肿病。这一次我不能放过，我请了我们科的王宏伟大夫和做基因研究的张学①，一起到东北拜访了这个家系，他们取了血回来做进一步检测，看是否和基因相关。

其实我年纪大了，我可以放弃，我也不想从中求得什么名利。但我作为一个临床大夫，有责任提供这样的资料。如果放弃了，在医学上是个损失，资料就丢了。这样一个家系上哪儿找去呢？机遇是很难得的，抓住这种机遇提供给科研，这是必要的。

董：听说您对病人非常"严格"？

苑：现在好多病人急于解决生活问题，你给他治病，他却不遵医嘱。就拿系统性硬皮病患者的手来说，那确实不适合做太多的家务。但是，我刚给他治了病，眼看着有点好转，他还没全好就去做家务了。

这也是病人自身的认识问题，他们希望自己能先解决眼前的事。很多患者总认为自己能做饭、能洗衣服就是好的，可是做饭、洗衣服不仅要投入精力，还会有局部刺激，会导致病情的恶化，给家里增加经济负担。我这人说话比较急，我跟他们说，你要是想治好，你就得听我的，你要是不听我的，那咱们以后就不看了。现在我几乎是要"强制"他

---

① 张学，1964年出生，医学遗传学专家，中国工程院院士，曾任中国医学科学院北京协和医学院副院校长。

们了。

董：您从医生涯中有没有遗憾的事情？

苑：到协和后，我又结合硬皮病病人的需要研制了几种药方，药的价钱不高，效果还比较好，患者每过一段时间需要来复查拿药。很多外地患者来一趟的路费太贵了，每次有病人千里迢迢赶来看病，我都觉得不忍心。硬皮病是比较罕见的病，我希望国家能适当地给患者一些照顾。

另外，我觉得药方还可以再改进一下，只是我快 90 岁了，靠我个人的力量是不行了，我希望它将来得到进一步发展。

董：您离休后的生活是怎么安排的？

苑：我是 1999 年离休的。离休后，我还是坚持出门诊，坚持到医院来，因为我的病人在等我。约了病人我不来，怎么跟病人交代呢？反正我有门诊的时候，我都来。我在利益上没有追求，我为病人来，我看完病人就走了。我看看病，和病人聊聊天，这可以说是我的精神安

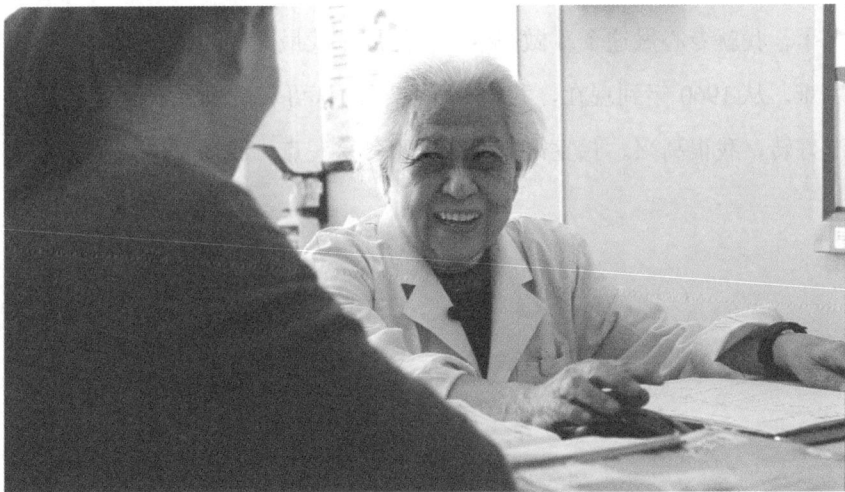

▲ 2018 年，苑飒在门诊与患者交流

慰，能得到病人信任，也是一种慰藉。

除了看病之外，我还比较喜欢旅游，只是现在岁数大了不怎么旅游了。我现在喜欢看电视节目，比如《中国诗词大会》和《经典咏流传》。

董：您有座右铭吗？

苑：我的格言就是认真、老实、实事求是。我踏踏实实干工作，没有别的欲望，生活比较稳定。至于我还能做多久，我没有考虑过。当然，我希望能把我的一套解决方案、我的体会交给后面的人，也算是对大家有个交代了。

董：回顾几十年的从医生涯，您有哪些感悟可以与年轻人分享？

苑：我希望年轻人对工作认真，做人诚恳、真实，踏踏实实。还有，要严谨，协和一直很强调这个，应当要这样。

作为医生，不管什么时候都应该把病人的利益放在第一位，如果把个人利益放在第一位，那就不配做人民的医生。做一个好医生，关键在于怎样去爱病人，怎么去解除他们的痛苦。

我治硬皮病的过程很曲折，但我觉得有效就是病人的需要。既然遇上了，我就专心做这个。做医生，我是用了我最大的毅力，克服了很多困难。从1960年到现在，我得到了同行的认可和鼓励，看到了病人情况好转，我很高兴。我觉得，为人民服务这一点，我还是做到了。

（本文内容节选自苑勰教授2次访谈记录）

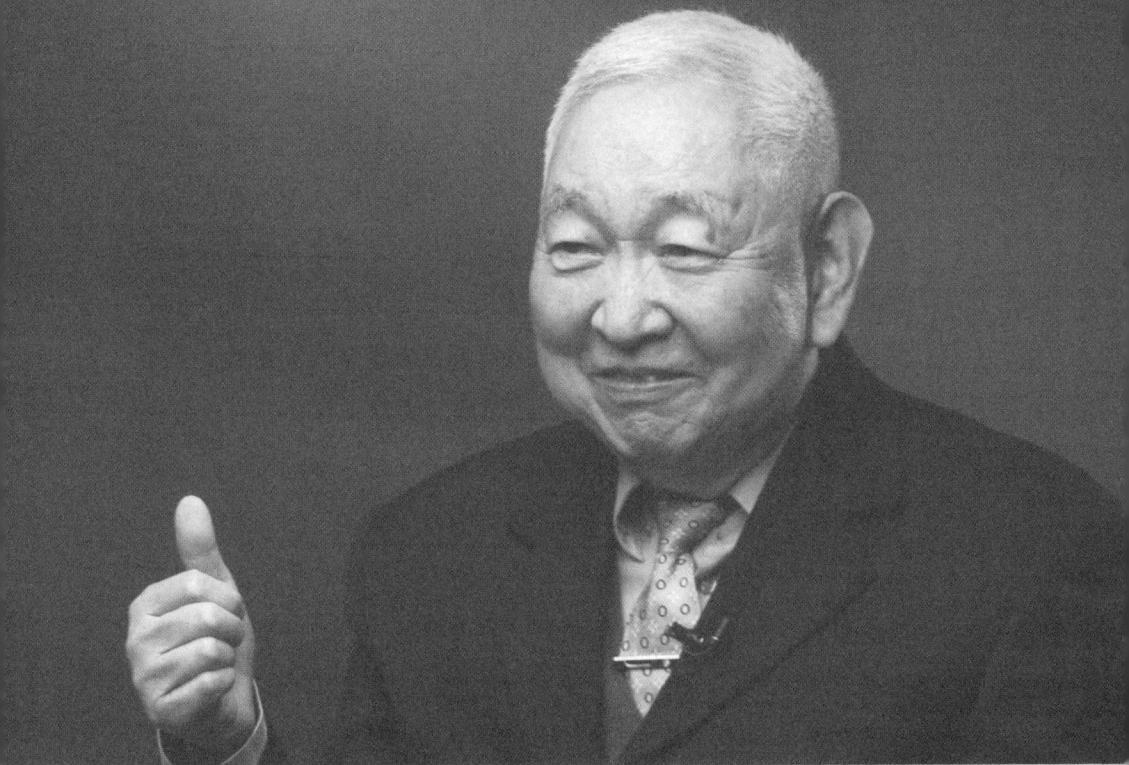

超声医学事业开拓者

　　张缙熙，1931年3月出生于安徽芜湖，著名超声医学专家，北京协和医院超声医学科教授。1955年毕业于第四军医大学（原南京大学医学院）医疗系，同年到北京协和医院物理治疗科工作。1972年开始从事超声诊断工作，建立超声诊断专业组。1985年赴美国杰斐逊大学进修。1986年创建北京协和医院超声诊断科，并担任首任科主任。

张缙熙擅长浅表器官和腹部超声诊断，为世界超声医学及生物学联合会（WFUMB）会员、亚洲超声医学及生物学联合会（AFUMB）会员。曾任中华医学会超声医学分会主任委员、中国超声医学工程学会副会长、《中华超声影像学杂志》主编。主编《B型超声诊断的临床应用》、《小器官与内分泌腺的超声诊断》、《浅表器官及组织超声诊断学》、《浅表器官超声诊断图谱》、《临床实用超声问答》等专业书籍。

1988年获世界超声医学及生物学联合会先驱奖，1998年获中国超声医学工程学会资深教师突出贡献奖，2009年获中华医学会超声医学分会超声医学突出贡献奖，2014年获北京协和医院杰出贡献奖，2015年获中国医师协会超声医师分会中国超声医师终身成就奖，2018年获首届周永昌超声医学教育奖·功勋奖。

张缙熙教授访谈视频

口述：张缙熙

采访：傅谭娉

时间：2019 年 4 月 24 日，5 月 20 日

地点：北京协和医院院史馆

整理：傅谭娉

文艺青年误入医学院

傅谭娉（以下简称"傅"）： 请您作一个自我介绍。

张缙熙（以下简称"张"）： 我叫张缙熙，1931 年 3 月 12 日在安徽芜湖出生。小学三年级以前，我都在安徽生活。抗日战争期间，大概 1938 年，我跟着父亲到重庆。那时候一到夏天，日本飞机来轰炸，我们就躲到农村，没法上学了。我妈妈很认真，她给我们《唐诗三百首》和《古文观止》两本书，我们就整天背古文。冬天重庆有雾，日本飞机不来了，我们又进城上学。

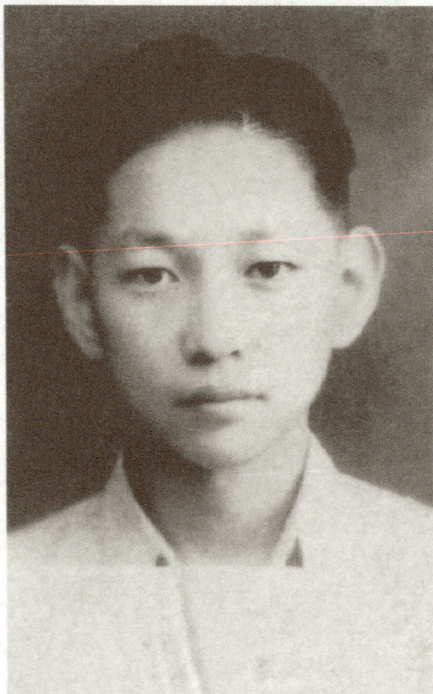

▲高中时期的张缙熙

1943年，我到重庆市江津县读初中——国立九中①。抗战胜利以后，1946年，国立九中迁回安徽。1947年，我从国立九中初四毕业。

当时南京有个金陵大学附中②，是有名的教会学校，我爸爸鼓励我去考。我很幸运，一考考上了。那时候金大附中是私立学校，学费要交200大洋，很贵。我爸爸是做小生意的，但也不宽裕。最后我读的金大附中，在那儿高中毕业。

傅：您为何选择学医呢？

张：我是误入医学院。我这个人特别活跃，唱歌、跳舞都喜欢，最喜欢的是演戏。我首先报考了上海戏剧学院。面试的时候，我准备了一件长袍，演了一段《雷雨》里的大少爷周平。那个考官直点头，我就想："有门儿，绝对能考上，上海戏剧学院绝对没问题！"我和一个同班同学一起去考上戏，我们都演《雷雨》，他演的是鲁贵。后来他说："张缙熙，我接到通知了。你怎么

---

① 创立于1938年8月，抗战时期迁到大后方四川江津，主要收容皖籍师生，为祖国培养了一批栋梁人才，如邓稼先等9名院士。1946年国立九中一分为三，降为省立，陆续迁回安徽省内。

② 1888年，美以美会在南京创办了汇文书院。1910年，汇文书院与宏育书院合并为金陵大学堂，改中学堂为金陵大学附属中学。

没录取啊？你比我水平更高啊！"

我急了，没办法，还有一个礼拜就全国统考。我妈就说："关门，给你送饭。努力准备考大学。"我就考上了南京大学医学院①。到了大学以后我不甘心，就悄悄地写了封信给上海戏剧学院。回信说："你是初试通过了，但是你没有来复试。"到放假回家，我就问我妈，家里才告诉我："是收到了通知书，但是没有拿出来，想让你考医学院。"

到了大学，正是解放初期，各个学校常组织集中听报告。集合了以后大家在广场上拉歌，我乐感好，歌听一遍就会，是全校大合唱的指挥："雄赳赳，气昂昂，跨过鸭绿江，保和平，卫祖国，就是保家乡。""你来一个！你来一个！"我一直做了四年文艺部长，直到大学毕业，当时流行的红军舞、水兵舞、三步、四步、探戈，都很擅长。

在协和学习成长

傅：*您对协和的最初印象如何？*

张：1954年，南京大学医学院选了10个学生来协和实习，我就是其中一个。协和在国际国内都是知名的，到协和来实习我们觉得荣幸。

协和医院很严格，采用24小时值班制，我也是花了很长一段时间适应。那时候医生少，虽然值班的人够了，但有时候抢救还得找人，所以医生都要留在医院。一周工作6天，都要24小时在医院待着，不能随便往外跑，只有休息的一天可以请假出去。

当时协和有个很先进的东西，叫信号灯，能随时找到你。走廊、食

---

① 前身为国立中央大学医学院，1949年更名为国立南京大学医学院，1951年划归部队系统，1952年左右院系调整，南京大学医学院并入西安第四军医大学。

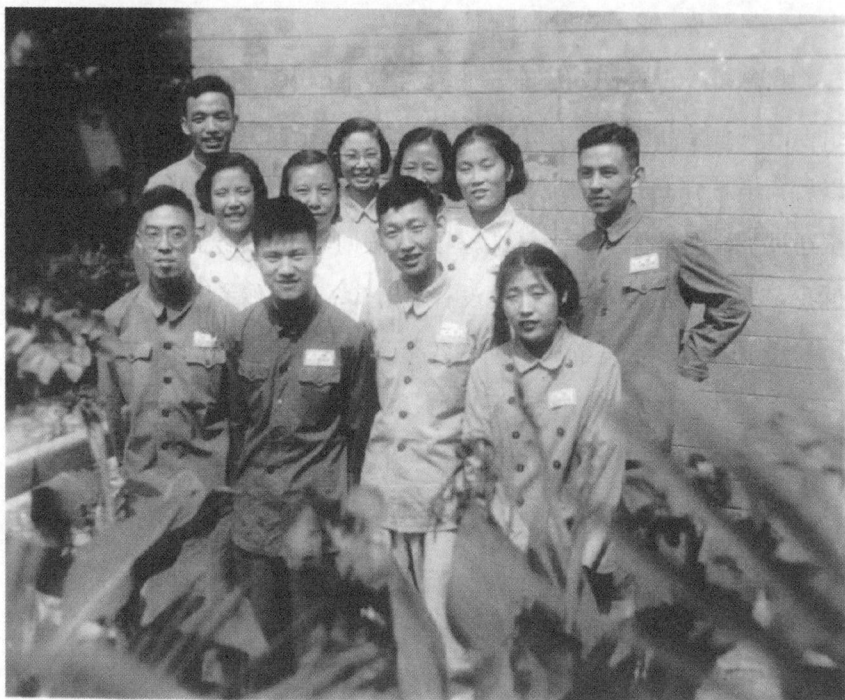

▲ 1954 年，张缙熙（前排右二）与同在协和实习的同学合影

堂、宿舍都有，像路灯一样，一共有五个灯，每个医生有三个号码，你
的号码亮了就是在找你。看到信号灯找你，就得找病房的电话。电话是
摇的，拿起电话以后："请接总机。哪儿找我？""急诊室。"你就去急诊。

在协和做实习医生很辛苦。白天问诊病例，晚饭后就一直写病历，
直到凌晨，整大张、整大张的病历都写好了再睡觉。写的字还不能潦
草，主治医看了不行的话得重写。上级医生告诉我们，要和自己的住院
医师还有病房护士搞好关系。后来我慢慢体会到，护士跟医生是一个整
体，是互相帮助、互相体谅、互相配合的协作关系。人与人之间要相互
配合，相互理解，更要相互尊重，做人是第一位的，否则做事、学问都
上不去。

傅：请谈谈您眼中的协和老教授。

张：协和的教授们非常有经验，对病人非常客气，跟着他们就知道怎么样学习、成长，怎么样对待病人，怎么样才能成为一个真正的好医生。

林巧稚，看病最大的特点是很关心病人。她给孕妇检查，先把手搓热，或者捂一捂，然后再检查病人。这就是关怀病人，那是真心的。后来我们也学了，比方超声的耦合剂，凉凉的，病人尤其小孩经常一惊。我们都拿温水泡，然后挤在手上试一下，不凉，再给病人挤，病人就能很好地配合你完成检查。

张孝骞，看病人有他的特点，什么问题只要一触诊他就知道。有一次我们收了一个病人，是腹膜后的占位，我们触诊了很久都没有发现，但是病人症状很重。张孝骞按了两下："腹膜后占位。"我们很奇怪："为什么啊？"张老告诉我们："腹部触诊的时候有个特点，使劲往下一按，手一抬。如果弹，就是腹腔的；如果不弹，就是腹膜后的。因为腹膜后在后面，肿瘤不会往上走，所以一按没有反应。"高啊，我们很佩服这些。

活一天就要学一天

傅：您是如何走上超声医学临床应用这条路的？

张：1955 年实习结束，我们 10 人有 2 人分配留在了协和，我和神经科的黄惠芬。实习时候是轮转的，内科、外科、妇产科、耳鼻喉科都转过，毕业之后就要定科。我的特点是好动手，想选外科，可是后来发现自己酒精过敏，当时手术消毒只有泡酒精一种办法，我泡到哪儿肿到哪儿，没办法。我就选择了理疗。

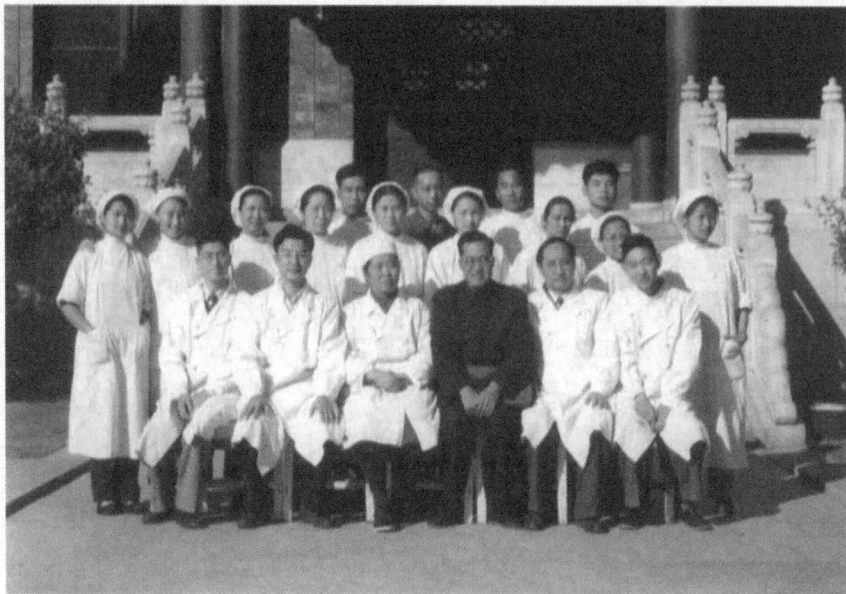

▲ 1957 年，物理治疗科合影。前排右一至右四为：张缙熙、邹贤华、张之强、黄厚璞

　　当时理疗科很大，大约 18 个人，许多床位。我从零基础开始学习理疗知识和技术，体疗、热疗、水疗、蜡疗、烤电……当时科主任是黄厚璞①，我们叫她黄老。她原来是国民党的军医，按摩做得特别好。还有一位留苏博士邹贤华②，我向他学习了很多理疗知识。

　　20 世纪五六十年代已经有超声，最早是超声波治疗，振动加热，外伤扭伤的病人常用，效果很好。后来从治疗发展到诊断，一个很特别的机器，有一个很大的探头，一放就有图像，就能看见。我这个人对新

────────────

① 黄厚璞，美籍华人，著名康复理疗专家，曾任北京协和医院理疗科主任。著有《按摩术与体育治疗》，1954 年出版，是新中国成立后国内最早的关于体育治疗的学术专著。

② 邹贤华（1923—1995 年），江苏南通人，北京协和医院物理医学康复科教授，曾任北京协和医院理疗科、物理医学康复科主任。

鲜事物好奇，只要是新的东西我都愿意学，看看怎么回事。一听是能诊断疾病的，我更有兴趣了，别人使用机器的时候我都去看。

最初的超声诊断仪器是一维图像，叫 A 超。主要做三个检查。一看大脑。一侧颅骨、脑纵隔、另一侧颅骨形成三条波，这是正常图像。如果脑子里有积水或者占位，纵隔偏移了，走到中间就有些杂波，或者中间这条线就歪了。二看早孕。早孕时胎儿太小听诊听不到心跳，但是超声一放上去就可以看到。但是要会找，我们都有经验了，放到肚脐这儿，先看这边，找一找，然后再到那边找。找到了心跳，再数一数 1 分钟跳多少次。三看心脏。跳动速度、规律不规律、间歇有多长，有没有二尖瓣狭窄、关闭不全等。还有肝脏、胆囊也能看，但是更难一些，那是要有水平的。

傅：是什么驱动您一直坚持研究超声诊断技术？

张：第一，我这个人好奇，新鲜的事物我愿意去尝试。第二，当时理疗科没人愿意学超声技术，都不愿意改行。我觉得没人做也是一种机

▲ 1982 年，张缙熙发表的关于超声诊断的文章

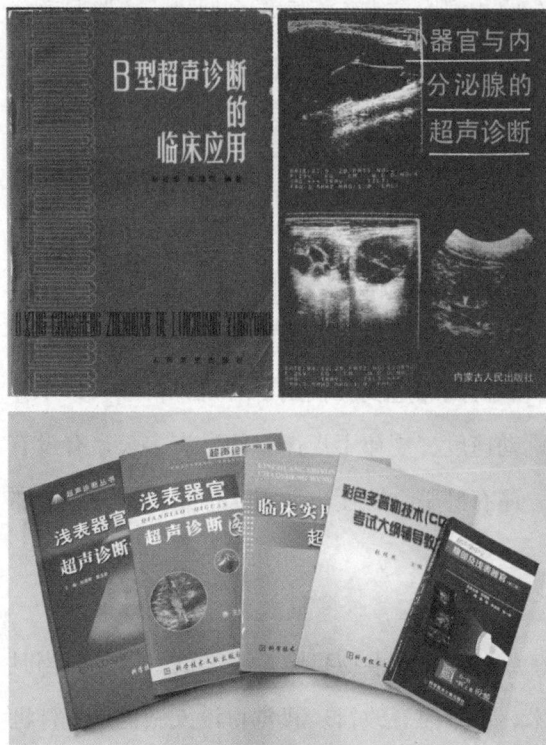

▲张缙熙主编的部分专著

遇、机会，就一边做着理疗工作，一边学习超声，慢慢地转过来了。1972年，理疗科成立超声诊断组，大家信任我，推选我做理疗科副主任，负责超声诊断组工作。有人也问我，你理疗做得这么好了，都当了副主任了，还搞什么超声呢？人不能满足，不满足就会进步。超声的特点是简单易行，绿色无创，容易普及，检查范围广泛，在初筛初查中有很重要的作用。我当时就觉得超声具有探索性，会比理疗发展得更快。

我觉得人一辈子活着就是要学习，活一天就要学习一天，不学习就要落后，你就跟不上形势。只要学，就没有不会的。只要懂了，它就难不倒你。不要倚老卖老，要忘记自己的年龄、忘记过去、忘记身份，才有进步。

我总结做学问一是多读书、多看文献，多总结、多对比。临床看的病例，好多问题是不懂的。比如囊肿，囊肿应该是光滑的，但有的囊肿边界不整齐，为什么？回去以后要看书、读文献，找相同的和不同的地方。原来边界不整齐的可能是炎症，也可能是寄生虫……这样学习就记得深、记得牢，融会贯通，下一次再遇到这个病就能一目了然。二是要写文章。医生既要看病人，还要写文章。写文章不是为了出名，是为了自我成长，也是教育他人。写文章就是一个总结思索的过程，写文章既要参考文献，对比观点，提炼自己的观点，还要用简洁明了的语言表达出来。写完一篇文章，自我提高就很快，留下的资料也可以成为他人学习的资料。

出国学习打开思路

傅：请谈谈超声技术的迭代更替，以及您是如何学习和推广 B 超技术的？

张：中国的超声元年是 1958 年，周永昌①在上海第六人民医院研制了中国第一台医用 A 型超声诊断仪。慢慢出现了二维超声，就是 B 超，能显示二维平面，实体器官分得很清楚。国外 B 超应用得早，改革开放以后，交流机会多了，我就特别想去国外学习 B 超技术。

我第一次去日本参观，是 1984 年 10 月去札幌参加日本超音波医学会第 45 回研究发表会。在会议走廊有壁报，我看到好的就用相机照下来，做个记录。当时 B 超三大领域：妇产科、心脏、腹部，国内都有人做了。但是甲状腺、乳腺、关节等，叫浅表器官，国内还没有人做。我就想，这是不是今后发展的方向？超声范围太广，什么都做，不会很精，所以回国以后我就集中精力主攻浅表器官超声诊断。

1985 年，我到美国费城的托马斯·杰斐逊大学医院（Thomas Jefferson University Hospital）做访问学者，全程跟着 Goldberg 教授学习。

----

① 周永昌（1922—2017 年），中国医学超声诊断先驱、超声诊断学科奠基人、超声医学教育家。

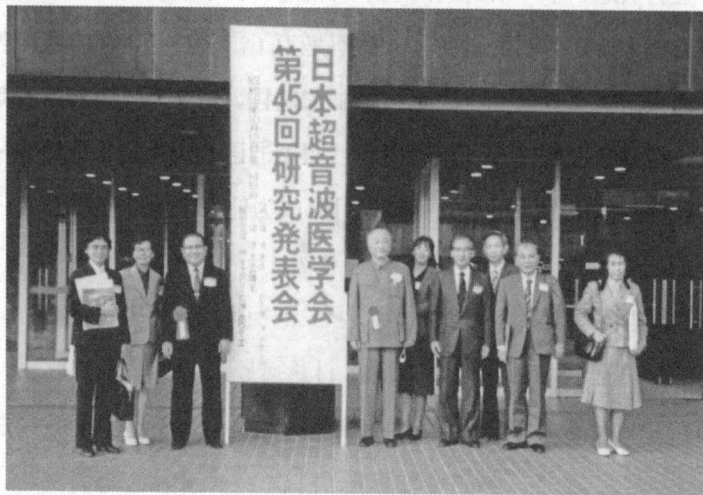

▲ 1984 年，在札幌参加日本超音波医学会第 45 回研究发表会的中国
专家合影，右三为张缙熙

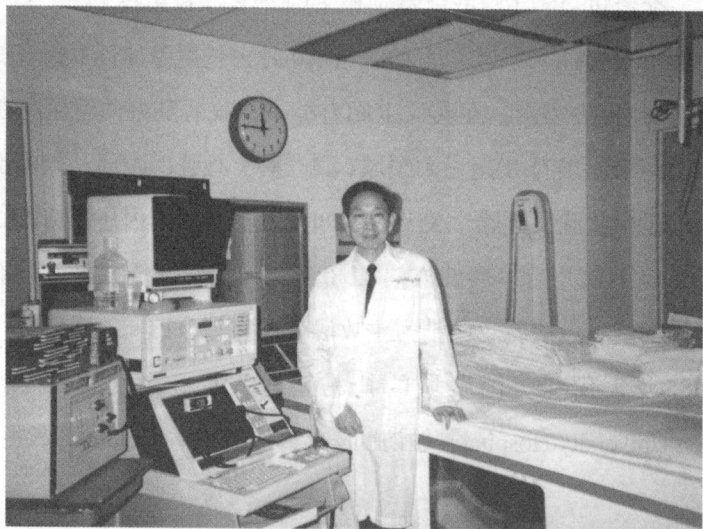

▲ 1985 年，张缙熙在美国费城托马斯·杰斐逊大学医院

当时也很难，刚刚去的时候英文不好，人家都不大理我。我就打听清楚教授的特点，教授一来我就提着杯子和水跟着。他在科室做检查、在医院床旁检查，或者外出检查，走到哪儿，我都跟着。外语不好我就学，教授说话我就注意听，随身还带着录音机把关键的录下来，晚上回放和书上对着学，听力就过关了。后来他的话我全能听懂，还能给别的中国人当翻译。Goldberg 教授慢慢就很喜欢我，关键的时候点我一下，这是心跳、这是脉搏、这是肠子……我学到很多东西，水平一下提高了。

当时国内超声做的范围局限在妇产科、心脏和腹部。到了美国以后我发现，人家做的范围很广。在检查方面，不保守。国内经常有人讲，这个我不会，这个我没做过，就不做。国外不是这样，没做过我给你做做，给你一个报告："这个东西我没做过，我不知道是什么病，但是我看到有些什么改变。"这就是互相交流。最后确诊了是什么病，这种病就有这样一些改变，就对上了，你就提高了、进步了。所以我在国外就学到，没有什么会不会的，检查了你就会，不查永远不会。我回来以后就在国内推广新的检查，覆盖的病种就广泛了。

当时美国超声已经很有规模了，人家不但做，还要照片子、留资料、写东西，有临床、科研、教学的一整套办法。我的思路立马就开阔了，超声医学不是单纯的检查，今后出路在哪儿、怎样才能更广泛地应用到临床，我开始建立学科发展的整体思维。

傅：协和的超声医学科是什么时候建立的？

张：当时理疗范围很大，光、电、水、热，超声只是理疗的一个小组，得不到足够重视，发展受约束，我就提议建立超声医学科。

1986 年 4 月 17 日，协和超声诊断科成立了。我很高兴，今后我们就是一个独立的学科，发展就快了，能独立招人、独立办学习班，人员也多了。但是我也觉得很难，当时很少人愿意来做超声，完全是生疏的

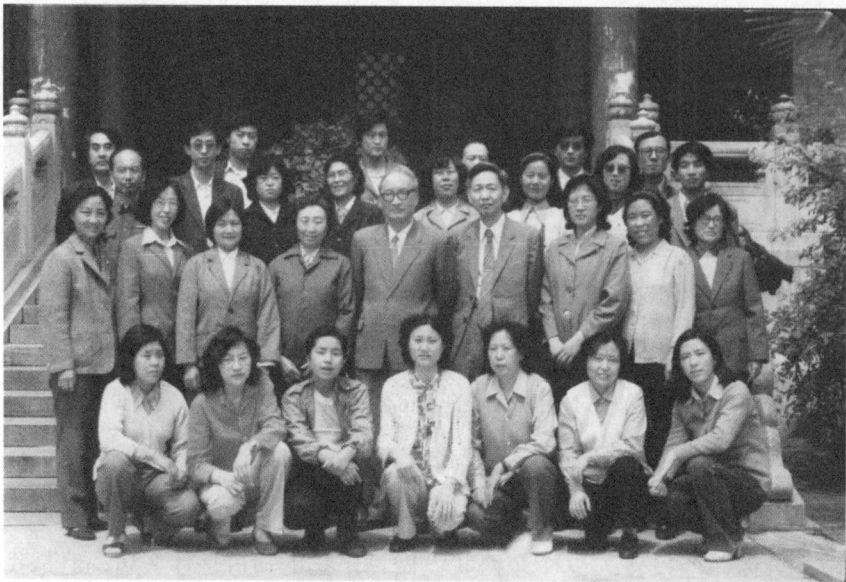

▲ 1986 年 5 月，理疗科与超声科员工合影。二排左六为张缙熙

东西，只有我、程玉芳、石健民、张淑琴和卢树宽 5 个人。超声科要日夜值班，每班一个医生一个技术员，很辛苦。虽然我是科主任，也一起值班，这样每个人轮到的班就少一点。我们从 1 间房子 1 台机器 5 个人开始，慢慢地探索技术、引进人才，把医教研工作全面抓起来。

1986 年 7 月，铁路医院① 的任建方筹备成立中华医学会超声医学分会。成立学会不容易，需要经费、需要挂靠单位，我们都支持他。任建方是第一届主任委员，他 1988 年就去美国了。我是学会的第一、二届副主任委员，第三届主任委员。学会成立时我们呼吁各大医院成立超声诊断科，有了学会的组织、全国学习班的培训、独立创办的杂志，超声医学越来越受重视，超声诊断技术很快在国内普及开来。

---

① 现首都医科大学附属北京世纪坛医院。

医生和病人是平等的

傅：您觉得超声医生和病人应该是什么样的关系？

张：看病首先是看人，对人怎么样才能够对病怎么样，才能够把病看得准确。

首先要记住，医生和病人是平等的，对待病人要态度和蔼。不要觉得我是给你看病的，你得听我的。病人来了以后很凶、很生硬地说："把肚子露出来，脱鞋，上床。"不是这样的，不是一个上下级的关系。我看病人的时候态度是友好的，都要走出来接病人，说："某某某，请上床。"你对病人是平等的，病人对你是配合的，他就会把病情告诉你，信息多了，检查就不盲目。

第二，要给病人安全感。对各种类型的病人都有不同的方法。对小孩儿，"别害怕啊，没事，上床我跟你玩。躺平了，别动啊，我摸摸你肚子。这是药膏（耦合剂），给你点儿药膏，没事，没事"。女同志检查不希望暴露太多，你不要"往下脱点儿，再脱点"。没必要，够了就行了。

第三，要认真、一丝不苟，全面地查。医生是为病人服务的，病人到你这儿来是让你救命的，解决问题的，你的责任多大！要谦虚、谨慎、戒骄戒躁、兢兢业业地做工作。协和人都是这样，就想怎么服务好，怎么作贡献。如果骄傲自大，检查图快，就容易误诊漏诊。

傅：您从医65年，经验非常丰富，有没有一些小诀窍？

张：超声学起来快，但要学好、深入也是很难的。打个最简单的比方，查肝脏。第一，肝脏的左外侧叶，边上一定要看到。第二，肝脏的后面，位置深，一定要注意，不注意就过去了。第三，肝脏的右叶右下要注意到。这三个地方注意到了，一般就不会漏。越是最难查的地方，

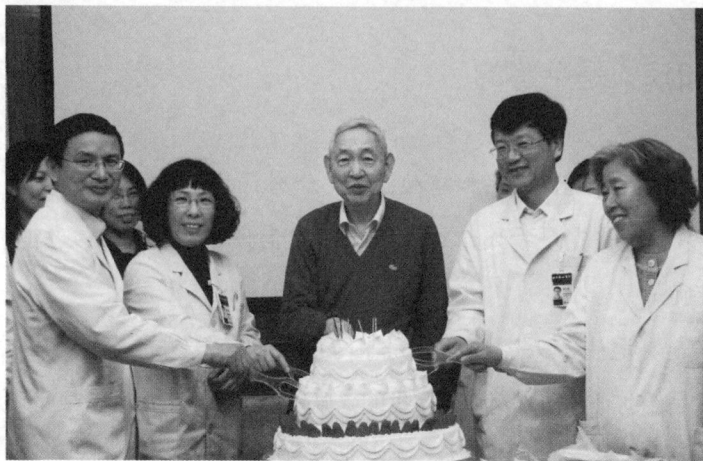

▲ 2011 年 3 月 15 日，张缙熙 80 岁生日时，超声医学科为他举办生日茶话会。右起：程玉芳、姜玉新、张缙熙、戴晴、李建初

越要查得仔细。最关键的地方掌握住，你就能比别人拿一手、高一手。

再举个例子，胆囊里有个结石谁都能看见，但是你要查除了结石以外还有没有别的东西，胆囊结石要跟什么鉴别？看一个病要想到它有什么特点，跟什么病鉴别，怎么治疗、怎么预防？这三点掌握住了，水平就能比别人高一点。

傅：您在协和工作了一辈子，对协和的未来有什么期待？

张：我今年88岁了，从1954年实习到现在已经65年了。我是幸运的，过去是小张、张大夫，后来张主任、张教授，现在是张老。我对协和有个要求，好的老传统要保留。希望协和医院各个方面都进步得更快，发展得更好，在国内是一流，在世界也是先进和一流，更好地为人民服务。

（本文内容节选自张缙熙教授 2 次访谈记录）

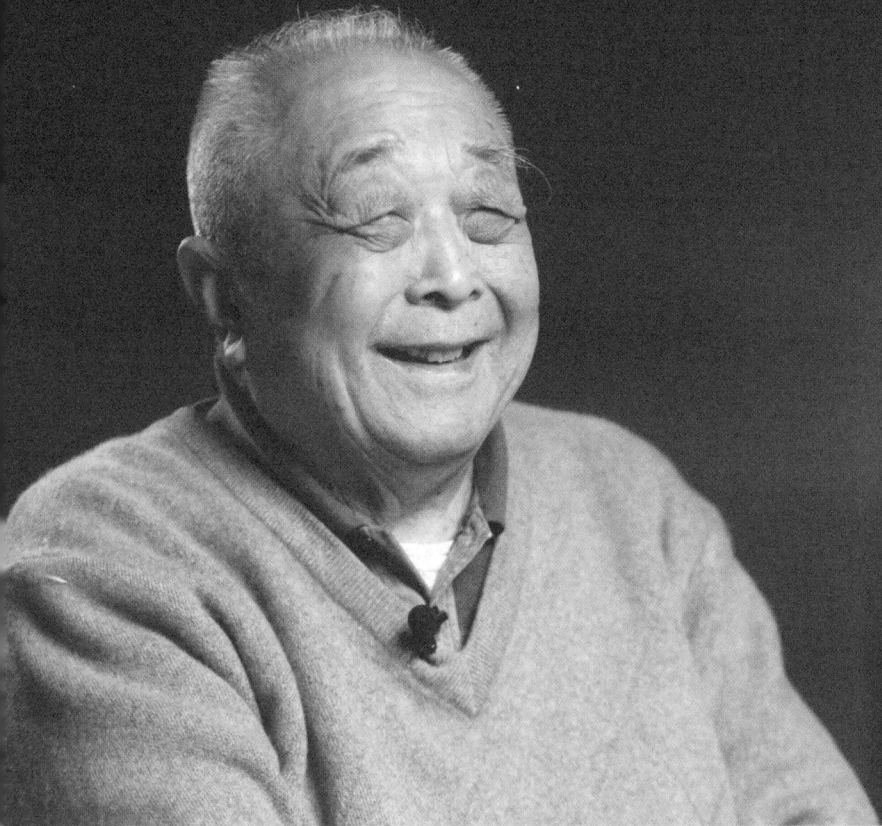

王荣金

从机要战士到协和党委书记

　　王荣金，1931年6月出生于山西临县，北京协和医院原党委书记。1947年7月加入中国共产党，1948年10月参加中国人民解放军。1947年5月在晋绥军区离石军分区师资训练班学习，1948年10月被选入晋绥军区司令部机要学校学习。1949年1月任晋绥军区司令部机要处译电员，1950年1月任西南军区工兵师司令部译电员。1951年1月调至北京，任中央防疫委员会机要秘书。1955年9月调入北京协和医学院工作，任保密室主任。1957年起先后任中国医学科学院政治协理员、院直机关二支部书记。1976年6月调入北京协和医院工作，先后任内科支部书记、党委副书记、代理党委书记，1987—1993年任党委书记。2003年任离退休党总支副书记、离休党支部书记。

曾任卫生部、国家中医药管理局所属医院思想政治工作研究会常务理事。1961年被评为北京市文教先进工作者，1989年被评为北京市优秀党务工作者，2014年被评为北京协和医院优秀党务工作者，2015年被评为国家卫生计生委直属机关优秀党务工作者。

王荣金老书记访谈视频

口述：王荣金

采访：董　琳

时间：2019 年 10 月 16 日、17 日

地点：北京协和医院院史馆

整理：董　琳　王帅雨

弱冠少年毅然入党参军

董琳（以下简称"董"）：请谈谈您的童年生活。

王荣金（以下简称"王"）：我老家是山西省临县冯家会村，这个村在晋西北黄土高原的一个山沟里边。我懂事以后，就跟着父亲种地。我们那个地方没有水浇地，出门就是山，所以种的多数是黄豆、高粱、玉米这些，产量很低，家里并不富裕。

我家里面没有一个识字的人，但是他们希望我能够有一点文化。村里没有小学，我懂事以后，家里就送我到二里路以外的孝长村，在那里的识字班学认字。后来记不得是哪一年了，父亲送我到临县城里的一个完小去学习，等于上小学了，上了两年多。学完以后，我在村里就成了有文化的人了。

董：在村里生活时有哪些印象深刻的事？

王：1945 年，日本人快要投降了，有一天到我们村去扫荡，抢东西。到我们院子里的时候我在家，我记得他们好像说"八格牙路"，我没听懂，以为他们要找八路军，我说我不知道。日本兵在我屁股上踢了一脚，就到屋里抢东西去了。我赶紧跑，我们院子旁边有一个小巷子，我就从那儿冲着老山里边跑去，跑得老远老远。后来听到村里没有动静了才往回走，回来以后看到我父母在那儿哭，以为我被日本人抓走了。

那个时候我是儿童团团员，在村里进行一些抗日的宣传教育活动，还有就是打石雷。什么叫石雷呢？就是找一些很硬的圆的或者方的石头，从中间穿个眼儿，然后放进炸药、雷管，埋在地底下，没有真正的地雷，村里就想这些办法抵抗日本人。1947 年，晋绥军区所辖的地方进行针对地主和富农的土改，我家划的是中农成分，算普通老百姓吧。

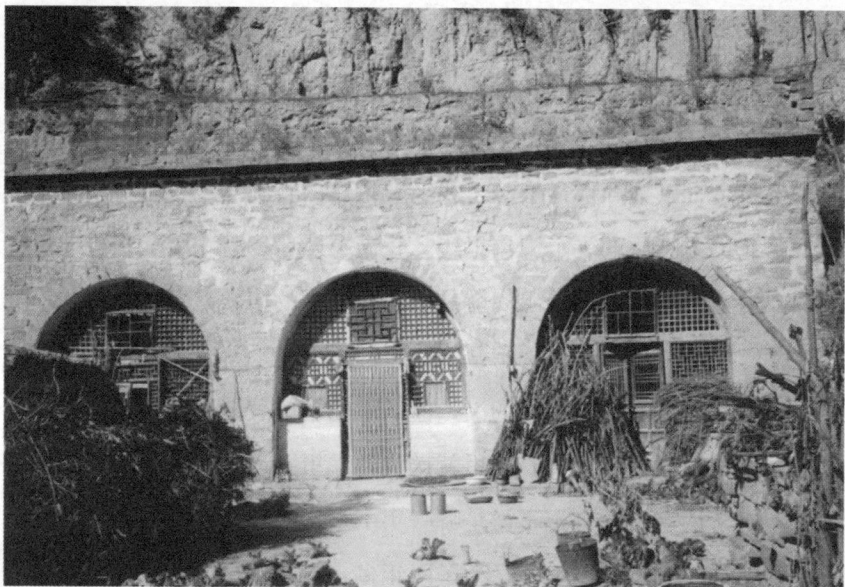

▲王荣金山西老家

326

我也参加了土地改革，斗争地主、宣传土改思想。

我虽然年纪小，但积极地参加抗日、土改的活动，也可能正因为这两件事情表现得还不错，所以 1947 年我就入党了，那个时候我 16 岁。经过村里的党组织负责人王荣显和武玉道介绍，我正式加入了中国共产党，那个时候也不公开，属于农村的地下党，村里边还有多少党员我也不知道。

董：当时共产党对您来说是一个什么样的概念？

王：当时说实在的，共产党的名字我早就听说了，后来土改、解放这一系列的事情，共产党做的都是对老百姓好的事儿，所以我印象深刻。王荣显是我们村的，他是跟我第一次谈的，谈共产党如何伟大，问我愿意不愿意参加。我向往这个组织，就参加了。当时没有写申请书，没有仪式，也没有预备期。参加以后接受党的教育就多了，包括后来到离石县去学习，被选入机要学校，那么多人为什么就选了我一个，我想一个重要的原因就是我是党员。

董：请谈谈在离石县和机要学校学习的经历。

王：1947 年，晋绥军区第三军分区在离石县办了一个师资训练班，村里推荐我去学习。学习还没结束，就遇到晋绥军区司令部机要处的处长魏三庆到训练班招学习机要的学生。有一天他找我谈话，问我愿不愿意当兵。那个时候我虽然小，但是对当兵很向往，我就说我愿意。

当时晋绥军区司令部在兴县蔡家崖，机要学校在贺家沟，大概相距五里路。机要学校的老师和学员都是军人，按照部队的要求要穿军衣，早上出操、晚上有熄灯号。我的两个老师一个叫田生道，一个叫熊祖芳，都是长征干部。我在机要学校结业以后被分配到晋绥军区司令部机要处当译电员，我在第四股，主要工作是翻译。

董：您参军时家人是什么态度？

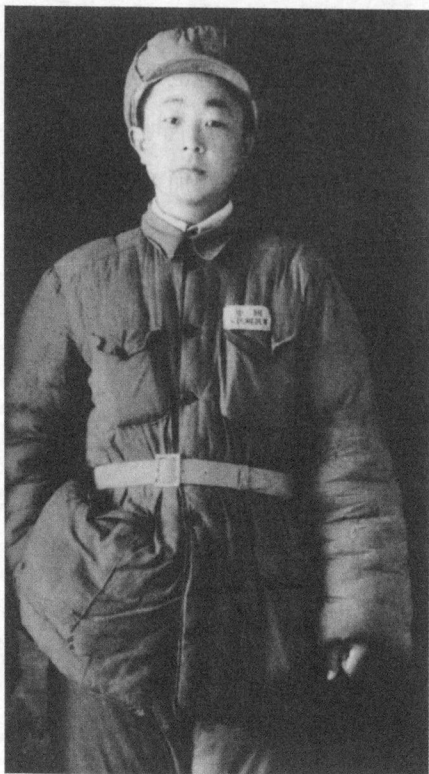

▲ 1949 年，身穿军装的王荣金

王：魏处长去师资训练班挑人时，我在离石，我都没跟家人商量，就同意参军了。然后在那儿学习、当兵，后来跟随部队南下解放成都的时候，路过临县，我也没回家。他们对我有意见，我后来才知道。父母想，这儿子当兵了怎么招呼都不和我们打，大概有些想法。

其实那个时候就是因为太保密了，不能告诉家人你是做什么的。在机要学校学习的时候，除了业务之外，保密教育是最主要的。战争时期，你的活动都是和整个部队联系在一块儿的，和首长的安全联系在一块儿的，那是绝对要保密的，同事之间也不能交流。

跟随部队解放大西南

董：您刚才提到了跟随部队南下，请谈谈这段经历。

王：1949 年，晋绥军区撤销，贺龙①司令率领部队南下，解放四川、

---

① 贺龙（1896—1969 年），湖南桑植人，无产阶级革命家、军事家、中国人民解放军的创始人和主要领导者之一。

西藏。我们背着背包步行，没有车。后来到了临汾，在那儿住了大概有半个多月，休息、整顿，进行思想教育。

从临汾出发再往南走，我就不是机要处的了，新成立了一个贺龙司令员的机要科，一共三个人，科长叫程杰，我是机要员，还有一个机要员叫高庆连。继续往南走，就是跟着司令员走了。到山西最南端的风陵渡镇①过黄河，这一段也是步行，过了黄河往西安走的时候，有一段是坐大卡车。在西安，我们和贺司令住在一块儿，大概停留了一个多礼拜，又从西安坐火车到宝鸡。那是我第一次见到火车，而且坐的是软座。

过秦岭那天下大雪，我坐的那辆卡车上满满一车人，我一条腿在车里、一条腿在外边，道路特别泥滑，结果翻车了，一下子翻到沟里去了。我也是幸运吧，因为一条腿在外边，车把我甩出来了，没有摔到沟里去。领导命令说，没摔下去的人搭别的车继续前进，摔下去的人由后续部队处理，我就搭着别的车继续前进了。这件事

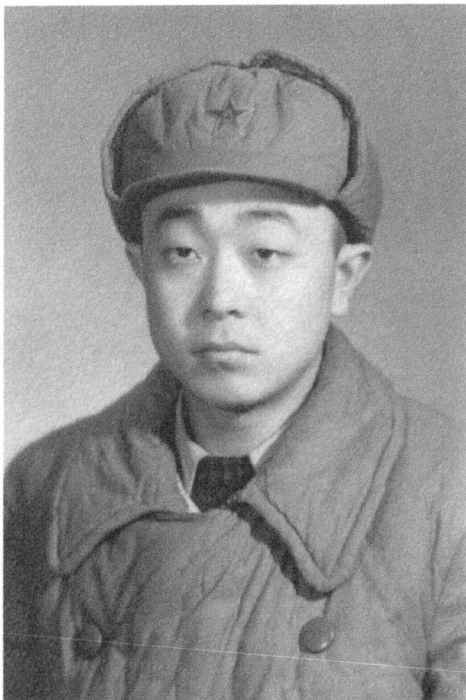

▲青年王荣金

①　风陵渡镇隶属山西省运城市芮城县，地处山西、陕西、河南三省交界的黄河大拐弯处，是山西省的南大门。

我记忆犹新。

一天夜里，我们到了距离成都五里路的一个县，接到命令停止前进、原地休息。为什么快到成都了又不让前进了呢？说是正在和国民党谈判，争取和平解放成都，所以暂时待命。那天我们就在稻田的埂上凑合了一晚。快天亮了，国民党同意和平解放成都，胡宗南①签字了，部队准备进城。第二天是 12 月 30 日，部队浩浩荡荡入城，我们坐在车上不准下车，路边的群众夹道欢迎，算入城仪式吧。我记得特别清楚，群众手里都举着毛主席像。

入城之后我们也是和贺龙司令员住在一块儿，首长下命令，15 天内任何人不准出门，那就得服从命令，就在宾馆里待着。

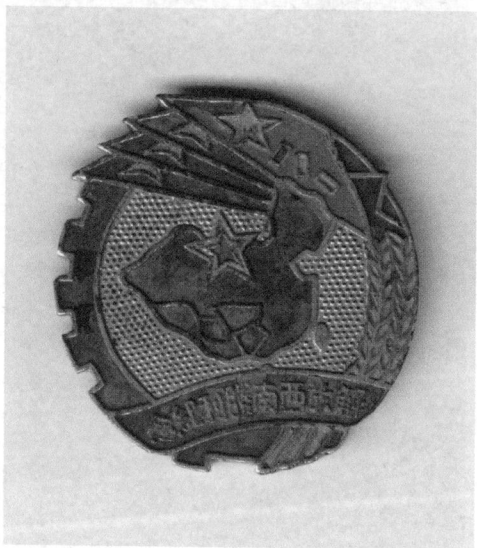

▲中国人民解放军西南军区颁发给王荣金的解放西南胜利纪念章

董：和平解放成都之后，您又参加了什么新的任务？

王：在四川，我们整个部队都地方化了，所以四川解放以后，当地的干部大部分都是来自部队的。但我没有地方化，把我又调到哪儿去了呢？十八兵团有一个工兵师，专门修路、修桥，就把我调到工兵师司令部当机要员，跟随十八军解放

———————

① 胡宗南（1896—1962 年），浙江丰县人，国民党军队高级将领。

西藏①。进军西藏以前，先在川西地区的新津、邛崃、宝胜场这些地方剿匪。

解放西藏是最艰苦的一段，从四川到西藏一点路都没有，要一边走一边修路。过大渡河时，铁索桥只剩铁索，国民党走了以后，把桥板都给扔了。辎重部队就到大渡河边，把汽车拆了用橡皮舟往对岸运，渡过去以后再安装起来。我也不知道部队从哪儿搞来木板，加二变三搭到铁索上，能过就赶快过去。我们在河边住了半个多月，潮湿得厉害，早上起来被子上全是水，雨点似的露水，当时我得了一身的疥疮，那也没法治疗，没医没药，硬挺着。也可能那个时候年纪小，抵抗力强，疥疮也就慢慢消退了。那段时间确实觉得有点顶不住了，又生病，又要修路，但是大部队的主要任务就是解放西藏啊，你还没解放西藏，不去了还行？退了还行？

过了大渡河就要翻二郎山，山高还老下雨。再往前走就是康定、折多山，过了折多山就是高原了，进入藏区了。

朝鲜战争带来人生转折

董：进入藏区后遇到了哪些困难？

王：快到昌都的时候，部队在道孚县休整，这个地方是我的一个转折点。正准备解放昌都的时候，接到上级命令，十八兵团的工兵师要支援朝鲜战场，要一个机要员，就把我选上了。到西藏门口了，还没进藏，又叫我到朝鲜去。我就原路返回，从重庆坐船到武汉，然后到

---

① 1950年，第十八兵团工兵师支援十八军进军西藏，他们的主要任务是修筑进藏公路。

北京。

到北京以后，我就在中央机要处听从分配。正好这个时候美国在朝鲜发动细菌战，国家在北京成立一个防疫委员会①，专门对付这个细菌战。防疫委员会需要一个机要员，又把我留在北京了，不用到朝鲜去了，在北京抗美援朝了。那我就服从分配，留在北京。

防疫委员会的主任是周恩来，办公室主任是贺诚，他也是军委卫生部部长，当时协和像谢少文②这样的细菌学专家也参加了这个委员会，我们的办公地址在东城区弓弦胡同2号，这一段工作比较平静。

▲ 1954年3月31日，中央爱国卫生运动委员会办公室全体干部合影，二排左五为王荣金

---

① 1952年，美国在朝鲜战场和中国东北等地实施细菌战，为粉碎美军的细菌战阴谋，毛泽东主席及中央军委等决定在全国开展爱国卫生运动。1952年3月14日，中央防疫委员会成立，周恩来总理兼任主任委员，党政军民各有关部门共同参加。
② 谢少文（1903—1995年），浙江绍兴人，著名微生物学家、免疫学家，中国科学院学部委员，中国医学科学院基础医学研究所教授。

董：您后来是怎么来到协和的？

王：朝鲜战争结束后，防疫委员会改名叫爱国卫生运动委员会，划归中央卫生部管。原来防疫委员会的人都是军队的，一部分学医或者学防疫的专业人员，就回军队卫生部了。我不是医生，就把我调到协和医学院了，那是1955年，当时协和也是军队管理的。我是一直做机要工作，但协和医学院不需要机要员，就安排我做保密

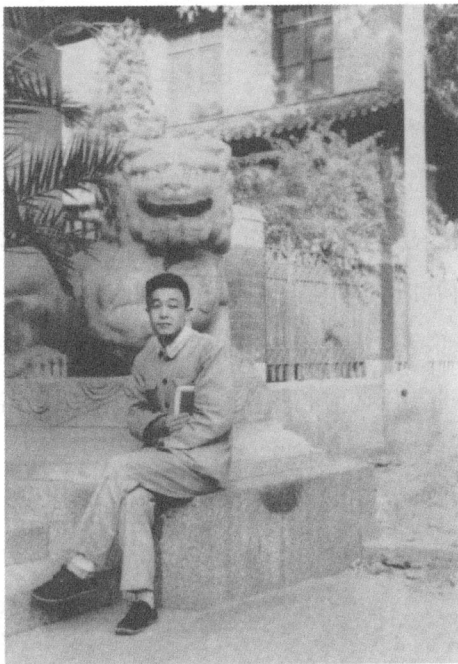

▲王荣金在协和医学院门前留影

室主任，管档案。当时所有部队的干部，下班以后不能带文件回家，一人发一个文件包，下班交包到保密室，上班到保密室领包。

后来，北京协和医学院和中央卫生研究院合并，成立中国医学科学院。中国医学科学院属于地方，部队干部也要转业归地方管，1958年，我的军人身份就结束了。1976年，我调到协和医院工作，担任内科支部书记。

董：从1948年参军到1958年转业，十年的当兵生涯对您一生有什么样的影响？

王：我当兵啊，真正参加部队的战斗很少，是机关兵，不是拿枪的。刚当兵的时候就是那么一个农村出来的普通小孩，后来东奔西跑、坎坎坷坷，见识也广了。这段生活一过十年，军队里面的管理对我教育

还是挺大的，对我自己的思想修养甚至身体锻炼，那都是很重要的。

董：刚到协和医院工作时适应吗？遇到了哪些困难，是怎么克服的？

王：协和是一个纯粹的临床业务单位，我在医科院虽然若干年，那毕竟还是行政工作，接触临床很少，离真正的医疗工作远得很。以前到协和，也就是来看看病，到底病房怎么回事、门诊怎么回事，深处的东西一点儿也不知道。我既没有学医，也没有学护理，我能行吗？当时没有什么信心。内科的支部书记，那是很重要的一个岗位，既然来了，就硬着头皮干吧。

我第一个想到的，就是和医生、护士尽量多接触。每天早上七点半上班，参加病房的交班，那时候内科有三个病房，我每天早上轮流参加他们的早交班。去了我也不发言，也发不了言，就在一边听。医生查房我跟着，其实我也不懂是怎么回事，就这样尽量多接触他们、多了解他们。病房那个时候只有一个清洁工，大部分清洁工作都是护士同时做，擦地板，打扫厕所、病房卫生，我都参加，医疗工作我参加不了，这些事我可以参加的，我身

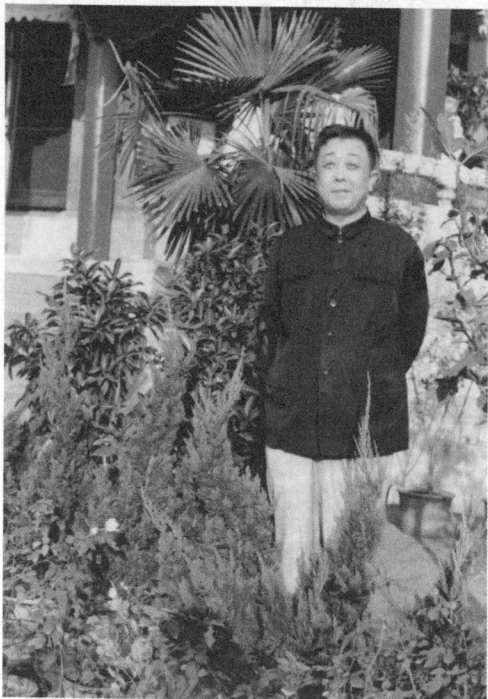

▲王荣金在协和医院西门留影

体也不错。

董：*您参加过内科大查房吗？*

王：我在内科的时候，一直到后来做了医院的副书记，大查房我都参加，地点就在老楼 10 号楼 223 那个小教室。我觉得这个制度是非常高明的，比较典型的一些病例，谁也说不清楚到底怎么回事，这种才能拿到大查房上去。医生都愿意来参加，因为那个场合既有大教授，病人又在现场，大家都发言，这可以说是一个学习的大好机会。不是有一句话说吗，协和医院有治不了的病人，但没有诊断不了的病人。这句话是有道理的，因为有这样一套制度，好几个科集中在一块儿，不同的科从不同的角度看，大家都发言，难诊断的病人也应该能弄清楚了。

介绍张孝骞教授入党

董：*1985 年，88 岁高龄的张孝骞教授光荣加入中国共产党，您是张老的入党介绍人，请您谈一谈张孝骞入党的过程。*

王：张孝骞入党经过一番周折。"文革"之后落实知识分子政策①，我正好赶上这一段，这落实政策不光是张孝骞，还有其他好多人。落实政策以后，张孝骞恢复了门诊和医疗工作，他一如既往地对病人、对同事、对下级医生，和过去一样，好像什么都没发生一样。当时我在内科，没有发现这个人有什么不好，一直是一个勤勤恳恳的医生。

---

① 粉碎"四人帮"后，党中央在知识分子问题上全面拨乱反正。党的十一届三中全会以来，制定和贯彻实施了以"尊重知识、尊重人才"为核心，政治上一视同仁，工作上放手使用，生活上关心照顾的知识分子政策，极大地调动了知识分子投身社会主义现代化建设的积极性、主动性和创造性。

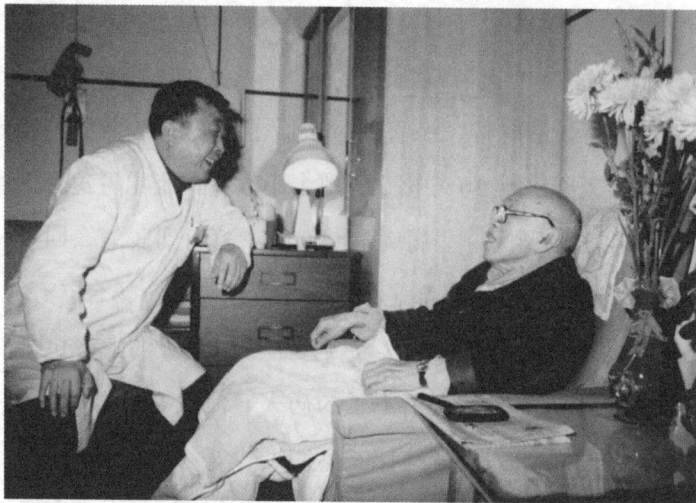

▲王荣金（左）看望张孝骞（右）

后来我就萌生出一个想法，能不能介绍张孝骞入党呢？我就先找陈敏章，陈敏章那时候是卫生部长，也是张孝骞的弟子。我和他说我有这个想法，落实党的知识分子政策也有这么一条，条件好的可以政治上充分信任，我说我想介绍他入党。陈敏章完全同意，他对张孝骞比我还了解，因为他接触张孝骞比较早，又是他的学生。他说我可以参加，当他的介绍人。所以我们就商量好，由我们两个做张孝骞的入党介绍人。

得到卫生部部长的同意后，我的胆子也大了，我就找张孝骞谈。我一个人到他家里去，我问他，参加中国共产党，考虑过这个问题没有？他掉泪了。他说，我过去也提过这个问题，毛主席接见过我，我早就有这个想法，可是人家说我不够条件，所以后来就再不敢提了。如果说我够条件，我当然是十分赞成、十分愿意。

后来就是写申请、开支部大会，在老楼 10 号楼 223 开支部大会，内科的党员都参加了。介绍张孝骞入党，开始我们也没有那么多想法，张孝骞的名气很大，所以他入党的消息一传开，也产生了一定的社会影响。

张孝骞入党这件事，也算是我为协和医院党的建设做的一个具体工作吧。

躬耕协和特色医院文化

董：1991年，在协和建院70周年的时候，医院提出了"严谨、求精、勤奋、奉献"八个字作为协和精神的表述，当时您是党委书记，请您谈谈这八个字是如何总结凝练出来的。

王：当时院领导班子集体研究提出一个初步的想法，然后在全院征求意见。协和精神到底是什么，要把它简明扼要地用几个字反映出来，全院的讨论上来下去大概三次，一层一层提上来，修改后再下去，再讨论，最后就提炼出现在这几个字。八个字不多，但在协和是有群众基础的，因为这是大家的意见，不是一个人或者几个人脑子一热就定下来

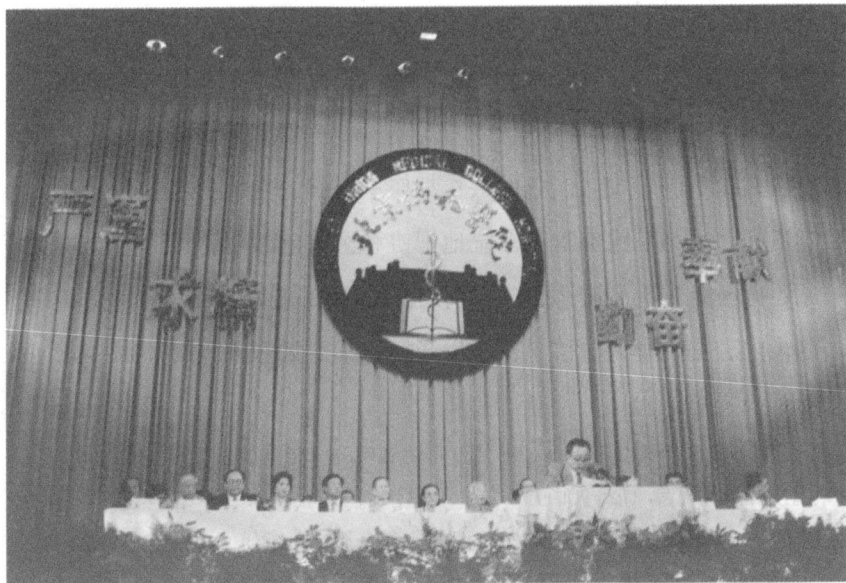

▲ 1991年9月14日，王荣金在北京协和医院建院70周年大会上讲话

的。当然，这几个字合不合适，以后会不会修改，那是另外一回事，但到目前为止，这是精华。

董：您怎么理解这八个字？

王：协和医院对业务的精益求精，可以说是人人皆知，对于一个病人的诊断，绝不轻易下结论，一定是大家反复讨论。上到大教授、小到年轻大夫，每天查房，每个病人都要看。比方说张孝骞查房，他不是走一圈就过去了，对一些不熟悉的病人，他像住院大夫似的那么查，特别认真、仔细。这个好像在别的地方很少见，可以说是协和多年来孕育积淀的一种精神吧。

董：在医院文化建设方面，您还做了哪些创新性工作？

王：有几件事产生了一定的效果。一个是1991年，我主编了一本《协和画册》，据我了解协和以前没有出过画册，这本书主要是我和宣传处的张燕①一起做的，请中央文献研究室的人指导。画册内容包括了所有我们了解、调查到的先进人物、先进事迹，包括后勤和行政管理。除去日常工作，这厚厚一本画册大概做了半年的时间，出来以后影响挺大。

我还主编了《协和名医》②，书名是陈敏章部长给题的字，书中把协和正教授以上的、少数出色的人物都作了详细的介绍。这本书出来以后反响挺好，因为从没有这么系统地把协和医院的教授、大医生向外介绍过。还有一本书叫《张孝骞》③，书上写的我是主编，实际上是大家一起写的，内容是张孝骞的弟子、学生介绍张孝骞的医术、医德。

---

① 张燕，1933年出生于上海，曾任北京协和医院宣传处处长。

② 《协和名医》第1版于1993年10月由华文出版社出版，主编是王荣金，副主编是张燕。书中收录了北京协和医院部分著名医师，介绍他们在医疗、教学、科研方面的成就，特别是医疗方面的专长。

③ 《张孝骞》第1版于1988年6月由中央文献出版社出版。

亲历协和步入发展快车道

董：1976年以后，您一直工作、生活在协和，协和对您来说意味着什么？

王：我对协和感情很深，我从一个当兵的、一个战士，一个人跑到这儿来干了几十年，协和对我的教育很大，确实是培养了我。因为我从来没有在医疗系统工作过，第一次接触临床，到协和医院这样一个鼎鼎大名、高知云集的地方工作这么长时间，可以说我的知识、修养有了明显的进步。

我刚到协和医院的时候，门诊就在老楼10号楼大通道、16号楼地下室那儿。协和医院扩建，第一个建的就是门诊楼，就是已经拆掉的那个旧门诊楼，开工典礼我参加了。后来建协和宿舍，就在现在新门诊那儿，开工典礼我也参加了。后来这两个地方都拆了。现在这个新门诊楼、正在建的转化医学楼，开工典礼我都参加了。所以协和从原来老协和那一点儿空间，发展到现在这个程度，我都是见证人。

1993年12月，我办了离休。我住得离协和也很近，不能说天天来来往往吧，但是这关系一直断不了。协和的人也对我很关心，像大的活动都会叫上我，我非常感动。协和的人、协和的水平，永远忘不了。

董：您觉得年轻人怎么做才能成为一个合格的协和人？

王：要做一个合格的协和人，当然业务上你要精益求精，要刻苦磨炼、学习。另外，政治觉悟要高。我就觉得张孝骞是挺全面的一个人，他在旧社会工作过，不管是在困难的时候、逆境的时候，还是顺利的时候，一直都是兢兢业业、全心全意为病人着想，这应该是我们学习的榜样。

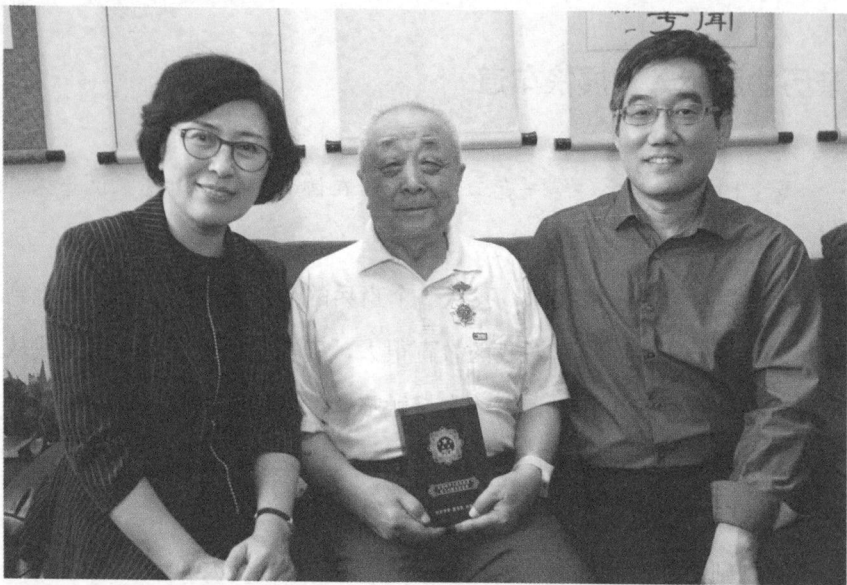

▲ 2019 年 9 月 27 日，北京协和医院时任党委书记张抒扬（左）、党委副书记柴建军（右）将庆祝中华人民共和国成立 70 周年纪念章送到王荣金（中）手中

董：对即将到来的协和百年华诞，您有哪些寄语？

王：协和最近几年发展很快，希望咱们协和越办越好，水平越来越高。协和在医界、在全国都是鼎鼎大名，在评比中一直都是第一名，我们作为协和人，应该和第一名的位置相符，这个是很难的。只要大家能够团结一致，在党的领导下，应该是越来越进步，在百年院庆的时候做出比现在更好的成绩。这个不是一蹴而就的，要经过全院上下的共同努力才能够做到。虽然我离休了，离开协和了，但是看着协和越来越好，我心里很高兴。

（本文内容节选自王荣金老书记 2 次访谈记录）

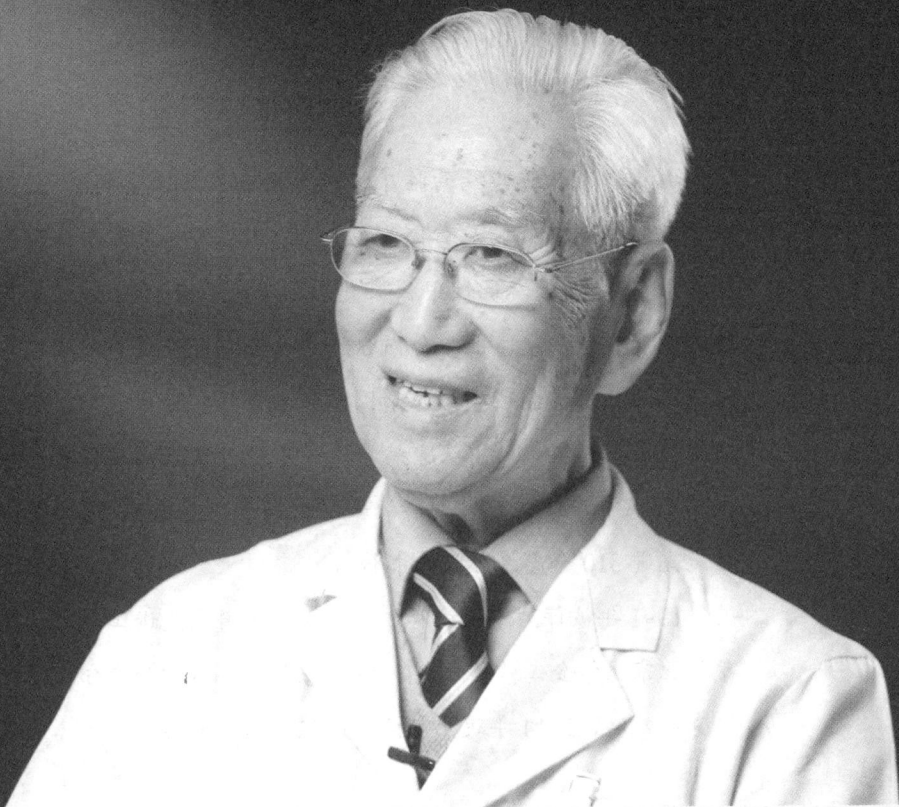

白耀

解除患者病痛是从医的最终目的

白耀，1931年12月出生于内蒙古包头，著名内分泌学专家，北京协和医院内分泌科教授。1951年考入北京大学医学院，1956年毕业后分配到北京协和医院工作。1984年赴澳大利亚墨尔本普林斯王子医院医学研究中心和阿尔弗雷德医院甲状腺科任访问学者。1985—1991年任北京协和医院内分泌科副主任。

白耀在甲状腺疾病的临床诊治方面积累了丰富的经验，"自身免疫性甲状腺炎临床诊断研究"获1982年中国医学科学院科技成果奖，"慢性淋巴性甲状腺炎临床研究"获1991年卫生部科技进步奖。曾任中华医学会内分泌学分会常务委员、甲状腺学组组长，北京医学会理事，北京医学会内分泌学分会第一、二、三届主任委员。主编《甲状腺病学——基础与临床》、《临床内科急症学》、《中华医学百科大辞海——内科学（第二卷）》、《甲状腺功能亢进310个怎么办》等书籍。

1991年被评为中国协和医科大学教书育人先进工作者，2010年获北京医学会工作贡献奖，2013年获中华医学会内分泌学分会终身成就奖，2014年获北京协和医院杰出贡献奖。

白耀教授访谈视频

口述：白　耀

采访：董　琳

时间：2019 年 10 月 11 日、12 日、16 日

地点：北京协和医院院史馆

整理：董　琳

只身赴京求学十余载

董琳（以下简称"董"）：请您作一个简单的自我介绍。

白耀（以下简称"白"）：我 1931 年 12 月 7 日出生在内蒙古包头市的萨县，当时还叫绥远省。我家是个大家族，四个爷爷生了十个孩子，我父亲排行第四。据说祖上生活在山西太原北边，因为比较穷，为了解决生计选择走西口，就到了内蒙古，定居在包头的萨县。我父亲在地毯厂工作，母亲是家庭妇女，家里经济情况还算可以。

萨县当时是一个多民族杂居的地方，以汉族为主，县城里有天主教堂、耶稣教堂，也有关帝庙，还有回族的阿訇。萨县很早就通了铁路，1937 年，日本侵略势力很快扩张到那儿，在日本帝国主义的压迫、掠夺下，我父亲工作的地毯厂倒闭了，我家里也败落了，慢慢穷困下来。

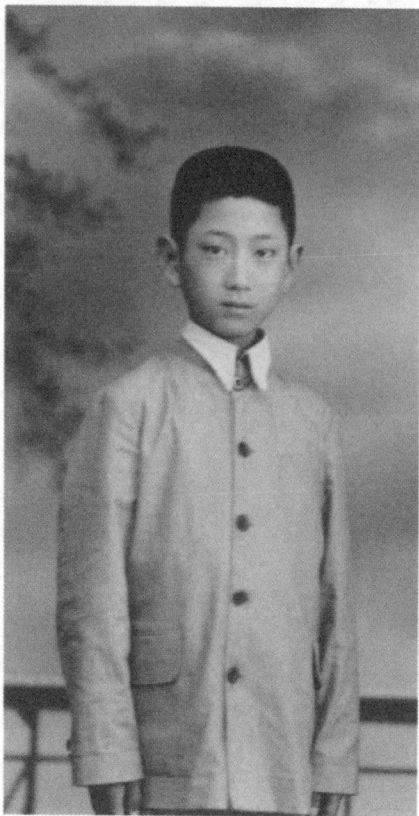

▲读小学时的白耀

父母觉得在这样的环境下念书是不行的，为了让我接受更好的教育，就把我送到了北京，到汇文一小读小学。

董：到北京读书有家人陪伴吗？

白：没有，就我一个人，选择汇文一小也是因为能住校。当时父母没有送我，一个张叔叔把我从老家带到北京。坐火车到北京以后，我在前门外打磨厂胡同一家叫万福店的旅店住了一天，那是我第一次住旅店。因为事先就联系好了学校，第二天面试完我就住进了学校，宿舍很简陋，是一个大通铺。

汇文一小的教师整体素质比较高，我的小学老师有李桂秀、崔省三和孙敬修。解放后，孙老师在广播里给孩子们讲故事。他教我们唱游，唱游就是相当于把现在的音乐、体育结合在一起，他为人和蔼可亲，讲的故事特别动人，教人学好、教人向上。

董：当时的生活条件怎么样？

白：受日本侵略影响，我家里的生活条件越来越差。我记得晚上上完晚自习，别的同学能吃点零食，我没钱就只能看着。来北京的第一年，我考了甲等第六名，从那之后我的学习成绩一直是第一名，于是就有奖学金，可以保障一般生活。

我中学六年是在北京男四中①读的，那是很好的学校，但生活条件非常差，尤其是解放前夕。没有饭桌，就在地上画个圈，这是1桌、那是2桌，吃饭的时候就拿一个桶，桶里有点菜或者几块豆腐，上边撒一点儿明油，每个人挖一勺搁到碗里。

在北京读书期间我没有回过老家，小学、中学、大学我都是住校，一直过集体生活，因此集体主义观念比较强。

董：您努力学习的动力是什么？

白：作为学生也好，作为一个公民也好，将来是要为社会服务的，没有本事不行，所以我一定要学好了。老师教的我都能懂，而且能做"小先生"，高中的时候下了课，有些同学几何课听不懂，我还可以再给他们讲一遍。我所有课程只有劳作、体育、音乐这几门不行，大概得六十几分，把物理、化学的分给拉下来，但是我还能考全班第一。书本上的东西我学得都可以，但

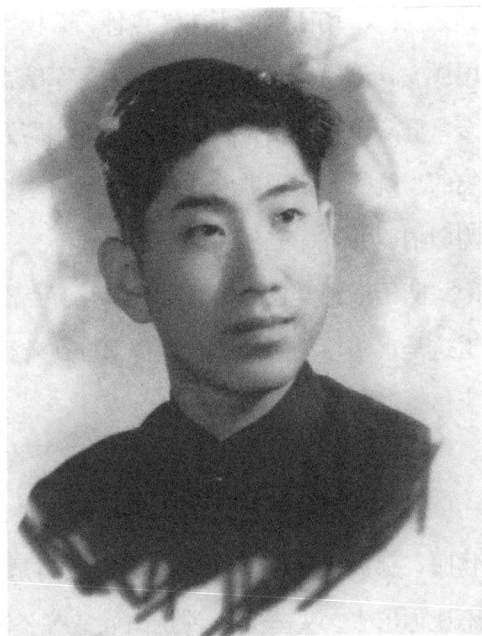

▲ 1950年，高中时期的白耀

① 即北京四中，创建于1907年，初名为顺天中学堂，1949年改名为北京市第四中学，"文革"前是一所男校。

课外书的学习很少，现在回想起来，作为一个中国人，中国的语言、文字、文学应该很好地学习。

新旧中国完全是两个天地

董：开国大典那天您在做什么？

白：1949 年秋我是高二学生，十一那天，学校组织全体师生参加新中国开国大典。天刚蒙蒙亮，同学们就早早起来，把叠平的白衬衫、蓝裤子穿得整整齐齐，在学校花坛前集合，浩浩荡荡的队伍从北海后门来到天安门广场西侧。下午 3 点钟，开国大典开始，毛主席庄严宣告新中国成立，人民群众欢呼鼓掌，人民军队在主席台前接受检阅。下午 6 点多，群众游行开始，人们高呼"毛主席万岁"，"中华人民共和国万岁"，唱的、跳的、扭秧歌的、举着红五角星灯笼的，一片欢呼雀跃，但想到为国捐躯的革命先烈又热泪盈眶。

队伍回到学校时已经很晚了，有点冷，但很快喝上了姜糖水，才知道这是市领导关照过的，让各学校在游行队伍回到学校前准备好的，大家倍感温暖。

董：从旧社会到新中国，您感受最深的变化是什么？

白：我从小学到初中刚入学，是沦陷时期。如果要从西直门去动物园，那时候叫三贝子花园，出城门是要给日本人鞠躬的，不鞠躬他不让你出去，完全是一种亡国奴三等公民的待遇。吃的东西是高粱米，甚至是混合面，就是几种渣子面的东西混在一起吃，而日本人吃大米、白面。

1949 年解放以后，完全是两个天地。尤其是 1958 年的时候，不少地方有无人售卖点，报纸、汽水拿走后，把钱搁那儿就行。

董：抗美援朝时期，您曾参加学校的救护队，请谈谈这段经历。

白：学校组织救护队，目的是为了反对美帝细菌战，比如说伤员受伤了，我们应该怎样救护，在担架上什么姿势、怎么包扎，实际上是很简单的医疗安排，但也有一定的操作规程。当时学校里演习过几次，我的操作表现比较沉着、准确。

董：是这次经历让您萌生了学医的念头吗？

白：那时候没有，就知道交给我任务我一定要完成好。老师觉得我学习不错，在救护队的表现也很好，学医更适合一些，建议我报考医学院。那个时候协和还是军管，不招地方学校的中学生，1951 年，我报考北大医学院并被录取。

董：请您谈谈在医学院时期的学习和生活。

白：当时国内医学院的学制是五年，不少课程内容是学习苏联的经验，我们每天都是从宿舍到教室和操场，贯彻三好①和劳卫制②，同时兼顾学习和健康，课程排得满满的，上课之外空闲时间很少，甚至有的同学去开会时还带上一些骨骼标本在不停地背诵。学校在课外常组织一些广场大报告，介绍国内外形势，开阔学生的思维和眼界。入学最初几年中，我曾兼任大班的系常务和学生会宣传部长，有机会接触班级以外更多的同学。

林巧稚、吴阶平都是在北医和协和两边兼课的。那时候学校没有安排外语课，所以我的英语基础都是中学时打下的。

我想学医应该具备三个方面的能力，一是分析归纳的能力，二是动手操作的能力，三是形象观察的能力。我动手能力比较差，似乎更擅长

---

① 即思想品德好、学习好、身体好。

② 即准备劳动与卫国体育制度，是新中国成立后从苏联引进的鼓励民众积极投身体育锻炼的一种制度，后演变为《国家体育锻炼标准》。

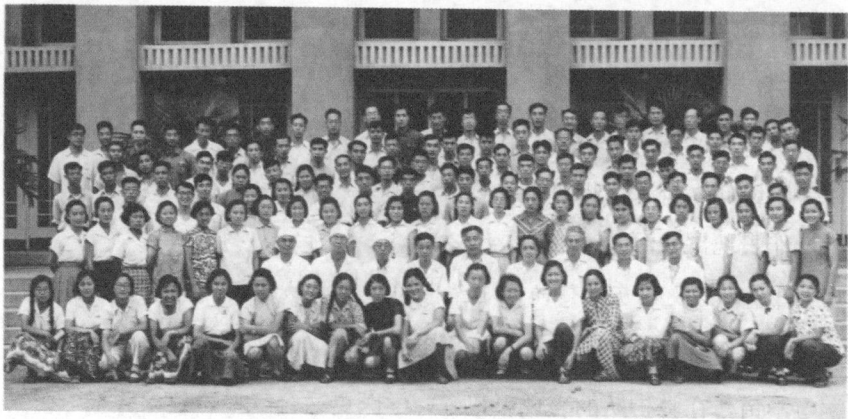

▲白耀（四排右七）大学毕业照

对一些问题进行思考分析，所以更适合内科系统。在北大医院生产实习时，我主要在内科，外科、妇产科、放射科也去过，当时带教我的老师有王叔咸、田庚善①、张金哲②等。

地方分配到协和的首批医学生

董：您第一次到协和是什么时候？

白：第一次是 1952 年，我的中学同学得了阑尾炎在协和住院，住在老楼 7 号楼地窨子，我们去看他。后来有一次到病理科参观，看到他们的标本保存得非常好，感受到协和人的科学态度，做事非常认真。真正深入地了解协和，是 1956 年到协和工作以后。

董：得知要到协和工作时内心是什么感受？

---

① 田庚善，1922 年出生于山东黄县，著名肝病学专家。
② 张金哲，1920 年出生于天津，著名小儿外科学家，中国工程院院士。

白：我们班毕业是组织分配，到哪儿去都可以。我能到协和非常高兴，因为协和是医学的殿堂。

到协和报到的时间我记得很清楚，是 1956 年 8 月 27 日下午。在我们之前，也有医学生分配到协和，但都是军事院校毕业的，我们是地方院校分配来的第一批医学生。协和 1952 年军管，我们 1956 年来的时候正赶上军管要转地方，当时医院既有军队的政委、协理员，也有地方的办事人员。协和真正变成地方医院是 1956 年的下半年。

董：到协和之后是从住院医师开始做起吗？请谈谈您所亲历的住院医师培训制度。

白：对，协和当时毕业生非常少，不够各个病房来分配，我是学内科专业的，来了以后就可以做住院医师的工作。1957 年以后来的毕业生，虽然职位是叫住院医师，但做的是实习医师的工作。

协和的住院医师培养一般要三年到四年，我们当时有几个专业组病房，胃肠、心肾、慢性传染、急性传染、血液、内分泌等，一个病房最少待 3 个月，个别是 2 个月或 4 个月。所有病房轮转完后，还要到急诊室待 3 个月甚至更长。轮转完，经过考核，就做总住院医师，一般是一年左右。

我做总住院医师做了一年多，非常辛苦，但是很锻炼人。那时急诊在老楼 12 号楼 0 层，我们住在老楼 15 号楼 4 层，为了节省时间，常常从 4 层一口气跑下来。有一天晚上，郊区一下来了 50 个中毒的病人，我组织大家找了好多草垫子铺在老楼 10 号楼 1 层的楼道中，安置病人躺下，带领年轻大夫一个一个检查，严重的赶紧收进病房。总住院医师要"调兵遣将"、妥善安排，合理处理每一个病人。

董：当时内科主任是张孝骞教授，请谈谈您对他的印象。

白：他医术高超，又非常可亲可敬，没有任何架子，办什么事都

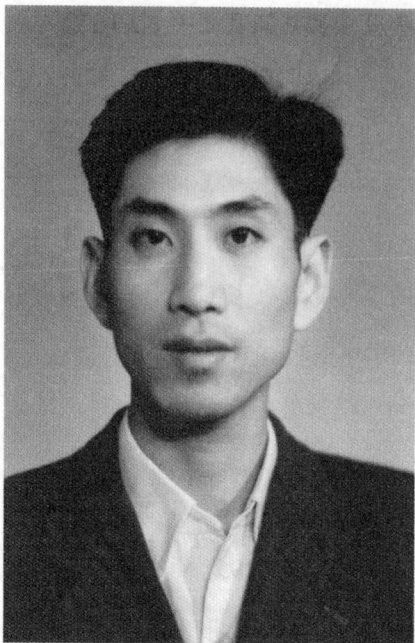

▲1961年，青年时期的白耀

非常认真。他知道我要分析胰岛细胞瘤的病例，但当时医院几十年下来才积累了7例，他建议我再找文献看看。第二天，他给我一个小纸条，是那种用过的旧日历，上边用英文写着找什么杂志，写得清楚极了。另外，他看病人特别仔细，别人不容易发现的问题他常能发现。查体时，皮下、指甲、黏膜下、眼结膜，他都认真检查。有一次他跟我说，你看看这是蜘蛛痣，我说我怎么没看见呀，他把病人的皮肤拉开时确实没有，但一撒手就能看到一个小红点。他临床经验特别丰富，更重要的是细心和科学的态度，这些方面都是我们的楷模。

迈入临床内分泌研究大门

董：您是如何进入内分泌领域的？

白：我做住院医师时在内分泌病房轮转，主管医生叫吴振亚，每次查完房把病人的问题解决以后，他都要给大家讲讲这个病的来龙去脉，像讲故事一样，大家都愿意听。内分泌虽然看不见、摸不着，但有很深奥的道理在里头，我愿意参加这样的工作。

1961年，刘士豪教授是内分泌专业组的组长兼生化系主任，池芝盛①教授是内分泌专业组的副组长，金孜琴同志是内分泌专业组的支委。他们先后问我愿不愿意到内分泌组，我很高兴地答应了。

董：您到内分泌科时，科里的医疗工作是什么情况？

白：当时门诊在老楼，内分泌科是一个大屋子进去分为三个诊室，看门诊最多时是三个人一起看。病人很多，医生又少，总是下不了班，有时候下午的人来接班，我们上午的还没下班。病房在老楼6号楼2层，一半是内分泌，一半是中医科，有1个主治大夫、2个住院大夫、4个实习大夫。内分泌有一个实验室，是两间屋子，后来医大的大楼盖好以后，有一层也有一部分是内分泌实验室。后来人员慢慢增多，每年来一个大夫，孟迅吾、王姮、潘孝仁、李兆寰等先后就来了。

董：请谈谈您眼中的刘士豪教授。

白：到内分泌科后，我作为主治大夫连续管病房管了一年半，这期间和刘士豪教授接触比较多，他的科学态度和敬业精神是大家学习的榜样。当时病房收了一个原发性醛固酮增多症病人，这应该是中国确诊的第2例，在这之前上海报道过1例。刘大夫说咱们对这个病不太了解，要详细查一下，就征求病人的意见，病人也愿意配合。因为要做科研，需要病人配合留标本、打针，会给她带来一些麻烦，刘大夫把这些和病人说得清清楚楚。另外，跟实验室的工作人员详细交代任务，要登记什么都列好表格，跟临床大夫交代清楚应该怎么收集标本、怎么观察病情，非常仔细。这个研究做了半个多月，后来我回想，把复杂的科研做得这么细致、有秩序，这其中的指导思想和具体安排对我们是一个示范

---

① 池芝盛（1917—2014 年），福建长乐人，著名内分泌学专家，北京协和医院内分泌科教授。曾任北京协和医院内分泌科主任，中华医学会糖尿病学分会首届主任委员。

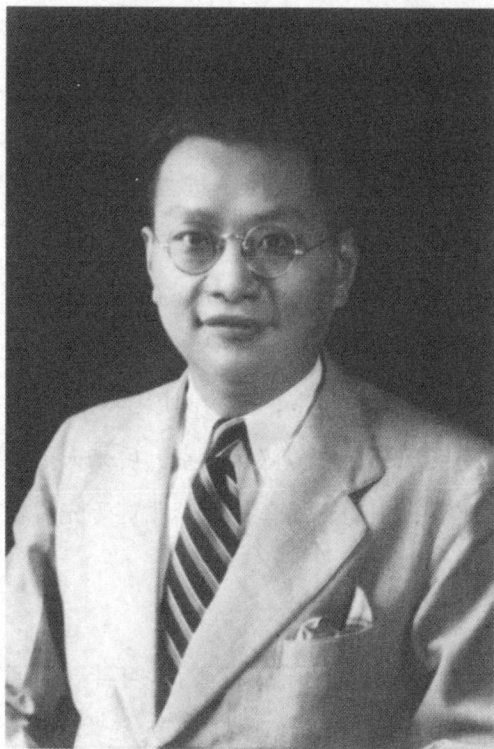

▲刘士豪

和指导。

刘大夫写了一本书，叫《生物化学与临床医学的联系》，这本书大家反响非常好。在我们看内分泌病的时候，知道症状是什么，但这个症状背后是什么机制，过去知道得很少，也很少关心。想把一个疾病弄清楚，单看表面是不行的，要知道发病的机制。刘大夫作为临床大夫和生化系主任，把临床表现和产生这些临床表现的生化机理完满地予以解释和说明，对推动内分泌学科的发展和提升诊疗水平有着非常积极的作用。

董：您怎么看待临床和科研之间的关系？

白：这两个是相辅相成的。科研不能离开临床，离开了就是无源之本、无本之木了。做临床要想进一步提高，没有实验室是不行的，尤其是内分泌科，当然还有一些兄弟科室也是这样。有一些看不见、摸不着的东西，单靠物理检查不能发现，像激素现在我们已经能够测到 ag①，这么一点点的东西从临床是看不到的，一定要做实验室的精细

———————

① ag：阿克，国际通用质量单位，1 克 $=10^{18}$ 阿克。

检测才能够了解它的变化。另外，要追踪一些病情的改变，病人治疗以后到底有没有好转，没有实验室支撑是根本不可能的。协和医院做科研就应该做与病人有关的科研，这样诊治水平才能有提高。

实验室对内分泌科来说也非常重要，临床医生对病人病情的判断，很多都是依据实验室的检测结果。原来内分泌科从人员的构成来说，实验室的力量很雄厚。最开始临床只有四五位医生，实验室也有四个人，许建生、杨德馨、金孜琴和倪祖梅都是高学历，是实验室的支柱。

董：在内分泌领域对您影响比较大的还有谁？

白：我们的老主任池芝盛教授。他是 1957 年来协和的，是上海医学院毕业的，从法国留学回来以后，先到了军事医学科学院，后来刘士豪教授把他调到了协和。

池教授在国内糖尿病方面做了很多开创性的工作，他主持建立了中

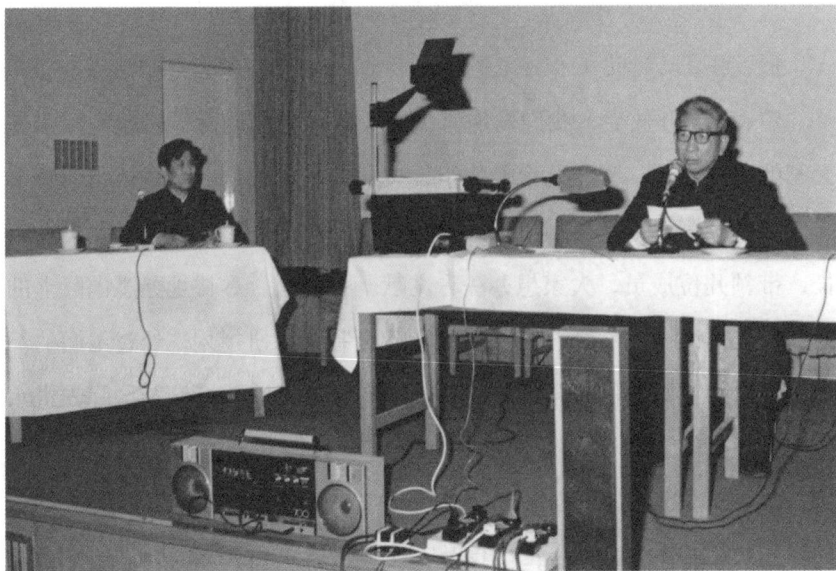

▲白耀（左）与池芝盛（右）在学术会议上

华医学会糖尿病学分会，并在全国开展了糖尿病研究和诊治工作。他曾搞过一个家访，遇到疑难的糖尿病人，该打的针打了、该吃的药也吃了，还是不好，他就思考这些问题。后来发现在糖尿病的分型中有一种脆型糖尿病，就像一个玻璃杯一样，你控制得好好的，一下就坏了，为什么？当时谁也搞不清楚。他就做家访，到病人家里或工作单位去，还跟这些病人到公园一块儿锻炼。一方面医患关系就更近一些，另一方面也能发现每个人有一些具体的问题，比如家里吵架了，要加几个单位胰岛素，遇到一些情况又怕低血糖，就减少几个单位。经过处理以后，这些病人的病情得到了明显的好转，实际上就是现在的综合治疗。池教授不只是为病人"治病"，而是像对待亲人一样发现病情的蛛丝马迹，并给予针对性的诊治。

潜心耕耘收获累累硕果

董：内分泌科的亚专业组是怎么产生的？

白：改革开放后，我们发现科里的业务水平与国际差距很大。于是大家就研究讨论，建立几个专病组，按照内分泌疾病分为垂体组、肾上腺组、甲状腺组、性腺组、糖尿病组等，每个组由一位资深大夫做组长，带领几位成员，大家想办法看文献、找资料，尽快地熟悉国际上的专业发展情况，然后结合自己的实际情况制定科研规划，经过不懈的努力，每个组都有不同程度的进展，陆续有文章发表，渐渐与国际先进水平靠近。

董：请谈谈您的主要研究方向，以及取得的主要成果。

白：科里分完组之后，让我做甲状腺组的组长，当时我们组一共有3个人，李兆寰和张祖俊现在已经离开协和了。我们建立了一些实验室的研究方法，开展病例分析，做得最多的就是慢性甲状腺炎，把协和过去的病例作了全面的总结分析，在这个基础上又提出新的看法，制定了我国对慢性淋巴性甲状腺炎的诊断标准，后来获得卫生部科技进步三等奖。

后来，我又对甲亢、甲减、亚急性甲状腺炎、甲状腺肿瘤等进行了不同角度的研究，在诊治方面提出了我的看法，在国内较早提出了桥本甲状腺炎的诊断标准，以及桥本甲亢和一般甲亢的鉴别诊断方法。

过去认为糖尿病是第一大病，现在糖尿病的患病人数当然也很多，但基层医院就能处理了。我们现在门诊中一半甚至80%以上都是甲状腺病人，甲状腺癌的发病率也在增加。病人多，需要研究的东西也很多，虽然我们过去做了一些工作，但那还远远不够。

董：您如何看待多科协作？

白：多科协作是协和一个有特色的事情，协和有不少科室在国内是领先的，当今医学发展得比较快，你在某个领域了解得很多，离开这

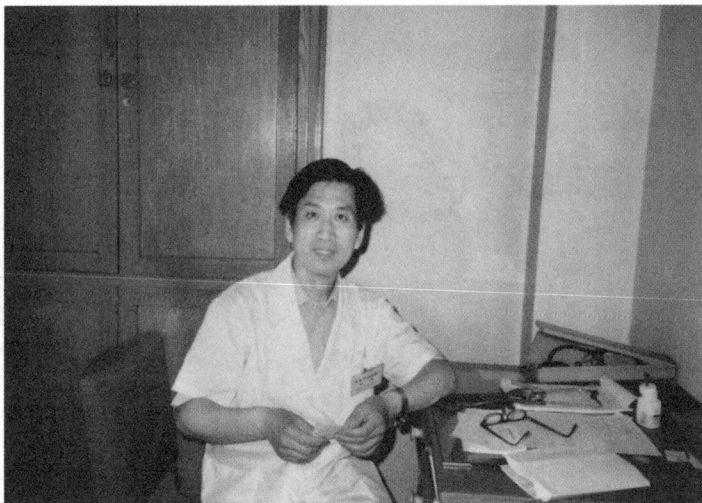

▲ 1986 年 5 月，白耀在门诊

个领域可能知道得比较少了，所以多科协作对临床医生来说是很重要的。我至少有15篇文章是跟兄弟科室协作的，比如甲状腺功能低减和垂体蝶鞍变化的研究就和放射科一起，甲状腺功能低减和呼吸睡眠暂停综合征是和呼吸科一起来做，甲亢突眼的激光治疗那就要跟放射治疗科一起。

董：改革开放后，您曾在澳大利亚访学过一段时间，请谈谈这段经历。

白：1984年3月，我通过了世界卫生组织（WHO）的一个考试，并经过医院选派，先后在澳大利亚普林斯王子医院医学研究中心和阿尔弗雷德医院的甲状腺科进行了一年半的临床和科研工作。在研究中心主要参加了下丘脑调控的研究，也参加了有关性腺方面门诊的一些工作。在医院的甲状腺科，我通过了当地临床医师行医资格考核，在当地医生

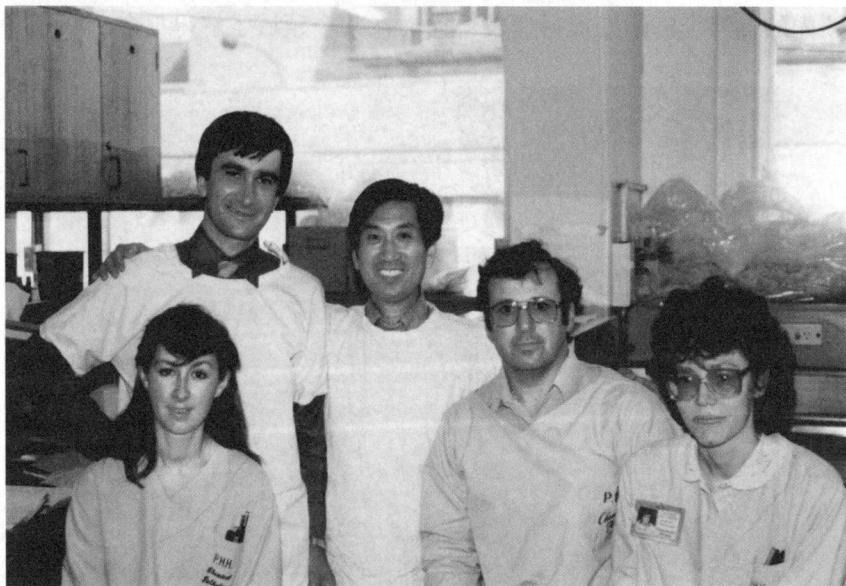

▲ 1985年，白耀（右三）在墨尔本访学期间与研究中心同事在一起

的安排下参加门诊工作。

这段经历收获还是蛮大的，了解了国外医生看病是什么情况，人家的医疗水平是什么情况。当时国内做的一些化验还是很简单，与国外差距很大。我在那儿做的一个科研项目是通过用药物来矫正甲状腺激素的真实水平，有时可能某个因素会影响甲功的高或低，那我们的研究就是通过用药物来矫正，这样真高、假高就能知道了。

另外，在国外见病人是一件很严肃的事情，女医生上班以前可以戴耳环、戒指，到医院以后这些东西全都要放下，男医生都打领带，护士也穿得整整齐齐。这是个神圣的职业，上班的时候确实应该很庄重。

董：您有没有从国外带回一些新技术或新方法？

白：带回来的主要是一些理念和思路，还有甲状腺细针穿刺活检的方法。这段经历对回国后临床工作的提高以及如何开展科研，是有启发和借鉴作用的。

把医学知识带给更多的人

董：常规的医疗活动之外，您有没有参加医疗队或者支边的经历？

白：刚毕业还没分配时，北京青年代表团要参加包头的青年联欢，需要一个队医，组织上派我去，一共去了半个月。主要就是头疼脑热一些小问题，另外我还给队员们做科普宣传，大家给我起了个外号叫"白仁道"，就说我这个人很仁道。

参加工作之后，1958 年修十三陵水库，徐鸿图副院长带队，内科派我去的，去了以后做我们那个中队的队长，医疗活动也有，主要是劳动，白天挑土，晚上住在学校里的大通铺，我还记得有个急诊室的男护士一顿饭吃了 15 个馒头，太累啊。

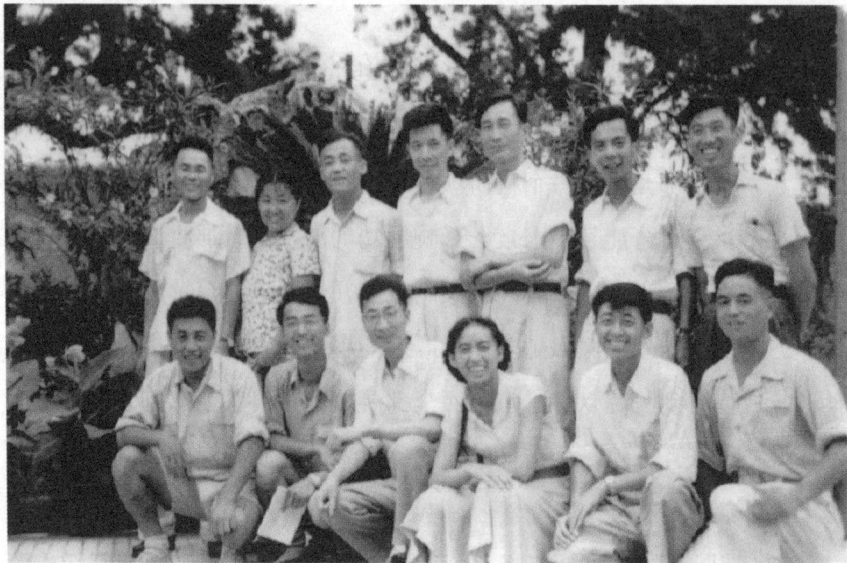

▲ 1956 年，北京青年代表团在包头，后排右一为白耀

　　1964 年 10 月，我作为社会主义教育工作队的队员去了辽宁省大连市金县湾里公社，在那里工作了十个月。1965 年，我又参加了卫生部赴山西晋南中医药考察团。

　　1970 年，我们全家去了青海省海南藏族自治州。当时我爱人①在儿研所工作，她要去，我就跟着一起去了。到那儿之后，我在州医院内科工作，过了一段时间，说我表现还不错，州党代会选我当州代表。后来当地突然发现鼠疫，对外叫 1 号病，州里组建 1 号病办公室，让我去负责，我既是办公室主任，又是办事员。全州关于疫情的情况都跟我通报，我再及时向州长汇报，州长的指示我再电话传达到下面的卫生部门，指导他们怎么消毒、怎么隔离。这个工作我做得不错，受到了表扬。在那儿待了一年多，组织上又把我和我爱人调回了协和。

------

① 白耀爱人即赵时敏。

　　1972 年，我参加北京东城区空军征兵的体检工作，任总主检。1973 年，我参加了中央医疗队赴海南岛抗台风救治医疗队，担任琼海县医疗分队的队长。

　　1977 年，我参加第十批中央医疗队到了甘肃敦煌，大队在酒泉，我们是第五中队，队长是顾方舟，我是第五中队孟家桥小队的小队长，主要就是出去巡回医疗。后来又调我到县医院小队当队长，任务就多了，一个是对县医院医疗方面的指导，另外就是办了几个学习班，赤脚医生学习班、妇产科学习班，系统给大家讲讲常见病、多发病。办学习班的时候我又成了教务主任，组织备课、考试、判卷，在那儿也待了半年多。

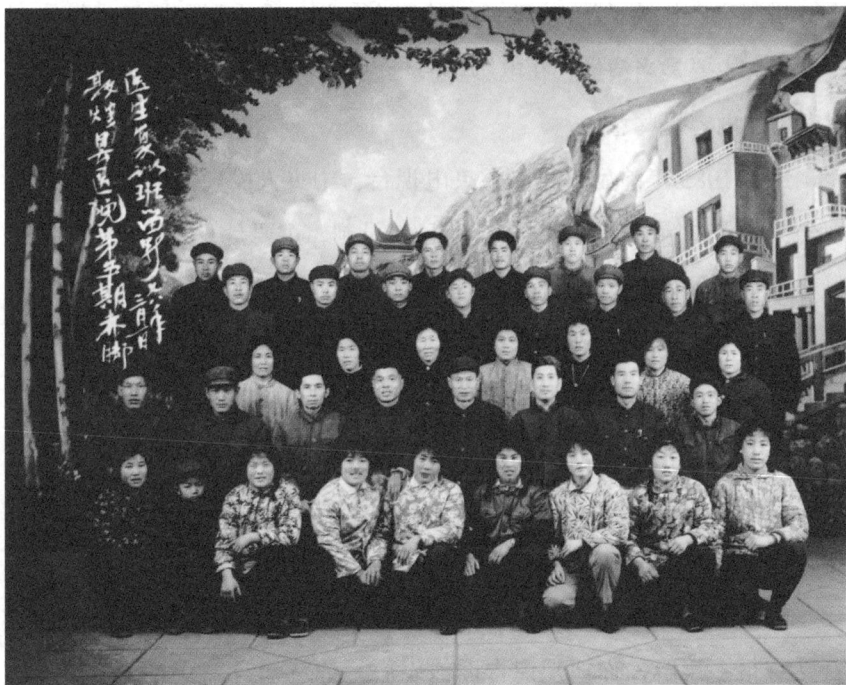

▲ 1978 年 3 月，敦煌县医院第五期赤脚医生复训班留影。二排右三为白耀

董：听说您在敦煌时还救了一个小女孩？

白：对，那是 1978 年，一个 15 岁的小女孩。小女孩送来就诊时，全身浮肿、面色灰暗，喘得很厉害，双鼻孔里有像粥一样的液体流出来，病情非常重。当时医疗队的条件是比较差的，内科医生只有我自己，这种情况只能急救才能救回来，我和医疗队其他队员赶紧商量，制定了一个很细致的治疗方案，怎么保证流出来的东西别跑到气管里去，大家轮流守在她身边监测病情。等到第二天早上，小女孩真就慢慢醒过来了，我们把她从死亡线上拉了回来，确实是个奇迹。她的模样到现在我还记得，梳了个小辫，挺憨厚的。

董：您是比较早开始做医学科普的，请谈谈这方面的工作。

白：1960 年左右，医院派我到北京科学教育电影制片厂拍一个电影，叫《疟疾与蚊子》，主要是宣传卫生知识。我在摄影棚里大概待了一个月，主要是当演员，在电影里演个大夫，另外就是从医学专业角度对电影的内容提些意见。

到了 1985 年前后，我去中央电视台、中央人民广播电台、北京电视台、北京广播电台参加过多次节目的录制，主要是介绍甲状腺疾病的科普，有直播有录播，大概观众和听众都不少，因为我还接到过观众的来信。

再有呢，我写了一本科普书叫《甲状腺功能亢进 300 个怎么办》，前后再版三次，内容也在更新，第 3 版书名变成了《甲状腺功能亢进310 个怎么办》。这本书深入浅出，我也听到病人一些好的反映，并且作为《协和医生答疑丛书》之一获得国家科技进步二等奖。

科普工作我觉得应该做，作为医生，对医学知识是比较熟悉的，老百姓有很多误解，你把知识告诉他以后，他就知道怎样主动地预防疾病，怎样解除心理上的负担，所以这个工作的贡献比看一个病人要大。

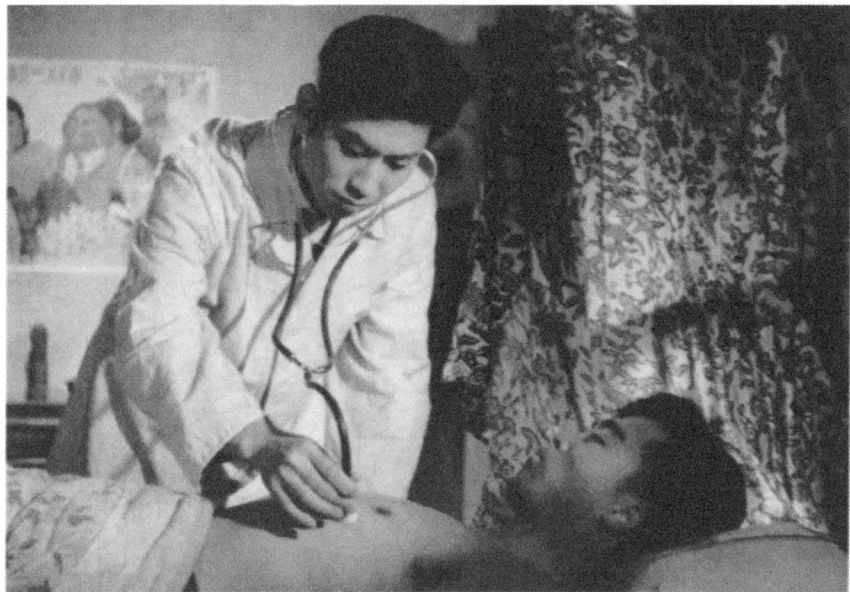

▲科学普及片《疟疾与蚊子》剧照，站立者为白耀

现在协和有不少大夫在做这个工作，还是挺好的。

牢记党和人民赋予的使命

董：您是什么时候入党的？

白：1956 年 5 月 22 日，在大学毕业前夕，我加入了中国共产党。1949 年新中国成立后，我就加入了新民主主义青年团①，后来做团支部书记，还担任学生会执委。我感受到共产党是全心全意为老百姓服务的，所以积极争取入党，我到协和的时候已经是中共党员了。

刚到协和，正处在军队和地方交接的时候，支部书记叫协理员，后

---

① 1957 年，中国新民主主义青年团改名为中国共产主义青年团。

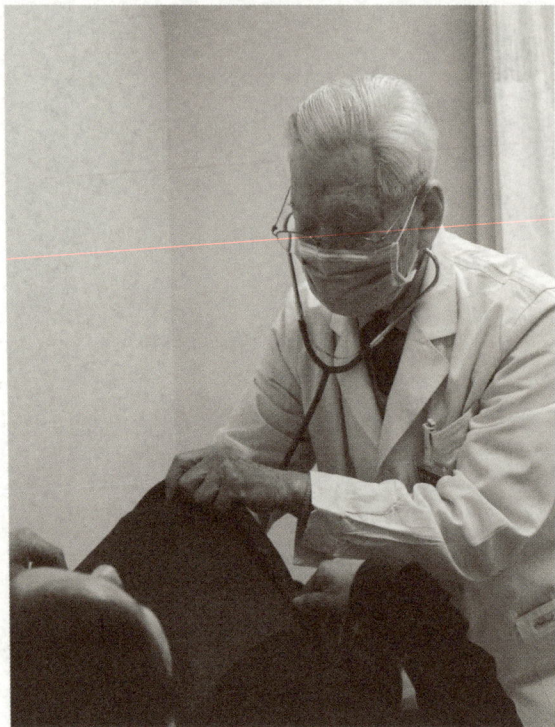

▲ 2019 年 10 月 16 日，白耀在门诊为患者查体

来医院转到地方就叫支部书记了，那时党员不是太多。我参加了内科党支部的一些活动，内分泌实验室的金孜琴是支委，她跟我介绍支部的一些情况，对我帮助挺大。后来人员越来越多，我开始担任党小组组长，内分泌科成立党支部后，我是第一任支部书记，支部还被评为医院的先进党支部。我们那届发展了两个党员，一个是池芝盛教授，一个是当时的护士长黄佩兰。

董：协和精神是"严谨、求精、勤奋、奉献"，您怎么理解这八个字的含义？

白：医疗跟一般的工作不一样，人们常说人命关天，所以在医疗上这八个字就非常有分量。严谨是指工作态度，医疗工作要细致，处处都要考虑到，因为我们的对象是病人，病人是有思想活动的，所以一定要从病人的思想上来着手解决问题。坚持八字院训非常重要，要时时刻刻想着病人，不能只看到病，而没看到病人。

董：对协和百年华诞您有哪些期待和祝愿？

白：协和是我国医学的精锐部队，是医者仁心的榜样，是医学科学发展的主力军；协和人在医教研各个领域追求卓越、不断创新，同时又踏实肯干、低调务实，这些精神我们要继承和大力发扬！在我有生之年，我愿意与大家一起为百年协和增光添彩！

（本文节选自白耀教授 3 次访谈记录）

后 记

北京协和医院自2017年起设立"老专家口述历史文化传承教育项目",面向曾为医院发展作出杰出贡献的协和老前辈,以口述历史为主要方式,对个人生命史、亲历的重大历史事件、见证的学科发展历程等口述史料进行抢救性采集和整理。

这是一项与时间赛跑的工程。项目启动以来,陆续采访了数十位协和老前辈,积累了大量珍贵的影像和音频材料,整理了逾百万字的采访实录文稿。受访前辈的平均年龄在90岁以上,其中既有令人高山仰止的临床大师,也有推动医院管理变革的管理大家。他们的口述历史,是百年协和宝贵的精神财富,更是中国现代医学史不可或缺的重要组成部分。

这是一项影响深远的事业。由协和年轻人对老前辈进行面对面访谈,在思想的交流碰撞中传承协和精神,既是思想教育的崭新形式,也是医院党建文化建设的创新实践。项目产出的访谈录和短片,频频登上新华社、中央电视台、北京电视台、央视网、《健康报》等媒体平台,先后荣获中宣部"学习强国"学习平台"我爱我的祖国"微视频、摄影作品大奖赛二等奖,全国卫生健康影像大会纪录短片金奖,首都精神文明办"我学楷模 争做榜样"全国大型短视频征集展示活动一等奖,获得了社会广泛赞誉。

为更好地回顾、总结、传承协和文化,让更多人领略协和大家的风范，我们将首批采访的 20 位协和老前辈的访谈录精心汇编成册，正式出版。

本辑收录的每一篇访谈录，都是在严格参照实录文稿的基础上，经认真考证整理，再经科室精心审校后呈送给老前辈本人或其家属审改，最终由主编审定。每篇访谈录力求做到图文并茂、内容详实、可读性强。

本辑口述史的编撰出版得到了医院各级领导的悉心指导，得到了协和前辈及其家人的鼎力支持，也离不开医院相关科处室的积极配合。在采访、整理、出版的过程中，我们收获了许多前辈、同事、同道的宝贵意见和鼓励。在此，向严谨、求精、勤奋、奉献的协和人深表敬意，向关心协和老专家口述历史项目的各界朋友表示衷心感谢！

因史料的整理和考证是一项复杂的工作，受时间和人力所限，书中难免有所疏漏。若有不当之处，敬请读者不吝指正。协和老专家口述历史项目仍在持续推进，成熟后将继续结辑出版，敬请期待。

编 写 组
2021 年 5 月

责任编辑：忽晓萌

装帧设计：林芝玉

图书在版编目（CIP）数据

协和记忆：老专家口述历史 . 第一辑／北京协和医院 编著 . —北京：
　人民出版社，2021.8
　ISBN 978－7－01－023273－7

Ⅰ.①协…　Ⅱ.①北…　Ⅲ.①北京协和医院－历史　Ⅳ.① R199.2

中国版本图书馆 CIP 数据核字（2021）第 053052 号

协 和 记 忆

XIEHE JIYI

——老专家口述历史

（第一辑）

北京协和医院　编著

人民出版社 出版发行

（100706　北京市东城区隆福寺街 99 号）

北京汇林印务有限公司印刷　新华书店经销

2021 年 8 月第 1 版　2021 年 8 月北京第 1 次印刷

开本：710 毫米 ×1000 毫米 1/16　印张：23.25

字数：288 千字

ISBN 978－7－01－023273－7　定价：65.00 元

邮购地址 100706　北京市东城区隆福寺街 99 号

人民东方图书销售中心　电话（010）65250042　65289539